全国高职高专院校护理类专业核心教材

U0741648

精神科护理

（供护理专业用）

主　编　井霖源　张渝成

副主编　杜　清　孙海燕　邓菲菲　张中会

编　者　（以姓氏笔画为序）

马翠婷（长春医学高等专科学校）

王若男（长春中医药大学护理学院）

井霖源（青岛大学附属烟台毓璜顶医院）

邓菲菲（重庆三峡医药高等专科学校）

朱　琳（山东中医药高等专科学校）

孙海燕（江苏医药职业学院）

杜　清（山东医学高等专科学校）

李燕燕（重庆医药高等专科学校）

张中会（济宁市中医院）

张渝成（重庆医药高等专科学校）

郑敏娟（广东江门中医药职业学院）

孟　文（泰山护理职业学院）

荆玉峰（山东省莒县人民医院）

胡金平（遵义市第五人民医院）

中国健康传媒集团

中国医药科技出版社

内 容 提 要

本教材是"全国高职高专院校护理类专业核心教材"。本教材共十四章，阐述了精神科护理的概念和任务、精神科护理发展史；阐明了精神疾病的病因学、诊断分类和症状学；介绍了精神科护理常见的必须掌握的基本技能、精神科各常见疾病的特点和护理要点、精神科治疗的观察与护理、心理治疗及其在护理中的应用及精神科护理相关的伦理及法律。教材体现核心内容，突出必需够用，体现职业核心能力培养，落实立德树人。本教材为书网融合教材，即纸质教材有机融合电子教材、教学配套资源（PPT、微课、视频等）、题库系统、数字化教学服务（在线教学、在线作业、在线考试），使教学资源更加多样化、立体化。

本教材主要适用于高职高专护理专业，亦可供临床医护人员学习参考。

图书在版编目（CIP）数据

精神科护理/井霖源，张渝成主编. —北京：中国医药科技出版社，2021.12
全国高职高专院校护理类专业核心教材
ISBN 978 – 7 – 5214 – 2930 – 5

Ⅰ.①精…　Ⅱ.①井…②张…　Ⅲ.①精神病学 – 护理学 – 高等职业教育 – 教材　Ⅳ.①R473.74

中国版本图书馆 CIP 数据核字（2021）第 260374 号

美术编辑　陈君杞
版式设计　友全图文

出版　**中国健康传媒集团**｜中国医药科技出版社
地址　北京市海淀区文慧园北路甲 22 号
邮编　100082
电话　发行：010 – 62227427　邮购：010 – 62236938
网址　www. cmstp. com
规格　889mm×1194mm $^1/_{16}$
印张　13 $^1/_4$
字数　392 千字
版次　2021 年 12 月第 1 版
印次　2024 年 6 月第 3 次印刷
印刷　北京侨友印刷有限公司
经销　全国各地新华书店
书号　ISBN 978 – 7 – 5214 – 2930 – 5
定价　39.00 元

获取新书信息、投稿、为图书纠错，请扫码联系我们。

党的二十大报告指出，要办好人民满意的教育，全面贯彻党的教育方针，落实立德树人根本任务，培养德智体美劳全面发展的社会主义建设者和接班人。教材是教学的载体，高质量教材在传播知识和技能的同时，对于践行社会主义核心价值观，深化爱国主义、集体主义、社会主义教育，着力培养担当民族复兴大任的时代新人发挥巨大作用。

为了贯彻党的二十大精神，落实国务院《国家职业教育改革实施方案》文件精神，将"落实立德树人根本任务，发展素质教育"的战略部署要求贯穿教材编写全过程，充分体现教材育人功能，深入推动教学教材改革，中国医药科技出版社在院校调研的基础上，于2020年启动"全国高职高专院校护理类、药学类专业核心教材"的编写工作。在教育部、国家药品监督管理局的领导和指导下，在本套教材建设指导委员会和评审委员会等专家的指导和顶层设计下，根据教育部《职业教育专业目录（2021年）》要求，中国医药科技出版社组织全国高职高专院校及其附属机构历时1年精心编撰，现该套教材即将付梓出版。

本套教材包括护理类专业教材共计32门，主要供全国高职高专院校护理、助产专业教学使用；药学类专业教材33门，主要供药学类、中药学类、药品与医疗器械类专业师生教学使用。其中，为适应教学改革需要，部分教材建设为活页式教材。本套教材定位清晰、特色鲜明，主要体现在以下几个方面。

1. 体现职业核心能力培养，落实立德树人

教材应将价值塑造、知识传授和能力培养三者融为一体，融入思想道德教育、文化知识教育、社会实践教育，落实思想政治工作贯穿教育教学全过程。通过优化模块，精选内容，着力培养学生职业核心能力，同时融入企业忠诚度、责任心、执行力、积极适应、主动学习、创新能力、沟通交流、团队合作能力等方面的理念，培养具有职业核心能力的高素质技能型人才。

2. 体现高职教育核心特点，明确教材定位

坚持"以就业为导向，以全面素质为基础，以能力为本位"的现代职业教育教学改革方向，体现高职教育的核心特点，根据《高等职业学校专业教学标准》要求，培养满足岗位需求、教学需求和社会需求的高素质技术技能型人才，同时做到有序衔接中职、高职、高职本科，对接产业体系，服务产业基础高级化、产业链现代化。

3. 体现核心课程核心内容，突出必需够用

教材编写应能促进职业教育教学的科学化、标准化、规范化，以满足经济社会发展、产业升级对职业人才培养的需求，做到科学规划教材标准体系、准确定位教材核心内容，精炼基础理论知识，内容适度；突出技术应用能力，体现岗位需求；紧密结合各类职业资格认证要求。

4. 体现数字资源核心价值，丰富教学资源

提倡校企"双元"合作开发教材，积极吸纳企业、行业人员加入编写团队，引入一些岗位微课或者视频，实现岗位情景再现；提升知识性内容数字资源的含金量，激发学生学习兴趣。免费配套的"医药大学堂"数字平台，可展现数字教材、教学课件、视频、动画及习题库等丰富多样、立体化的教学资源，帮助老师提升教学手段，促进师生互动，满足教学管理需要，为提高教育教学水平和质量提供支撑。

编写出版本套高质量教材，得到了全国知名专家的精心指导和各有关院校领导与编者的大力支持，在此一并表示衷心感谢。出版发行本套教材，希望得到广大师生的欢迎，对促进我国高等职业教育护理类和药学类相关专业教学改革和人才培养做出积极贡献。希望广大师生在教学中积极使用本套教材并提出宝贵意见，以便修订完善，共同打造精品教材。

数字化教材编委会

主　编　井霖源　荆玉峰
副主编　朱　琳　李燕燕　王若男　孟　文
编　者　（以姓氏笔画为序）
　　　　马翠婷（长春医学高等专科学校）
　　　　王若男（长春中医药大学护理学院）
　　　　井霖源（青岛大学附属烟台毓璜顶医院）
　　　　邓菲菲（重庆三峡医药高等专科学校）
　　　　朱　琳（山东中医药高等专科学校）
　　　　孙海燕（江苏医药职业学院）
　　　　杜　清（山东医学高等专科学校）
　　　　李燕燕（重庆医药高等专科学校）
　　　　张中会（济宁市中医院）
　　　　张渝成（重庆医药高等专科学校）
　　　　郑敏娟（广东江门中医药职业学院）
　　　　孟　文（泰山护理职业学院）
　　　　荆玉峰（山东省莒县人民医院）
　　　　胡金平（遵义市第五人民医院）

前 言

为落实国务院《国家职业教育改革实施方案》文件精神，本教材将落实"立德树人根本任务，发展素质教育"的战略部署要求贯穿编写全过程，以深入推动教学教材改革。"全国高职高专院校护理类专业核心教材"的编写工作，突出体现了高等职业教育教学标准中的核心课程的核心内容。

精神科护理是护理专业学生的专业课和必修课。教材以护理专科生为培养目标，以与国家护士执业资格考试相结合为落脚点，以人才培养目标为依据，以岗位需求为导向，以职业能力培养为根本。教材体现核心内容，突出必需够用，体现职业核心能力培养，落实立德树人。全书共十四章，阐述了精神科护理的概念和任务、精神科护理发展史；阐明了精神疾病的病因学、诊断分类和症状学；介绍了精神科护理常见的必须掌握的基本技能、精神科各常见疾病的特点和护理要点、精神科治疗的观察与护理、心理治疗及其在护理中的应用及精神科护理相关的伦理及法律。书中各章设置了学习目标、导学情境、看一看、练一练、想一想、护爱生命、重点回顾和目标检测等模块。

本教材为书网融合教材，配套有教学课件、微课、习题库等教学资源。学生可根据自身需要，通过扫描二维码获取学习资源。

纸质教材编写分工：第一章由井霖源编写；第二章由张渝成编写；第三章由朱琳编写；第四章由孟文编写；第五章由胡金平编写；第六章由杜清编写；第七章由孙海燕编写；第八章由邓菲菲编写；第九章由郑敏娟编写；第十章由张中会编写；第十一章由王若男编写；第十二章由李燕燕编写；第十三章由马翠婷编写；第十四章由荆玉峰编写。数字化内容的编写分工同纸质教材。以上内容均由井霖源统稿。

本书适用于高职高专护理专业，亦可供临床医护人员学习参考。

在本教材编写过程中，得到了各参编单位大力支持，在此一并致谢。编写者均长期从事精神科护理的教学和临床工作，编写时精益求精，但由于编者水平所限，教材中难免存在不足之处，恳请专家和广大师生予以指正！

编 者

2021 年 9 月

目　录

第一章 绪 论

第一节 精神科护理的概念与主要任务

PPT

精神科护理是以一般护理学为基础，以护理心理学为导向，以人类异常精神活动与行为的护理、保健、康复为研究对象，对精神疾病患者实施整体护理的一门独立学科。它是精神病学的一个重要组成部分，又是护理学的一个分支。精神科护理旨在有效运用护理程序，帮助患者认识疾病，对待疾病，恢复并维持身心健康，保障患者自身及社会安全。

练一练

简述精神科护理的概念。

答案解析

精神科护理的主要任务包括以下几个方面。

（1）研究对精神疾病患者科学护理的理论和方法并及时运用于临床，以及探讨护理人员在预防精神疾病方面的作用。

（2）研究和实施接触、观察精神疾病患者的有效途径，通过各项护理工作及护理人员的语言、行为与患者建立良好的护患关系，保证护理措施的有效实施。

（3）研究和实施对不同种类精神疾病患者各种治疗的护理，确保医疗任务的顺利实施。

（4）研究与实施如何维护患者的权利与尊严，使其得到应有的尊重与合适的治疗；培养和训练患者的生活能力、社会交往能力，在疾病好转后能及时重返社会。

（5）研究与实施如何密切观察有关精神方面的病情变化，详细记录，协助诊断，防止意外事件的发生；并为医疗、教学、科研、法律和劳动鉴定等积累重要资料。

（6）研究与实施在患者与家庭、社区中开展精神卫生宣传教育工作，对精神疾病患者做到防治结合，医院与社区结合，为患者回归社会作出贡献。

？ 想一想

精神科护理的主要任务有哪些？

答案解析

第二节　精神科护理的发展简史 ❷微课

PPT

　　随着精神医学的发展，以及政治、经济、宗教、社会文化等因素的转变，精神科护理人员的角色由原先单纯的身体照顾进展到生物、心理、社会文化兼顾的整体性护理模式。护理范围也由精神疾病防治拓展到社区心理卫生方面。

👁 看一看

　　第一次革新：法国精神病学家比奈主张人道地对待精神疾病患者。
　　第二次革新：犹太裔奥地利人弗洛伊德创立的精神分析学派，将精神医学带入"心因性病因论"。
　　第三次革新：社区精神卫生运动的开展。
　　第四次革新：生物精神医学的发展。

　　在中世纪，精神疾病患者被视为魔鬼附体，采用禁锢、酷刑、火焚来"驱魔"而导致许多患者遭受捆绑和监禁的生活，许多患者被害，对患者谈不上有任何护理。

　　1814 年希区在精神病疗养院使用受过专门训练的女护士进行专门的看护工作。继之南丁格尔在《人口卫生与卫生管理原则》一书中强调注意患者的睡眠与对患者的态度，防止精神疾病患者伤人、自伤。从此开始了要求护理人员在临床医学各科工作中不能忽视对精神问题的关注。1873 年美国的琳达·理查兹女士主张精神疾病患者应与内科疾病患者一样得到完善的照顾，确定了精神科护理的基本模式，她因此被称为美国精神科护理的先驱。1882 年在美国马萨诸塞州的马克林医院建立了第一所培养精神科护士的学校，主要学习关于精神疾病患者的保护和管理技巧。从此，开始了以照顾患者身体和改善生活环境为主的护理活动。

❤ 护爱生命

　　南丁格尔是世界上真正的女护士代表，由于南丁格尔的努力，让昔日地位低微的护士的社会地位与形象都大为提高，成为崇高的象征，"南丁格尔"已成为护士精神的代名词。越来越多的护士以南丁格尔为榜样，以"爱心、耐心、细心、责任心"对待每一位患者，搞好治病救人工作。

　　20 世纪 30 年代和 40 年代，精神疾病的治疗学有了惊人的进步，如深度睡眠疗法、胰岛素休克疗法、精神外科疗法、药物痉挛和电抽搐等治疗方法的出现，对精神科护理提出了新的要求，强调专科护理，注重心理护理技能的学习和提高。1954 年苏联出版的《精神病护理》，详细阐述了精神病房的组织管理、医护人员的要求、精神疾病患者的基础护理和症状护理，强调尊重患者、爱护患者，恢复患者的权利，废除约束，开展工娱治疗等，从此对精神疾病患者的护理走上正轨。1977 年恩格尔提出生物 - 心理 - 社会医疗模式，现代精神科护理也逐渐从责任制护理模式发展到生物 - 心理 - 社会三方面的整体护理模式，罗伊、奥瑞姆等是这一护理模式的代表人物。当代临床护理路径模式的出现不仅满足了患者需要的高效优质服务，也迎合了医疗保险公司降低护理成本的要求，并被迅速应用于精神障碍护理。这种模式要求在非精神科也要重视精神方面的护理，以及在精神科要注重躯体方面的护理，同时更要关注患者的社会功能的康复。

我国一直有"三分治疗，七分护理"的说法。古代的精神疾病患者虽然有机会得到依据中医理论做出的诊断与相应治疗，但是关于精神疾病专科护理的记载极少。清末民初，随着精神医学随传教士传入我国，修女们提供了大量的非专业的护理服务；随着广州、天津、上海、长沙等大城市逐渐建立专门的护士培训机构与精神障碍患者收容机构，逐渐过渡到专门培训的护士进入收容机构提供专业的护理服务。新中国成立后，精神科护理事业逐渐受到重视，全国各地相继建立了各级精神病医院，部分地区（如上海、南京）陆续建立了系统的精神障碍防治网。1958 年我国各主要精神病医院实行了开放式和半开放式管理制度；1990 年成立了中国护理学会精神科护理专业委员会，定期举行全国性精神护理工作的学术交流；随着改革开放的发展，我国精神科护理界与国际护理界的交流日益增多，精神科护理理念、临床实践及基础研究逐渐与国际接轨，先后引进了责任制护理、整体护理、临床路径护理模式，并取得了丰硕成果。

第三节　现代精神科护理工作的内容与要求

PPT

精神科护理工作的对象是有各种精神疾病的患者，关注的是精神与行为方面的异常，还要掌握精神疾病与躯体疾病相互影响的问题。因此，精神科护理的工作内容与要求有其特点。

精神科护理工作的内容一般包括基础护理、危机状态的防范与护理、特殊治疗的护理等，精神科护理的几项特殊内容如下。

（一）心理护理

心理护理的重点是启发和帮助患者以正确的态度认识疾病和对待疾病，护理人员不仅要知道患者的哪些表现是异常的，还要通过各种心理护理技术让患者认识到哪些是异常表现，如有可能还要利用现有的相关理论和知识帮助患者认识为什么会有这些异常的表现，如何以坚强的意志和乐观的精神去战胜疾病过程中出现的各种困难。对于有躯体疾病的患者，还要通过心理护理来减少疾病对心理的影响，预防精神疾病的发生。

（二）睡眠护理

睡眠障碍在临床各科都是常见的问题，夜间睡眠的护理不仅要有安全意识，还要掌握正确睡眠的基本知识。首先要为患者入睡创造良好的环境。发现有睡眠障碍的患者要耐心介绍正确的睡眠方法，如睡眠不好时不要烦躁，尽可能安心；白天尽可能不睡，以免影响晚上的睡眠；不在床上看电视等。

（三）保证医嘱的执行

有一些精神疾病患者缺少对疾病的自知力，不认为自己有病，而无治疗要求，甚至强烈反对接受必要的治疗；还有一些患者可能因为意识障碍或智力问题而无法处理自己的生活。因此，如何使医嘱得以执行，让患者得到及时必要的治疗是精神科护理的一个重要内容。

服药是最常用的治疗方法，必须时刻关注并保证患者按医嘱服药，在治疗效果不佳时还要考虑患者是否按医嘱服药。如果是在精神科病房，给患者发药后还要确保患者服下药物，严防患者吐药或藏药，服药后要检查口腔并观察患者饮水后才能离开。对拒不服药者，应及时报告医师，改换给药途径或治疗方法。如果是在非精神科病房，也需要注意患者是否遵守医嘱。

（四）精神科护理不良事件发生的可能原因

1. 患者因素　精神障碍患者由于自知力缺乏，否认有精神障碍而不配合治疗；精神障碍的复杂性、多变性和不确定性都是造成精神科风险的重要因素，如受症状支配的暴力行为、冲动、伤人、自伤、外跑；特殊治疗，如保护性约束、电休克治疗等，以及服用精神药品导致的吞咽困难、噎食、体位性低血压而出现的跌倒等意外。

2. 环境因素　精神科病房环境相对封闭，患者缺乏亲人照顾，生活枯燥，住院依从性差，可能导致患者发生各种意想不到的意外。

3. 精神症状对患者的影响　长期住院，封闭式管理也容易导致院内感染的发生；由于精神障碍的复杂性常导致入院宣传、安全教育、健康教育等难以进行，或者患者难以遵从。

目标检测

答案解析

1. 简述精神科护理的概念。
2. 简述精神科护理的主要任务。

（井霖源）

书网融合……

重点回顾　　　微课　　　习题

第二章　精神疾病的基本知识

<table>
<tr><td rowspan="1">学习目标</td><td>

知识目标：

1. 掌握　精神症状的特点、精神疾病的常见症状。

2. 熟悉　精神症状的概念、精神疾病综合征。

3. 了解　精神疾病的病因。

技能目标：

具有初步评估和辨别常见精神症状的能力，判断常见精神症状可能引发的相关护理问题的能力。

素质目标：

学会观察、辨别和记录患者症状并与临床疾病结合起来，在临床护理实践中理解、尊重、关爱患者。

</td></tr>
</table>

📖 导学情景

情景描述： 患者，女，30 岁。5 年前曾患急性肝炎，半年后治愈，否认有药物过敏史。现病史：1 年前无原因辞掉工作，并逐渐出现失眠、说话乱等现象，9 个月以后病情加重，说耳边总能听到说话声，常常自言自语，有时发脾气。近 2 个月来经常无故外跑，晚上不睡，有时恐惧紧张。入院后常对医生说耳边经常有人讲话，说："我（指患者）这个女人不正经，作风不正派，讲我在家炒菜时放'白粉'（海洛因），公安局要来抓我，叫我立即离开北京。"

情景分析： 结合临床表现，患者诊断为精神分裂症偏执型。

讨论： 请问患者有哪些精神症状？应采取哪些有针对性的护理措施？

学前导语： 客观存在和感觉器官是产生知觉的要素，而幻觉却不需要这两个要素，即不需要客观事物刺激相应的感官也能产生知觉。真性幻觉与知觉相比较，从患者主观体验来看是无法区分的，所以，真性幻觉是病理的表象，这种病理的表象与知觉有几乎相同的体验与致患者把真性幻觉误以为是知觉。精神分裂症偏执型的临床表现是幻觉和妄想。

精神障碍（mental disorder）又称精神疾病，是指在各种生物学、心理学及环境因素的影响下，大脑的结构和功能发生紊乱，导致认知、情感、意志和行为等精神活动的异常。精神病（psychosis）是指在内外各种致病因素的影响下，大脑功能失调，出现感知觉、思维、情感、意志行为等障碍为主的一类严重的精神疾病，如精神分裂症。幻觉与妄想等症状又被称为精神病性症状。这些患者多到精神病专科医院就医。精神障碍除了包括精神病以外，还包括痴呆、精神活性物质所致精神和行为障碍、心境障碍、神经症性障碍、应激相关障碍、躯体形式障碍、人格障碍等。

由于人类的精神活动受自然环境、社会环境以及个体功能状态的影响，病理状态下表现出的精神症状也千差万别、错综复杂，加之现有科研手段的有限性，所以对人类正常与病理的精神世界的探索还很粗浅。本章从精神疾病的病因、诊断分类与症状三个方面介绍一些基本知识，其中精神疾病的症状学是学习各种精神疾病的基础，对精神障碍患者的正确评估有着重要意义。

第一节　精神疾病的病因学 🅔微课

PPT

目前人们还没有找到精神疾病的确切病因与发病机制，也没有找到敏感的有特异的体征和生物学异常指标。精神疾病的病因学是目前精神病学理论研究中的急需课题。现代比较一致的观点认为精神疾病是生物、心理、社会（文化）因素相互作用的结果，生物学因素是基础，心理、社会因素则是致病的条件，它们共同作用导致精神疾病的发生。

一、生物学因素

影响精神健康的生物学因素大致可以分为遗传、神经发育、感染、躯体疾病、创伤、营养不良、毒物等。这些因素可能相互作用，在不同个体身上起着不同的作用。

（一）遗传因素

家系研究的结果表明精神分裂症、情感障碍、儿童孤独症、神经性厌食症、儿童多动症、焦虑症等精神疾病都具有明显的家族聚集性，即这些疾病具有遗传性，是基因将疾病的易感性一代传给下一代。目前绝大多数的精神疾病不能用单基因遗传来解释，而是多个基因相互作用，使患病风险性增加，加上环境因素的作用，从而导致了疾病的发生。单个基因所起作用有限，遗传和环境因素的共同作用，决定了某一个体是否患病，其中遗传因素所产生的影响程度称为遗传度（heritability）。即使有较高的遗传度，个体是否发病仍与环境因素有关，如精神分裂症同卵双生子同病率不到50%。这提醒我们基因虽然不能改变，但是通过调控环境因素可能达到预防精神分裂症的目的。精神疾病存在遗传性，只是说明有家族史者与无家族史者相比，个体患病的风险性增加，但并非一定发病。

（二）躯体因素

急、慢性躯体感染和颅内感染，或者一些内脏器官、内分泌、代谢、营养、结缔组织和血液系统等疾病，直接或间接地影响了脑功能，或者出现脑器质性病变，如肝性脑病、肺性脑病、肾性脑病、脑膜炎等，均可导致精神障碍。如梅毒螺旋体是最早记载的能导致精神损害的病原体，麻痹性痴呆就是由梅毒螺旋体侵犯大脑而引起的一种晚期梅毒的临床表现。引起精神障碍的感染还包括寄生虫、螺旋体、立克次体、细菌、病毒等。

（三）理化因素

颅脑的外伤引起脑组织损伤，也可导致短暂的或迟发而持久的精神障碍。精神活性物质如镇静药、催眠药、鸦片类物质的应用，有毒物质如一氧化碳、农药的接触与使用均可影响中枢神经系统从而导致精神障碍。酒、大麻、吗啡、海洛因、可卡因等精神活性物质导致的精神障碍是一个世界性问题，近年来在我国有升高的趋势，应引起高度重视。

（四）其他生物学因素

性别、年龄与精神疾病的发生均有密切关系。性别不是直接的致病因素，但它却对某些精神障碍的发病产生一定程度的影响，这样就使一些精神障碍的发病率在男女性别之间出现明显差异。女性在月经期、妊娠期、产褥期易出现情感性精神障碍、行为紊乱等。酒精依赖、反社会人格等好发于男性；而抑郁症、分离性障碍等则女性发病率较高。年龄也不是直接的致病因素，不同年龄可发生不同的精神疾病，某些精神疾病在不同年龄发病率也不同。某些儿童期发生的精神疾病如多动症到成年期后可能好转；某些精神疾病如精神分裂症好发于青年期，儿童期与老年期首发者少见。脑动脉硬化性精神障碍、阿尔茨海默病则多发于中老年期。

二、心理社会因素

（一）精神应激因素

精神应激通常是指生活中某些事件引起个体精神紧张和感到难以应付而造成的心理压力。精神应激可以是精神疾病直接的致病作用，某些强烈的精神刺激如地震、火灾、战争、被强奸、亲人突然死亡等可能引起心因性精神障碍；有时精神应激在疾病的发生中所起的作用很小，至多是诱发因素，疾病的发生主要以生物学因素为主，如精神分裂症、情感性精神障碍等。两端之间则为神经症、心身疾病等，这些疾病的发生与精神应激、行为方式有密切关系，但又与个体的性格和素质密切相关。

（二）社会因素

自然环境（如污染、噪音、生存空间过小）、社会环境（如社会动荡、社会大的变革、紧张的人际关系）、移民（尤其是移民到另一个国家）等，都可能增加精神压力，诱发精神疾病。不同的文化传统、民族习俗、宗教信仰、生活习惯等均可影响人的精神活动，进而诱发精神障碍且呈现出特有的表现形式，如某些精神疾病只见于某些特定的民族、文化或地域之中，例如冰神附体见于日本冲绳岛、蒙古的比伦奇、加拿大等地区；恐缩症、拉塔病多见于东南亚国家。又如来自城市的患者，妄想、幻觉的内容常与电波、电子、卫星等现代生活的内容有关；来自偏远落后农村地区的精神分裂症患者，妄想与幻觉的内容多简单、贫乏，常与迷信内容有关。

（三）个性因素

个性是在先天的禀赋素质和后天环境因素共同作用下形成的。研究发现，病前的性格特征与精神疾病的发生密切相关，不同性格特征的个体会患不同的精神疾病。如精神分裂症患者大多病前具有分裂样性格，表现为性格孤僻，缺少社会支持，生活中缺少热情和进取心，难以体验到快乐，情感淡漠、对周围的人和事缺少关心等。而具有强迫性格的人，如做事犹豫不决，按部就班，追求完美，要求苛刻，事后反复思考、反复检查，过分关注，容易出现焦虑、紧张等心理冲突。

简而言之，生物学因素和心理社会因素，即内因与外因在精神疾病的发生中共同发挥决定性作用。但两者的作用并非平分秋色，在不同的精神疾病中，不同的致病因素所起作用大小不同。而且，许多精神疾病的发生是多种因素共同作用的结果。

第二节　精神疾病的诊断分类学

PPT

疾病分类学的目的是把种类复杂的疾病按其自身特点和从属关系划分出病类、病种与病型，且列成系统，这样有利于对疾病的诊断、治疗和护理，同时也有利于更加深入地认识和研究疾病。目前全球对精神病学上影响最大的分类系统有两个，一个是世界卫生组织《国际疾病分类》第 11 版（ICD - 11）精神与行为障碍分类，一个是美国精神病学会的《精神障碍诊断和统计手册》第 5 版（DSM - 5）。我国采用的是世界卫生组织《国际疾病分类》精神、行为及神经发育障碍第 11 版（ICD - 11），ICD - 11 中有关精神障碍的主要分类如下。

（1）神经发育障碍

（2）精神分裂症或其他原发性精神病性障碍

（3）心境障碍

（4）焦虑或恐惧相关障碍

（5）强迫性或相关障碍

（6）应激相关障碍

（7）分离障碍

（8）喂食或进食障碍

（9）排泄障碍

（10）躯体忧虑或躯体体验障碍

（11）物质使用或成瘾行为所致障碍

（12）冲动控制障碍

（13）破坏性行为或反社会障碍

（14）人格障碍及相关人格特质

（15）性欲倒错障碍

（16）做作性障碍

（17）神经认知障碍

（18）与其他疾病相关的精神和行为障碍

PPT

第三节　精神疾病的症状学

异常的精神活动通过人的外显行为如言谈、书写、表情、动作行为等表现出来，称之为精神症状。研究精神症状及其发生机制的学科称为精神障碍症状学，又称精神病理学（psychopathology）。精神障碍的症状学是精神障碍分类和诊断的主要依据，正确辨认精神症状是精神科护理工作的重要基础。

👁 看一看

判定某一种精神活动是否属于病态，一般从三个方面进行对比分析：①纵向比较：即与其过去一贯表现相比较，精神状态的改变是否明显。②横向比较：即与大多数正常人的精神状态相比较，差别是否明显，持续时间是否超出了一般限度。③应注意结合当事人的心理背景和当时的处境进行具体分析和判断。

每一种精神症状均有以下特点：其一，症状的内容与周围客观环境不相符合，如疑病妄想的患者，各项躯体检查没有发现患者有器质性疾病，但是患者仍过分担心自己患了严重的疾病而害怕独自待在家里；其二，症状不受患者意识的控制；其三，症状一旦出现难以通过转移注意力等方法令其消失；其四，症状给患者带来不同程度的社会功能损害。通常按心理过程的分类来介绍精神症状。一般分为认知（感知觉、思维、注意、智能等）、情感、意志行为等。以下关于精神症状的介绍也按上述三个过程进行阐述。

一、感知觉障碍

1. 感觉障碍（disorders of sensation）　感觉（sensation）是对外界事物的个别属性的反映，如形状、颜色、大小、重量和气味等。感觉障碍包括如下形式。

（1）感觉过敏（hyperesthesia）　是指对外界一般强度的刺激感受性增高，感觉阈值降低。如对阳光感到耀眼、微风的声音感到震耳、开门声感到如雷贯耳、普通的气味感到异常浓郁刺鼻，对皮肤的触觉和痛觉也都非常敏感。多见于神经系统疾病，精神科多见于分离障碍、焦虑症患者。

（2）感觉减退（hypoesthesia）　是对外界刺激的感受性降低，感觉阈值增高，患者表现为对外界强烈的刺激产生轻微的感觉体验。例如皮肤对强烈疼痛的刺激或温度的刺激不敏感。严重时对外界刺激不产生任何感觉，称为感觉消失（anesthesia）。多见于器质性精神障碍、抑郁状态、木僵状态和意识障碍等。

（3）内感性不适（体感异常，senestopathia）　是躯体内部产生的各种不舒适和（或）难以忍受的异样感觉，如牵拉、挤压、游走、蚁爬感等，这种感觉是异样的，性质难以表达，定位描述相对模糊，患者往往伴有焦虑情绪。多见于精神分裂症、抑郁状态、器质性精神障碍和躯体形式障碍。

2. 知觉障碍（disturbance of perception）　知觉（perception）是指当前直接作用于感觉器官的客观事物的整体属性在人脑中的反映。知觉障碍在精神科临床上很常见，是大多数精神障碍的主要症状，对精神障碍的诊断与鉴别诊断、治疗与护理决策、监护病情具有重要意义。知觉障碍有如下形式。

（1）错觉（illusion）　指对客观事物歪曲的知觉。如将路旁的树看成人，把电线看成蛇等。正常人在光线暗淡、疲惫、恐惧、紧张、期盼的心理状态下也可产生错觉，但通过验证一般可很快被纠正和消除。如杯弓蛇影、草木皆兵等。常见于谵妄状态。

（2）幻觉（hallucination）　指没有现实刺激作用于感觉器官时出现的虚幻感知。幻觉是常见的知觉障碍，常与妄想合并存在。根据其所涉及的感官分为幻听、幻视、幻嗅、幻味、幻触、内脏性幻觉。

1）幻听（auditory hallucination）：临床上最常见的幻觉，主要有言语性幻听和非言语性幻听。非言语性幻听如患者可以听到鸟叫声、流水声、广播声、噪声等；言语性幻听如患者可以听到评论、辱骂、斥责、威胁等。其中，言语性幻听最为常见，而且幻听的内容多与患者有关且是对其不利的，如患者听到对他的言行进行评论的言语称为评论性幻听；听到命令其做一些危险事情的言语称为命令性幻听；听到议论其人品、行为等言语称为议论性幻听。患者可以与听到的虚幻的声音进行对话，也可以以第三者的身份听到他人关于评论、议论或者命令自己的相关对话，由此可引发患者相应的表情及行为。幻听可见于多种精神障碍，其中评论性幻听、命令性幻听、议论性幻听是临床判断精神分裂症的典型症状。

2）幻视（visual hallucination）：比较常见，即患者看到了并不存在的事物，内容十分多样，可从单调的光、色、片段的形象到复杂的人物、景象、场面等。幻视多在患者出现意识障碍时出现，例如器质性精神障碍的谵妄状态、癫痫等，幻视的形象鲜明生动且带有恐怖性质，如看到妖魔鬼怪等。幻视也可见于意识清晰状态下的精神分裂症。

3）幻嗅（olfactory hallucination）：患者闻到一些特别的、多为令人不愉快的气味，如腐败的尸体气味、浓烈刺鼻的药物气味以及体内发生的气味等，可见于精神分裂症。幻嗅常与其他幻觉并存，并继发被害妄想，常见于精神分裂症。单一出现的幻嗅，需考虑颞叶癫痫或颞叶器质性损害。

4）幻味（gustatory hallucination）：患者尝到食物内有某种特殊的奇怪味道，幻味与被害妄想并存，患者因而拒食。多见于精神分裂症。

5）幻触（tactile hallucination）：在没有任何刺激时，患者感到皮肤或黏膜上有某种异常的感觉。如虫爬感、针刺感、触电感等。可见于精神分裂症或器质性精神病。

6）内脏性幻觉（visceral hallucination）：患者对身体内部某一部位或某一固定器官的虚幻的知觉体验，如肠道的扭转感、牵拉感、昆虫在胃内的游走感等。患者对上述体验能够清晰地描述部位。这类症状常与疑病妄想、被害妄想等伴随出现，常见于精神分裂症、抑郁发作。

根据幻觉的性质，幻觉又可分为真性幻觉和假性幻觉。

①真性幻觉（genuine hallucination）：幻觉形象来自于外部客观空间，是患者直接通过感觉器官获得的，形象鲜明生动，与外界真实事物一样，患者常描述是其亲眼看到或亲耳听到的，因此坚信不疑。常见于精神分裂症。

②假性幻觉（pseudo hallucination）：幻觉形象来自于主观空间，不是通过患者的感觉器官获得的，幻觉内容比较模糊、不够完整。患者常描述其不用通过眼睛或耳朵，体内便呈现出人的形象或某种声音。常见于精神分裂症。

3. 感知综合障碍（psychosensory disturbance） 患者对客观事物的整体属性的感知是正确的，但是对其某些个别属性（如大小、形状、比例、距离等）的感知与实际情况不符。常见于精神分裂症、癫痫性精神障碍、器质性精神障碍等。常见的感知综合障碍有以下类型。

（1）视物变形症（metamorphopsia） 患者看到周围的人或客观事物的形象、大小、颜色等发生了改变。患者看到外界事物的形象比实际增大了，称为视物显大症（macropsia），如看到小猫像老虎一样大；若看到外界事物的形象比实际变小了，称为视物显小症（micropsia）。多见于癫痫。

（2）空间感知综合障碍（spatial psychosensory disturbance） 患者对周围的事物和空间位置产生错误的感知，患者感到周围的事物距离变得接近了或离远了，如想将杯子放在桌子上，可是由于桌子实际上距离很远，所以杯子落在地上。

（3）时间感知综合障碍 患者对时间的快慢出现了不正确的知觉体验。如感到时间在飞逝，仿佛置身于"时空隧道"之中；或感觉到时间凝固，岁月突然静止，外界事物停滞不前。

（4）自身感知综合障碍 患者感到自己整个躯体或某一部分在大小、形状、长短等方面发生了改变，如患者感到自己特别高大像巨人一样，感到自己的手臂特别长。某些患者觉得自己的脸部变形，两只眼睛不一样，变得非常难看，便不断地照镜子。可见于精神分裂症、癫痫等。

（5）非真实感（derealization） 患者觉得周围的事物变得不真实，似乎隔了一层纱。如患者觉得周围的人像是木偶做的，没有生气。患者具有自知力。可见于抑郁障碍、精神分裂症等。

二、思维障碍

思维（thinking）是人脑对客观事物间接概括的反映，是人类特有的认识活动的最高形式。没有语言这个工具，思维就不可能发生或存在。所以思维障碍也常常从语言中去识别。思维障碍主要包括思维形式障碍和思维内容障碍。

（一）思维形式障碍

思维形式障碍主要表现为思维联想障碍和思维逻辑障碍。思维联想障碍主要是指联想的速度、数量、结构、自主性等方面；思维逻辑障碍主要表现在失去各种概念的界限、混淆概念的具体含义与抽象含义、语言表达结构紊乱。临床常见症状如下。

1. 思维奔逸（flight of thought） 指联想速度加快、数量增多，新的概念不断涌现，内容十分丰富。患者表现为口若悬河，滔滔不绝，非常健谈，脑子转得特别快。但是患者的思维逻辑非常肤浅，给人以信口开河之感。患者说话的主题极易随着周围环境的变化而发生转移（随境转移），也可出现音联、意联。常见于躁狂发作。

❓ 想一想

医生问患者叫什么名字，患者说："三划王，双木林，一木不成林，二木才算林，三木是森林，林冲夜奔，武松打虎，画虎不成反类犬，犬是狗，什么狗，是疯狗，疯狗不能碰，老虎头上扑苍蝇，马马虎虎帮帮忙。"

该患者的症状是哪种症状？

答案解析

2. 思维迟缓（inhibition of thought） 指联想速度减慢、数量减少，反应迟钝。患者表现为语量少、语音低、语速慢、思考困难，患者自觉脑子像生了锈一样，变笨了，变得迟钝了。常见于抑郁发作。

3. 思维贫乏（poverty of thought） 指联想数量减少，内容空虚，概念与词汇贫乏为主要特征。患者表现为沉默少语，对一般性询问没有明确的应答反应，或仅简单地回答"不知道""没有什么"，因而难以进行正常的交流。患者自觉脑子内空荡荡的，没有什么可想或可说的。常见于精神分裂症、器质性精神障碍，也可见于痴呆状态。

4. 思维松弛（looseness of thought） 指思维的连贯性障碍。患者意识清晰，但思维内容散漫、缺乏主题，对问题的叙述不够中肯，也不切题，联想内容之间缺乏一定的逻辑关系，对其言语的主题及用意也不易理解，使人感到交谈困难。严重时可发展为思维破裂。多见于精神分裂症。

5. 思维破裂（splitting of thought） 患者在意识清晰的情况下，思维缺乏内在意义上的连贯性和逻辑性。患者表现为在谈话或书写中，每个句子的结构和语法上正确，但各句之间缺乏内在意义上的联系，变成了语句的堆积，整段内容使旁人无法理解。如问患者："你叫什么名字？"患者说："鸡叫了，我非典，雨后彩虹，举手发言，看见他了。"多见于精神分裂症。

6. 思维不连贯（incoherence of thinking） 在意识障碍的情况下出现的类似思维破裂的表现，但是患者的言语更为杂乱无章，支离破碎，毫无主题。常见于谵妄状态。

7. 病理性赘述（circumstantiality） 指思维活动停滞不前，迂回曲折，联想枝节过多，抓不住主要问题。主要表现为患者在交谈的过程中对某个问题不厌其烦地作不必要的过分详尽的描述，啰嗦的言语细节往往掩盖了问题的主要内容，如果要求患者简明扼要地回答问题，患者无法做到。但是最终患者还是能够回答原来提出的问题。常见于癫痫、脑器质性精神障碍、阿尔茨海默病等。

8. 思维中断（blocking of thought） 又称思维阻滞。指思维联想过程突然发生中断。表现为患者无意识障碍又无外界干扰时，思维过程突然出现中断。表现为患者说话时突然中断，停顿片刻，再开口时内容已不是原来话题。若患者有当时的思维被某种外力夺走的感觉，则称为思维被夺（thought deprivation）。多见于精神分裂症。

9. 持续言语（perseveration） 思维活动在某一概念上停滞不前，表现为给患者提出一系列问题时，每次重复第一次回答时所说的话。多见于癫痫所致精神障碍或器质性精神障碍。

10. 重复言语（palilalia） 与持续言语类似，指思维展开的灵活性受损，表现为患者在说话时常重复一句话的最末几个字或词，患者能够意识到这是没有必要的，可是却无法控制，也不因当时的环境影响而发生改变。常见于脑器质性或癫痫性精神障碍。

11. 刻板言语（stereotype of speech） 思维在原地踏步，概念转换困难，并且脑中概念相对较少，表现为机械地、刻板地重复一些没有意义的词或句子。多见于精神分裂症。

12. 模仿言语（echolalia） 患者刻板地模仿周围人说话，周围的人说什么患者就重复说什么。此症状常与刻板动作、模仿动作并存。常见于精神分裂症紧张型。

13. 思维插入（thought insertion） 患者在思考的过程中，突然感到有某种不属于自己的思想被强行塞入大脑内，是脑子里插入了别人的思想，不受患者意志的支配。常见于精神分裂症。

14. 思维云集（forced thinking） 又称强制性思维，是指思维联想的自主性障碍。表现为患者脑内涌现大量不受自己意愿支配的、无现实意义、杂乱无章的联想，这些内容甚至是患者所厌恶的，往往突然出现，又迅速消失。常见于精神分裂症。

15. 强迫观念（obsessive idea） 又称强迫性思维、强迫观念。指在患者脑中反复出现的某一概念或相同内容的思维，明知没有必要，但又无法摆脱。患者可表现为反复回忆、反复思索无意义的问题、脑中总是出现一些对立的思想、总是怀疑自己的行动是否正确。强迫性思维常伴有强迫动作，多见于强迫症、精神分裂症等。

16. 病理性象征性思维（symbolic thinking）　　属于概念转换，患者用无关的具体的概念、词句、动作来代表某一抽象的、特殊的意义，不经患者的解释，旁人无法理解。如患者把自己衣服反着穿，表示他"表里如一"，走路一定要走左边，声称自己是"左派"。多见于精神分裂症。正常人的象征性思维是大家彼此都能够理解的，而且经常使用的，是以传统、习惯为基础的，是与现实文化背景相符的。

17. 语词新作（neologism）　　指概念的融合、浓缩以及无关概念的拼凑。患者自创一些新的符号、图形、文字或语言来表达离奇的概念。如"％"代表离婚。多见于精神分裂症青春型。

18. 逻辑倒错性思维（paralogic thinking）　　主要特点为推理缺乏逻辑性。主要表现为患者在推理过程中既无前提也无依据，或因果倒置，推理离奇古怪，十分荒谬，令人不可理解，如患者说："因为计算机感染了病毒，所以我要死了。"常见于精神分裂症和偏执性精神障碍。

（二）思维内容障碍

思维内容障碍是指思维的内容明显违反客观事实。思维内容障碍主要表现为妄想，妄想是思维内容障碍中最常见的、最重要的一种症状。妄想（delusion），是指在意识清楚的情况下，产生的歪曲的信念、病态的推理和判断，但患者坚信不疑，难以说服，也不能以亲身体验和经历加以纠正。主要特征：①信念歪曲，妄想的内容与事实不符，脱离客观实际；②坚信不疑，妄想不能被事实与理性所纠正；③涉及本人，妄想内容常与患者本人有利害有关系；④妄想内容具有个人独特性，与患者所处文化背景和个人经历有关，不同于集体信念。妄想是精神科临床上常见的症状，也是很多精神障碍的主要症状。

妄想根据其起源可分为原发性妄想和继发性妄想。原发性妄想（primary delusion）是指产生妄想没有基础，是一种突然发生的，内容不可理解的，与既往经历、当前处境、其他心理活动无关的妄想观念。精神分裂症的妄想大部分都是原发性妄想。继发性妄想（secondary delusion）的产生源于患者病态的心理活动或与其既往经历、某种情景有关。一旦作为基础的病态的心理活动消失，妄想观念也随之消失。

妄想按照结构可分为系统性妄想和非系统性妄想。系统性妄想的内容前后连贯，结构严密，且妄想发展缓慢，逐渐发展，与现实接近，难以辨认。非系统性妄想是指一些内容零乱、结构不严密、杂乱无章的妄想。多继发于意识障碍、智能障碍、其他感知觉障碍。

（1）被害妄想（delusion of persecution）　　是最常见的一种妄想。患者坚信周围某些人或某些集团对他进行迫害、跟踪、监视、诽谤、隔离等。因此出现相应的行为，如逃跑、拒食、攻击、控告、报警、自杀等行为。可与幻觉、其他妄想并存，常见于精神分裂症。

（2）关系妄想（delusion of reference）　　患者将环境中与他实际无关的事物都坚信与他有关。如别人在一旁谈话，就是在议论他；别人在路旁吐痰，也是冲他而来的，常与被害妄想伴随出现，主要见于精神分裂症。

（3）物理影响妄想（delusion of physical influence）　　又称被控制感。患者坚信自己的精神活动，包括思维、情感、意志、行为等均受到外界某种力量或仪器的控制、支配和操纵，而失去了自我控制能力和自主性。如患者叙述自己的大脑被某种电磁波控制着，因而失去了自由。常见于精神分裂症，是精神分裂症的典型症状之一。

（4）夸大妄想（grandiose delusion）　　指自我评价异乎寻常增高。多发生在情绪高涨的背景下，患者坚信自己有非凡的才智、至高无上的权利、巨额的财富、是伟大的发明家或是名人的后裔。可见于躁狂症、精神分裂症及某些器质性精神病。

（5）罪恶妄想（delusion of guilt）　　患者毫无根据地坚信自己犯了严重的、不可宽恕的错误，认为自己罪大恶极、死有余辜。可见于抑郁症、精神分裂症。

（6）疑病妄想（hypochondriacal delusion） 患者坚信自己患了某种严重疾病甚至是不治之症，四处求医，经过多次医学验证和详细的检查证实都不能消除其病态观念。如认为自己得了癌症、艾滋病，不久将离开人世等。常见于抑郁发作、精神分裂症、更年期及老年性精神障碍。

（7）钟情妄想（delusion of love） 患者坚信自己被某异性或很多异性所深爱，并且对此采取相应的行为去接近对方，即使对方严词拒绝其示爱行为，患者仍然毫不动摇，坚信对方是在考验自己对爱情的忠诚进而继续纠缠。常见于精神分裂症。

（8）嫉妒妄想（delusion of jealousy） 患者毫无根据地坚信自己的配偶对自己不忠，因而对配偶的行为加以检查、跟踪、监视，以寻找"婚外情"的证据。常见于精神分裂症、偏执性精神障碍、阿尔茨海默病。

（9）被洞悉感（experience of being revealed） 又称内心被揭露。患者认为自己内心所想的事情虽然未经说出，也未经文字表达，但都被别人知道了，尽管患者不知道是以何种方式被别人知道的，但是他却深信已众人皆知，为此痛苦万分。见于精神分裂症。

三、注意障碍

注意（attention）是指心理活动集中地指向于一定对象的过程。注意过程与感知觉、记忆、思维和意识等活动密切相关。注意有被动注意和主动注意。主动注意又称随意注意，是由外界刺激引起的定向反射，是对既定目标的注意，与个人的思想、情感、兴趣和既往体验有关。被动注意也称作不随意注意，是由外界刺激被动引起的注意，没有自觉的目标。通常所谓注意多指主动注意。常见的注意障碍如下。

1. 注意增强（hyperprosexia） 为主动注意的增强。有指向外界和自身两种情况。过分地关注某些外在事物或自我的生理活动及病理变化。如有被害妄想的患者，过分注意别人的一举一动是否针对他，进而对周围的环境保持高度警觉性；有疑病妄想的患者过分关注自己的健康状况及指向自己身体的某些细微变化。常见于偏执型精神分裂症、神经症、更年期抑郁症等。

2. 注意涣散（aprosexia） 为主动注意明显减弱，注意稳定性降低，即注意力不集中，稳定性差，容易分散。如即便是看了很长时间的书却不知所云，就像没看过一样。常见于注意缺陷与多动障碍、神经症、精神分裂症。

3. 注意减退（hypoprosexia） 主动注意、被动注意兴奋性减弱，表现为注意的范围缩小、稳定性降低。患者的记忆力、理解力随之减退。常见于神经症、脑器质性精神障碍及意识障碍。

4. 注意转移（transference of attention） 主动注意不能持久，稳定性降低，很容易因外界环境的变化而使注意的对象不断转换。常见于躁狂发作。

5. 注意狭窄（narrowing of attention） 患者的注意范围和广度显著缩小，主动注意减弱。当注意集中于某一事物时，无法再注意有关的其他事物。见于意识障碍或智能障碍。

四、记忆障碍

记忆（memory）是既往感知过的事物或经验在大脑中的重现。它是在感知觉和思维的基础上建立起来的精神活动，包括识记、保持、再认或回忆三个基本过程。识记是事物或经验在脑子里留下痕迹的过程，是反复感知的过程；保持是使这些痕迹免于消失的过程；再认是现实刺激与以往痕迹的联系过程；回忆是痕迹的重新活跃或复现。临床上常见的记忆障碍如下。

1. 记忆增强（hypermnesia） 病态的记忆增强，对不重要的事情及病前不能够回忆的事情都能回忆。主要见于躁狂发作和偏执状态。

2. 记忆减退（hypomnesia） 是指识记、保持、再认或回忆普遍减退。见于神经衰弱、脑器质性精神障碍患者，也可见于正常老年人。

3. 遗忘（amnesia） 指部分或全部地不能回忆以往经历的事件，即主要指回忆过程障碍。按事件遗忘的程度可分为完全性遗忘与部分性遗忘；按其与疾病的时间关系分为顺行性遗忘、逆行性遗忘、进行性遗忘和心因性遗忘。

4. 错构（paramnesia） 在遗忘的基础上，表现对事件的地点、情节，特别是时间上出现错误回忆，由于患者有过亲身经历，所以对错误的回忆坚信不疑。多见于各种原因引起的痴呆和酒精中毒性精神障碍。

5. 虚构（confabulation） 是在遗忘的基础上，患者以想象的、从未经历的事件来填补记忆的缺损。由于患者有严重的记忆障碍，因而自己也记不住虚构的内容，所以患者自己叙述的内容往往变化较大，且易受暗示的影响，其内容生动，带有荒诞色彩，常瞬间即忘。常见于各种原因引起的痴呆和酒精中毒性精神障碍。

五、智能障碍

智能（intelligence）是运用既往获得的知识和经验，解决新问题、形成新概念的能力，是复杂的综合精神活动的功能，反映个体在认识活动方面的差异。智能可表现为计算、理解、综合、分析、判断、推理、创造力等。智能障碍可分为精神发育迟滞及痴呆两大类。

1. 精神发育迟滞（mental retardation） 个体在生长发育成熟（18 岁）以前，由于受到各种原因的影响（如遗传、感染、中毒缺氧、内分泌异常、脑外伤等），致使大脑发育受阻或不良，智能发育停留在一定阶段，表现为智能低下、社会适应困难，随着年龄的增长，智力发育水平明显低于正常同龄人的水平。

2. 痴呆（dementia） 个体智力发育成熟以后，由于各种原因（如脑外伤、颅脑感染、脑血管病变、神经退行性病变）致使原有智能损害，智力减退，并出现记忆、人格受损的一种综合征。主要表现为理解力、记忆力、判断力、计算力、工作和学习能力、后天获得的知识和技能下降或丧失，严重时生活不能自理。常见于阿尔茨海默病、血管性痴呆等。由于受到痴呆的影响，患者还可出现不同程度的情感、意志活动障碍。

（1）全面性痴呆　大脑的病变主要为弥散性器质性损害，智能全面减退，进而影响患者的全部精神活动，常出现人格改变、定向力障碍、自知力缺乏。可见于阿尔茨海默病等。

（2）部分性痴呆　大脑器质性病变仅限于某些限定的区域。患者只产生记忆力减退、理解力削弱、分析综合困难等。人格保持良好，定向力完整，有一定自知力。可见于脑外伤后及血管性痴呆。

（3）假性痴呆　指由强烈的精神创伤所导致的一种特殊类型的痴呆表现，脑组织结构无任何器质性损害，由于强烈的精神因素导致的智能减退。可见于分离障碍及应激障碍等。有以下特殊类型。

1）刚塞综合征（Ganser syndrome）：又称心因性假性痴呆，表现为对简单问题给予近似而错误的回答，对某些复杂问题反而能正确解决。如当问患者："2＋1＝?"时，患者会给出："2＋1＝4"。再如将梳子反过来梳头，把裤子当作上衣穿。但在生活中却能解决较复杂的问题，如下象棋、打扑克牌，一般生活也能自理。

2）童样痴呆（puerilism）：以行为幼稚、模仿幼儿的言行为特征。成人患者表现为类似儿童一般的稚气，学幼童讲话的声调，自称是"小宝宝"，才 3 岁，逢人叫"阿姨""叔叔"等。表现为成人患者的言行类似一般儿童。多见于分离障碍。

六、定向力障碍

定向力（orientation）指一个人对时间、地点、人物以及自身状态的认识能力。前者称为对周围环境的定向力，后者称为自我定向力。对环境或自身状况的认识能力丧失或认识错误称为定向力障碍（disorientation）。定向力障碍可作为判断意识障碍的重要指标，但有定向障碍的患者不一定有意识障碍。常见于脑器质性精神障碍。

七、意识障碍

在临床医学上，意识（consciousness）是指患者对周围环境及自身的认识和反应能力。大脑皮质及网状上行激活系统的兴奋性对维持意识起着重要作用。当意识障碍时精神活动普遍抑制，可分为周围环境意识障碍和自我意识障碍。

1. 周围环境意识障碍 根据意识清晰度受损严重性，依次分为嗜睡、意识混浊、昏睡和昏迷；以意识内容变化为主的意识障碍包含：朦胧状态、谵妄、梦样状态等，现分述如下。

（1）嗜睡（drowsiness） 指意识清晰度轻微降低。表现为患者在安静状态下经常处于睡眠状态，给予刺激（如唤醒或推动患者）后可转为清醒状态，并能作简单、正常的应答，但是刺激一旦停止患者很快又进入睡眠状态。吞咽、角膜、瞳孔反射均存在。常见于脑器质性疾病。

（2）意识混浊（confusion） 指患者对外界刺激反应阈值明显增高，除强烈刺激外，一般刺激很难引起患者的反应，多处于半睡状态，思维缓慢，内容贫乏，注意、记忆、理解均困难，表情迟钝、反应迟钝，对时间、地点、人物的定向可有障碍。患者的生理反射基本正常，如吞咽、对光反射，但可能出现一些原始动作如舔唇、伸舌、吸吮、强握等。这种意识障碍多见于躯体疾病所致精神障碍或脑器质性精神障碍。

（3）昏睡（sopor） 指意识清晰度进一步降低，患者表现为对周围环境及自我定向力均丧失，不能自发醒转，呼叫、推动患者已不能引起反应。但强烈疼痛刺激，如针刺手足或压眶均可引起疼痛躲避反应。可有震颤和不自主运动，角膜、睫毛等反射减退，对光反射、吞咽反射迟钝但仍存在，可有深反射亢进、手足震颤及不自主运动和病理反射。

（4）昏迷（coma） 是程度最重的意识障碍。患者的精神活动完全停止，意识完全丧失，亦无自发的肢体运动，任何刺激均不能使其醒转。以痛觉反应和随意运动消失为特征。

（5）朦胧状态（twilight state） 指一种意识范围明显缩窄和意识清晰度明显降低的状态，此时定向障碍明显，有片段错觉、幻觉和妄想，可在幻觉、妄想支配下产生攻击他人的行动，常忽然发生，突然中止，反复发作，持续数分钟至数小时，事后有不同程度遗忘。常见于癫痫所致精神障碍、分离障碍。

（6）谵妄状态（delirium state） 指意识清晰度明显减低并伴有意识内容的改变。出现非协调性精神运动性兴奋和感知障碍，常为大量恐怖性错觉和幻觉，以幻视多见。伴紧张、恐怖的情感反应，语言不连贯、喃喃自语、行为冲动杂乱无章。此时定向障碍明显，发作性历时较短，一般为数小时，偶可数天，有昼轻夜重的特点，发作后陷入深睡，醒后有不同程度遗忘。谵妄常见于感染、中毒性疾病、内分泌和代谢性疾病等。

（7）梦样状态（oneiroid state） 指在意识清晰度降低的同时可伴有梦样的体验，并且常为梦境遭遇的直接参加者，其内容形象模糊不清，以假性幻觉为主，对外界刺激反应迟钝或不起反应，与周围环境缺乏联系，患者可有梦呓一样自语，偶尔可出现兴奋不安。一般持续数日或数月，由于意识清晰度下降轻微，识记与保存能力受损不大，恢复后对梦样内容能部分回忆。见于癫痫、感染和中毒性精神障碍。

前四种意识障碍是以清晰度降低为特征，后三种意识障碍以意识清晰度下降伴范围缩小或内容变化为特征。

2. 自我意识障碍

（1）人格解体（depersonalization）　指对自我与周围现实的一种不真实感觉，对自我的不真实感指狭义的人格解体。如患者体验到自己的思想、情绪和行为变得不真实，感觉脑子不清晰，体验不到喜、怒、哀、乐等情绪变化。对周围环境的不真实体验称为现实解体或非真实感。两者可单独发生，多数情况是同时存在。见于正常人疲劳时及神经症性障碍、抑郁症、精神分裂症和颞叶癫痫等。

（2）交替人格（alternating personality）　指同一个体在不同的时间内体验到两个不同的自我的存在，言语和行为都发生了相应的变化。多见于分离性障碍、精神分裂症。

（3）双重人格（dual personality）及多重人格（multiple personality）　指个体在同一时间体验到两个不同的自我，患者表现出不同的身份和个性行为特征。如同时体验到两种以上的人格特征称为多重人格。如同时在一方面以甲的而另一方面又以乙的身份、言语、思想和行为出现。见于分离性障碍精神分裂症和癫痫性精神障碍。

（4）人格转换（transformation of personality）　指患者否认原来的自我，自称已变为另一个人、鬼神或动物，但其思想、言行等精神活动方式不变。见于分离性障碍、精神分裂症。

人格解体属于存在性意识障碍，所谓存在意识是指人对自己的存在有一个现实的、确切无误的体会，而不是恍惚虚幻的。交替人格、双重人格、人格转换属于意识同一性障碍。所谓同一性意识是指人意识到在不同的时间里，自己是同一个人，同一个我，而不是相反。

3. 意识障碍综合征

（1）梦游症（somnambulism）　又称为睡行症。患者多在睡后 1～2 小时内起床进行简单而无目的的活动，如在室内走来走去，也可以走出室外。持续数分钟或数十分钟后又回到床上重新入睡，醒后完全遗忘，见于儿童睡眠障碍、分离性障碍或癫痫。

（2）神游症（fugue）　患者在晨起或白天突然外出，无目的地外出漫游或旅行，一般持续数小时或数天，有时更长，对外界刺激缺乏相应的反应。常突然清醒，对发作中的经历有不同程度遗忘。见于癫痫性精神障碍、分离性障碍和脑外伤患者。

❤ 护爱生命

《中华人民共和国精神卫生法》于 2012 年 10 月 26 日第十一届全国人民代表大会常务委员会第二十九次会议通过，2013 年 5 月 1 日正式实施。精神卫生法的实施对发展我国精神卫生事业，规范精神卫生服务，维护精神障碍患者的合法权益，开展维护和增进公民心理健康、预防和治疗精神障碍、促进精神障碍患者康复的活动，具有重要作用和意义。精神卫生法明确规定：我国精神卫生工作实行预防为主的方针，坚持预防、治疗和康复相结合的原则；保障精神障碍患者的人格尊严、人身和财产安全不受侵犯；全社会应当尊重、理解、关爱精神障碍患者；精神障碍患者的教育、劳动、医疗以及从国家和社会获得物质帮助等方面的合法权益受法律保护；有关单位和个人应当对精神障碍患者的姓名、肖像、住址、工作单位、病历资料以及其他可能推断出其身份的信息予以保密；但是，依法履行职责需要公开的除外。

所以，在临床工作中护理人员要以法律为准绳，自觉维护精神障碍患者的利益，保证患者的利益不受损害，保护患者的隐私，这是精神科护士的基本行为准则。

八、自知力

自知力（insight）又称领悟力或内省力，是指患者对自身的精神障碍的认识及判断能力。主要包括：①对疾病的认识即承认自己有病；②对症状的认识即能对病变的行为以及不正常的体验正确分辨和描述；③对治疗的认识即有主动接受治疗的愿望或服从治疗。精神障碍患者在疾病的不同阶段，自知力的完整性会随之变化。不同类型的精神障碍患者自知力的损害程度也不一样，重型精神障碍如精神分裂症患者自知力是缺乏的，他们不认为自己有病，因而拒绝治疗。而神经症患者一般保持完整的自知力，有主动求治的欲望。因此，临床上将有无自知力或自知力恢复的程度作为判断患者病情轻重程度、治疗效果、预后的一个重要指标。自知力缺乏是精神病特有的表现。

九、情感障碍

情感（affection）和情绪（emotion）在精神医学中常作为同义词，它是指个体对客观事物的态度和因之而产生的相应的内心体验。心境（mood）是指一段时间内持续保持的某种情绪状态。情感障碍必定涉及情绪和心境。情感障碍通常表现为三种形式，即情感性质的改变、情感稳定性的改变及情感协调性的改变。

（一）情感性质的改变

1. 情感高涨（elation）　指正性情感活动增强，患者自我感觉良好，表现为不同程度的、与周围环境不相符的病态喜悦和过分的愉快，讲话时眉飞色舞，喜笑颜开，表情丰富。由于患者高涨的情感往往与其自身的思维、行为之间以及与周围的环境比较协调，常伴有思维奔逸、意志行为增强，因此，具有一定的感染性且易引起周围人的共鸣。常见于躁狂发作。

2. 欣快（euphoria）　是智能障碍基础上出现的与周围环境不协调的愉快体验。表现为面部表情也有似乎满意和幸福愉快的表现，但给人以呆傻、愚蠢的感觉，且难以引起正常人的共鸣，同时患者自己也说不清高兴的原因。多见于脑器质性精神障碍或醉酒状态。

3. 情感低落（depression）　是负性情感活动增强，患者表现为忧心忡忡、愁眉不展、唉声叹气，重症患者感到生活索然无味，对前途悲观绝望，认为自己一无是处，常有自罪自责，甚至会出现自杀企图及行为。常伴有思维迟缓、意志活动减退等。常见于抑郁发作。

4. 焦虑（anxiety）　患者在缺乏明显客观因素或充分根据的情况下，出现对于自身健康状况或未来过分担心的不安状态。表现为顾虑重重、紧张恐惧、坐立不安、惶惶不可终日，自主神经功能紊乱如心悸、出汗、四肢发冷、尿频等。常见于焦虑症、恐惧症。

5. 恐惧（phobia）　指个体面临某种特殊的对象或情景时产生的紧张、惧怕反应。正常人可有恐惧反应，如害怕某种动物等。病理性的恐惧是指与现实不相称的恐惧反应，患者表现出过分的紧张、害怕、提心吊胆，同时伴随着自主神经功能紊乱症状，如心悸、出汗、四肢发冷、尿频等，继而出现回避行为。主要见于恐惧症、儿童情绪障碍及其他精神疾病。

（二）情感稳定性的改变

1. 情感不稳（emotional instability）　表现为情感反应（喜、怒、哀、愁等）极易变化，从一个极端走向另一个极端，显得喜怒无常，变幻莫测，情绪变化可能没有原因或仅有轻微的外界诱因。常见于脑器质性精神障碍。

2. 情感淡漠（apathy）　对外界的任何刺激均缺乏相应的情感反应。表现为对周围事物及与自己切身利益相关的事情漠不关心，缺乏相应的内心体验，表情淡漠、呆板，即使是能够引起一般人大喜或大悲的事情，患者也无动于衷，如生死离别、久别重逢等。常见于精神分裂症晚期、脑器质性精神障碍。

3. 情感脆弱（emotional fragility） 指外界的细微的刺激甚至无明显的外因影响情况下，患者表现出强烈的情感波动，反应迅速，常因无关紧要的事情而伤心流泪或兴奋激动，难以克制。常见于脑器质性精神障碍。

4. 易激惹性（irritability） 极易因极小的事情引起强烈的不愉快的、短暂的情绪反应，如愤怒、激动等。常见于疲劳状态、分离性障碍、人格障碍、神经症或偏执型精神病患者。

5. 病理性激情（pathological affect） 突然发作的、强烈的、短暂的情感障碍。其特点是：在意识障碍的基础上发生的，患者不能控制和认识自己的暴发性情感和行为，事后患者可有遗忘。常见于癫痫、脑外伤后精神障碍、精神分裂症。

（三）情感协调性的改变

1. 情感倒错（parathymia） 指患者的情感反应与内心体验或现实处境不相协调或相反。如患者听到亲人去世的消息时，流露出非常愉快的表情。常见于精神分裂症。

2. 情感幼稚（emotional infantility） 成年人的情感反应犹如幼稚的孩子一般，缺乏理性控制和遮掩，反应迅速而强烈。常见于分离性障碍、痴呆、精神发育迟滞。

3. 病理性心境恶劣（dysphoria） 指无任何外界原因而突然出现的低沉、苦闷、紧张、害怕及不满情绪。一般持续 1～2 天，表现为易激动、无故恐惧，提出各种要求、诉说各种不满，处处不顺心。常见于癫痫，也见于人格障碍。

4. 矛盾情感（affective ambivalence） 指患者在同一时间内对同一人或事物体验到两种完全相反的情感，患者既不感到两种情感的对立和矛盾，也不为此苦恼和不安，而将此相互矛盾的情感体验同时流露于外表或付诸行动，使人不可理解。常见于精神分裂症。

十、意志障碍

意志（volition）是指人们自觉确定目标，克服困难用行动去实现目标的心理过程。在意志过程中，受意志支配和控制的行为称为意志行为。简单的随意和不随意行称为动作（movement）。有动机、有目的而进行的复杂随意运动称为行为（behavior）。

（一）意志障碍

1. 意志增强（hyperbulia） 指意志活动增多，常伴有思维奔逸、情感高涨。在病态情感或妄想的支配下，患者可以持续坚持某些行为，表现出极大的顽固性。有疑病妄想的患者到处求医；在夸大妄想的支配下，患者夜以继日地从事无效的发明创造等；有嫉妒妄想的患者坚信配偶有外遇，而长期对配偶进行跟踪、监视、检查；躁狂状态时，患者对周围环境中的一切都感兴趣，终日忙忙碌碌、精力充沛，没有疲劳感。多见于偏执型精神分裂症、躁狂症等。

2. 意志减弱（hypobulia） 指病理性意志活动减少，常伴有情感淡漠或情感低落。患者表现出动机不足，缺乏积极主动性及进取心，对周围一切事物无兴趣以致意志消沉，不愿进行社交活动，严重时懒于料理日常生活。工作学习感到吃力，即使开始做某事也不能坚持到底。常见于抑郁症、精神分裂症。

3. 意志缺乏（abulia） 指意志活动缺乏，常伴有情感淡漠、思维贫乏。与意志减退不同的是，患者对任何活动都缺乏动机，行为被动、孤僻、社交退缩，处处需要别人监督和管理，严重时对饮食、进水等本能活动也缺乏动机，而此时患者却完全不能意识到这是不正常的。常见于精神分裂症衰退期及痴呆。

4. 意向倒错（parabulia）　　指患者的意向要求与一般常情相违背或使正常人难以理解、接受，常在妄想或幻觉的支配下产生，如患者吃一些正常人不敢吃或厌恶吃的东西，如吞食粪便、昆虫等，对此患者却给出非常荒谬的解释。常见于精神分裂症。

5. 矛盾意向（ambivalence）　　表现为对同一事物同时出现两种完全相反的意向，但患者并不感到这两种意向的矛盾和对立，没有痛苦和不安。如患者遇到朋友时，想去握手，却把手缩回来。多见于精神分裂症。

（二）动作与行为障碍

1. 精神运动性兴奋（psychomotor excitement）　　指整个精神活动的增强，突出表现在动作和言语的增多。可分为协调性和不协调性精神运动性兴奋两类。

（1）协调性精神运动性兴奋　　患者增多的动作行为、言语与其思维、情感、意志等精神活动是协调一致的，与周围环境保持密切联系，且具有目的性、容易被周围的人理解。常见于躁狂发作。

（2）不协调性精神运动兴奋　　主要是指患者的言语动作增多与思维、情感不相协调。动作单调杂乱，无动机及目的性，使人难以理解，与外界环境也不配合。可见于精神分裂症和谵妄状态。

2. 精神运动性抑制（psychomotor inhibition）　　指患者的精神活动降低，主要表现为行为动作和言语活动的减少。主要包括木僵、蜡样屈曲、缄默症和违拗症。

（1）木僵（stupor）　　指动作行为、言语活动的完全抑制或减少，表现为患者肌张力增高，长时间保持一种固定姿势，对外界刺激缺乏，面部表情固定，不语、不动、不吃、不喝，涎水外溢，不自解大小便。轻度的木僵称为亚木僵状态，表现为少言、少语、少动、表情呆滞，无人时可自动进食或大小便。常见于严重的抑郁症、精神分裂症、脑器质性精神障碍、应激相关障碍。

（2）蜡样屈曲（waxy flexibility）　　在木僵基础上，患者的肢体任人随意摆布，即使是不舒服的姿势，也较长时间似蜡像一样维持不动。如将患者头部抬高好似枕着枕头，此姿势可维持很长时间，称之为"空气枕头"，此时患者意识清楚，病好后能回忆。多见于紧张型精神分裂症。

（3）缄默症（mutism）　　指患者的言语活动明显受抑制，表现为缄默不语，不回答任何问题，也不主动提问，有时可以手示意或书写交流。常见于精神分裂症紧张型、分离性障碍。

（4）违拗症（negativism）　　指患者对于他人的要求表现出抗拒的行为，分为主动违拗和被动违拗。主动违拗是指不但不执行，而且要做出相反的动作和行为。被动违拗是指拒绝执行他人的一切要求，不做出任何应对。常见于精神分裂症紧张型。

（5）刻板动作（stereotyped act）　　指患者持续单调地重复无意义的动作，常与刻板言语同时出现。多见于精神分裂症紧张型。

（6）模仿动作（echopraxia）　　指患者无目的地模仿别人的动作，常与模仿言语同时存在。见于精神分裂症紧张型。

（7）作态（mannerism）　　指患者做出古怪的、愚蠢的、幼稚做作的动作、姿势、步态与表情，如做怪相、扮鬼脸等。多见于精神分裂症青春型。

✎ **练一练**

关于自知力以下哪项正确（　　）

A. 自知力就是指病感　　　　　　　B. 自知力是对精神疾病的认识和判断能力

C. 神经症患者都有自知力　　　　　D. 重性精神病患者都没有自知力

E. 有自知力的患者较没有自知力的患者预后好

答案解析

十一、精神疾病综合征

精神疾病常常并不是以个别零散的精神症状表现出来，而是经常以综合征（症状综合或症候群）形式表现出来。综合征所包括的若干症状之间具有一定的内在联系，围绕某一种症状继发出现其他症状，进而组成一组精神症状称为精神障碍综合征。

（一）急性器质性综合征

急性器质性综合征（acute organic syndrome）又称谵妄或急性脑病综合征，是指在意识障碍的基础上同时出现感知、注意、记忆、思维、情绪与行为障碍以及睡眠 – 觉醒节律紊乱等症状。其核心症状是有不同程度的意识障碍。急性器质性综合征的特点是：症状在一天之内可有较大波动；病程一般较短，大多为数小时或数天，多数在 1 个月内恢复。临床表现常有昼轻夜重的变化规律；如果处理不当或不及时可产生严重后果。常见于颅内或全身性感染所致精神障碍、急性颅脑损伤所致精神障碍、各种急性中毒所致精神障碍。

（二）慢性器质性综合征

慢性器质性综合征（chronic organic syndrome）又称为痴呆或慢性脑病综合征，是指脑发育成熟以后由各种原因所导致的不同程度的认知功能障碍。其核心症状是不同程度的认知功能障碍。慢性器质性综合征的特点是：多种高级皮质功能紊乱，涉及记忆、思维、定向、理解、计算、学习能力、言语和判断等异常。常见于 Alzheimer 病、血管性痴呆、颅脑损伤后遗痴呆、各种中毒所致痴呆、颅内肿瘤所致痴呆等。

（三）遗忘综合征

遗忘综合征（amnestic syndrome）又称为柯萨可夫综合征。表现为以近事记忆障碍、虚构、定向力障碍为主要特征的临床综合征，患者的智能保持相对完好，且无意识障碍。常见于酒精中毒性精神障碍、颅脑外伤所致精神障碍及其他脑器质性精神障碍。Korsakoff 综合征是遗忘综合征的特殊类型，主要表现为严重的记忆缺失，有顺行性遗忘和逆行性遗忘，患者常虚构一些事实以填补缺失的记忆，并信以为真。患者谈话内容贫乏，对周围新发生的变化缺乏兴趣。常见于维生素 B_1 缺乏导致丘脑内侧和乳突体损害，以及普遍性脑萎缩。

（四）幻觉妄想综合征

幻觉妄想综合征（hallucinatory – paranoid syndrome）主要以幻觉为主，在幻觉的基础上可产生妄想，二者紧密联系，相互配合。如某患者毫无根据地坚信饭菜中有种难闻的气味，逐渐怀疑有人在其饭菜里下毒，致使其认为有人要迫害他而不敢吃饭。常见于精神分裂症，也可见于器质性精神障碍。

（五）躁狂综合征

躁狂综合征（manic syndrome）主要以情感高涨、思维奔逸、意志行为增强为主要特征。以心境高涨为其核心症状。常见于躁狂发作、器质性精神障碍。

（六）抑郁综合征

抑郁综合征（depressive syndrome）主要以情感低落、思维迟缓、意志活动减少为特征。以心境持续低落为其核心症状。严重时可出现木僵，称为抑郁性木僵。如果表现出明显的焦虑、不安、激越行为，则称为激越性抑郁。常见于抑郁发作或更年期精神障碍。

（七）精神自动综合征

精神自动综合征（psychic automatism syndrome）是患者在意识清晰的情况下产生的一组综合征。主要包含三个成分：假性幻觉、被控制感、被揭露感以及各种妄想（被害妄想、物理影响妄想等），共同组成一组复杂的临床综合征。常见于精神分裂症偏执型。

（八）紧张综合征

紧张综合征（catatonic syndrome）由以下紧张症状组成：①动作抑制，表现为木僵和蜡样屈曲；②活动过多，出现毫无目的，且为受外界影响的兴奋激越行为；③极端违拗，对任何指令都抗拒不动，试图使他活动则坚持一种僵直的姿势或缄默不语；④怪异的随意动作，表现为刻板姿势、刻板动作、明显的作态或做鬼脸；⑤模仿言语或模仿动作。患者常意识清晰，紧张性木僵与紧张性兴奋交替出现，多数患者木僵持续时间较长。常见于紧张型精神分裂症等。

目标检测

答案解析

一、选择题

A1 型题

1. 在精神分裂症的病因学研究中，目前认为最重要的因素是（　　）

　　A. 脑萎缩　　　　　　　　B. 遗传因素　　　　　　　　C. 环境因素

　　D. 生化因素　　　　　　　E. 精神因素

2. 幻听最常见于（　　）

　　A. 躁狂症　　　　　　　　B. 抑郁症　　　　　　　　　C. 精神分裂症

　　D. 躯体障碍　　　　　　　E. 强迫症

3. 患者经常讲述其躯体内部存在各种不舒适，甚至是难以忍受的异样感觉，如牵拉、挤压、游走、蚁爬等感觉，但又不能明确指出具体不适的部位。这是（　　）

　　A. 错觉　　　　　　　　　B. 妄想　　　　　　　　　　C. 精神运动性兴奋

　　D. 触幻觉　　　　　　　　E. 内感性不适

4. 蜡样屈曲这一症状最常见于（　　）

　　A. 抑郁症　　　　　　　　B. 精神分裂症　　　　　　　C. 癔症

　　D. 脑器质性精神障碍　　　E. 强迫症

5. 下列关于妄想的说法，正确的是（　　）

　　A. 妄想的内容与自我无关

　　B. 在智力缺损时出现的离奇想法

　　C. 在意识清晰的情况下的病理性歪曲信念

　　D. 不接受事实，但能被理念纠正的思想

　　E. 在意识中占主导地位的错误理念

6. 下列症状的临床表现以夸大观念或夸大妄想为主的是（　　）

　　A. 脑器质性精神障碍　　　B. 谵妄　　　　　　　　　　C. 抑郁症

　　D. 躁狂症　　　　　　　　E. 精神分裂症偏执型

7. 意识清晰程度下降，定向障碍明显，伴有大量恐怖性幻视及紧张、恐惧的情感反应，这种意识障碍是（　　）

　　A. 昏迷　　　　　　　　　B. 昏睡　　　　　　　　　　C. 意识混浊

　　D. 朦胧状态　　　　　　　E. 谵妄状态

A2 型题

8. 患者，女性，46 岁。慢性精神障碍患者，说某著名主持人的评论里带有只有她才能明白的意思，她坚信当他报道当地的事件时，是在指与她有"有罪的关系"。此症状为（　　）

　　A. 视幻觉 　　　　　　　　B. 错觉 　　　　　　　　C. 被害妄想

　　D. 具体化思维 　　　　　　E. 关系妄想

9. 医生问："这是什么地方？"患者答："现在的地方不管它，就是一小部分。"问："你来这干什么？"答："我来这没法说，生活困难，现在我来就是多余，现在就代表一句话，院长就是这样，今天是下午。"患者的精神症状是（　　）

　　A. 象征性思维 　　　　　　B. 语词新作 　　　　　　C. 破裂性思维

　　D. 思维散漫 　　　　　　　E. 强制性思维

10. 某精神分裂症患者，常独居一隅不与任何人交往，每天医师询问病情时患者没有任何表情。他父母每周六来看他，患者从不称呼父母，也无一句问候的话语，视父母如路人。该患者的情绪障碍类型是（　　）

　　A. 情绪高涨 　　　　　　　B. 情绪淡漠 　　　　　　C. 焦虑

　　D. 病理性激情 　　　　　　E. 情绪不稳

11. 患者，男，30 岁。近 1 个月来常认为有人用无线电波监听他说话，并向领导诬告他，所以他不敢大声说话。患者可能具有的症状是（　　）

　　A. 幻听 　　　　　　　　　B. 物理影响妄想 　　　　C. 被害妄想

　　D. 关系妄想 　　　　　　　E. 嫉妒妄想

12. 患者，男，28 岁，临床诊断为躁狂症。医生几乎无法打断他的话，问他姓什么，他答："姓王，大王的王，王者之气，气冲霄汉直捣黄龙，杨子荣打虎上山……"此症状属于思维障碍中的（　　）

　　A. 思维迟缓 　　　　　　　B. 思维奔逸 　　　　　　C. 思维散漫

　　D. 思维破裂 　　　　　　　E. 思维中断

A3 型题

患者，男性，35 岁，工人。患者在 1 年前无明显诱因表现话多，无端指责他人，称自己能升官发财，能做生意、赚钱多，无控制地买东西，散发给陌生人。对他人一见如故，讲话滔滔不绝，难以打断其话语，内容多为自吹自擂。别人稍不如他意，就发脾气，有时甚至动手打人。活动多，爱管闲事，整日忙碌，有时站在马路上指手画脚，不认为自己有病需入院治疗。（13~15 题共用题干）

13. 该患者表现的症状是（　　）

　　A. 思维迟缓 　　　　　　　B. 思维贫乏 　　　　　　C. 思维奔逸

　　D. 思维破裂 　　　　　　　E. 思维松弛

14. 该患者的症状属于（　　）

　　A. 思维形式障碍 　　　　　B. 思维内容障碍 　　　　C. 言语障碍

　　D. 意识障碍 　　　　　　　E. 智力障碍

15. 该症状多见于（　　）

　　A. 精神分裂症 　　　　　　B. 情感障碍 　　　　　　C. 抑郁障碍

　　D. 躁狂症 　　　　　　　　E. 人格障碍

患者，男性，28 岁。近 1 个月来感觉自己的脑子像生了锈一样，在思考问题时非常困难，与别人交谈时总要反应很长的时间，说话声音小，语速慢。（16~17 题共用题干）

16. 该患者的可能症状是 （　　）

    A. 思维贫乏　　　　　　　B. 思维迟缓　　　　　　　C. 思维中断

    D. 思维不连贯　　　　　　E. 象征性思维

17. 该患者可能的诊断是 （　　）

    A. 分离性障碍　　　　　　B. 精神分裂症　　　　　　C. 创伤后应激障碍

    D. 躁狂症　　　　　　　　E. 抑郁障碍

X 型题

18. 常见的感知觉障碍有 （　　）

    A. 错觉　　　　　　　　　B. 幻觉　　　　　　　　　C. 妄想

    D. 超价观念　　　　　　　E. 感知综合障碍

19. 临床上较为常见的妄想有 （　　）

    A. 被害妄想　　　　　　　B. 夸大妄想　　　　　　　C. 影响妄想

    D. 钟情妄想　　　　　　　E. 关系妄想

20. 情感障碍中属于情感性质改变的是 （　　）

    A. 情绪不稳　　　　　　　B. 情感淡漠　　　　　　　C. 情感高涨

    D. 情感低落　　　　　　　E. 恐惧

21. 关于 Ganser 综合征的说法，正确的是 （　　）

    A. 属于痴呆　　　　　　　　　　　　　　B. 属于假性痴呆

    C. 对简单的问题给予近似而错误的回答　　D. 对某些复杂问题可以自己解决

    E. 预后较差

22. 精神分裂症患者在木僵时，常发生 （　　）

    A. 蜡样屈曲　　　　　　　B. 思维中断　　　　　　　C. 违拗症

    D. 空气枕头　　　　　　　E. 意识障碍

二、综合问答题

1. 怎么判定某一种精神活动是否属于病态？

2. 妄想的主要特征有哪些？

（张渝成）

书网融合……

重点回顾　　　　　微课　　　　　习题

第三章　精神科护理技能

<table>
<tr><td rowspan="2">学习目标</td><td>

知识目标：

1. 掌握　治疗性护患（家属）关系建立的技巧、常见意外事件、突发事件的护理评估和处理措施。

2. 熟悉　分级护理内容、治疗性护患（家属）关系建立的要求。

3. 了解　精神科护理组织与管理方式及内容。

技能目标：

熟练掌握治疗性护患（家属）关系的建立沟通技巧。

素质目标：

学会记录精神科专业护理文书书写及运用护理程序解决患者存在的问题，在护理实践中建立良好有效的护患（家属）关系。

</td></tr>
</table>

导学情景

情景描述： 患者，女性，38 岁，因"渐起多疑、凭空闻声、眠差 1 月余，加重 10 天"收住入院。患者于 2012 年 3 月无明显诱因下渐起出现精神异常，主要表现敏感、多疑、感觉周围人看自己的眼神不对，"好像暗示我将要有什么事情发生"，怀疑丈夫及其家人在饭菜和饮水中投放"迷幻药"，控制自己。有时出门感觉有人在背后议论自己，经常会凭空听见铃铛声或不甚清晰的说话声。夜间睡眠差，早醒，有时仅睡 4 小时，饮食不规律等。有攻击行为，家人难以管理，故送其就诊，门诊拟诊"分裂样精神病"收住院治疗。入院后患者表情紧张，情绪激动，情感不协调，意志活动减退，行为怪异，自知力无，否认有病，被动接受治疗。诊断：精神分裂症。

情景分析： 根据病史和病患特点，患者诊断为精神分裂症。患者存在攻击行为，与患者的妄想症状有关。患者目前有暴力行为的先兆：敏感、多疑、感觉周围人看自己的眼神不对，表情紧张，情绪激动，行为怪异，自知力无，否认有病，被动接受治疗等表现。

讨论： 如何与患者建立治疗性护患（家属）关系？患者的护理目标有哪些？应采取哪些有针对性的护理措施？

学前导语： 作为一名精神科护士，不但要有良好的职业道德和专业素质，更要有良好的专业护理技能。由于精神疾病的患者在症状的影响下，内心体验与外部表达不协调，常伴有怪异举动，因此在精神科护理工作中，护理人员学会运用交流技巧、加强疾病观察与记录、准确应对患者的危机事件，对患者进行针对性康复训练是必须具备的技能。

第一节　治疗性护患（家属）关系的建立

PPT

治疗性护患关系是一种以护士和患者及其家属建立人际关系的过程为基础，以提高患者最佳利益和结果为目的的关系。有效的护理有赖于护士对患者的了解，是所有护理实践的中心。建立一个互相信任的、开放的、良好的护患（家属）关系，是有效护理的根本保证。

一、建立治疗性护患（家属）关系的要求

（一）了解患者及家属基本情况

护士与患者接触时，首先应了解患者及家属的基本情况，从而选择恰当的沟通方式，确定适当的谈话内容，主动为患者提供其所需要的帮助。

1. 一般情况 患者的姓名、性别、年龄、相貌、民族、籍贯、宗教信仰、文化程度、职业、个性特征、兴趣爱好、生活习惯、婚姻家庭情况、经济状况。

2. 疾病情况 患者的精神症状、发病经过、诊断、阳性检查结果、主要治疗、护理要点、特殊注意事项、患者及家属对疾病的认识及关注等。

（二）正确认识精神疾病

精神疾病是由多种原因共同导致的一种大脑功能紊乱性疾病。患者的离奇行为或荒诞不经是疾病的表现，与躯体疾病所具有的相应症状和体征一样，无对错之分，无人品道德好坏之分，不能以平常人的标准来评定精神疾病患者。许多患者及家属因不了解精神疾病而不主动就医，从而延误了最佳治疗时间。

（三）尊重和理解患者

平等对待不同患者，做到不歧视，要一视同仁，不能因为其出现特殊的症状而嘲笑或愚弄；尊重其知情权，以取得其合作；尽量满足患者的合理需求；对于患者的隐私和病史予以保密。

（四）一致性与持续性态度

一致性是指护士对患者维持相同的态度，使患者得到安全感，减轻焦虑。持续性是指在患者住院期间应由相对固定的护士与患者经常沟通交流，形成一种循序渐进的持续性的沟通方式。对待患者的荒谬想法既不否定也不肯定，要保持中立，不加以批判。

（五）加强护士自身修养

良好的护理人员形象，会使患者感到愉快、舒适、亲切；和蔼的态度，增加患者的安全感；高度的预见性和敏锐的观察力，利于护理人员掌握疾病的症状及发展规律，及时做好防范及应对措施，因此，护理人员要意识到自己良好形象的作用，做好自我完善。

二、建立治疗性护患（家属）关系的过程

佩普劳将护理人员与患者建立治疗性关系的过程分为介绍期、认同期、工作期和结束期四个阶段。各阶段彼此重叠，无明显界限，无时间限制，但有一定的顺序。

（一）介绍期

介绍期是护理人员与患者接触的最初阶段，是建立相互信任的基础。护理人员应了解患者就医的原因，做好入院评估，介绍环境及医护人员，拟定沟通会谈计划，制定护理计划，建立良好的护患关系。

（二）认同期与工作期

主要的治疗工作在认同期与工作期，此期目标是确认和解决患者的问题。在此阶段，护患及家属共同制定治疗目标，达成一致协议。达标协议可以帮助患者达到治疗目的，护患双方都应严格遵守。护理人员分享患者的想法、行为和感受，协助患者找到压力源，处理焦虑。护理人员可以有针对性地

提出问题，可以深入地讨论患者的感受、期望，帮助其制定相应的护理计划，肯定患者的能力，帮助其恢复自信，巩固治疗。

（三）结束期

结束期是治疗性关系最后阶段，结束期患者症状或问题得到缓解，社会功能改善，自知力增强，达到预期目标。护理人员应根据此时的护理诊断改变相应的护理措施，如会谈的时间缩短，使患者慢慢回归社会，独立面对社会。护理人员主动与患者沟通，帮助患者尽早回归社会，减少患者对出院产生不适甚至焦虑情绪。护理人员要评估患者家属是否掌握患者疾病复发的基本特征，回家后如何帮助患者制定生活计划，坚持服药，定时复诊。

三、建立治疗性护患（家属）关系的技巧——治疗性沟通

在护理过程中，护理人员要加强自身的沟通能力培养。护患沟通是护理人员与患者及其家属之间的信息和感情交流，良好的护患沟通可以提高患者的护理依从性，增强其康复信心，减少和避免护患纠纷。

（一）治疗性沟通的要求

1. 保密　因护理人员长时间与患者及家属的接触，因此在护理过程中会发现患者的生活及疾病的很多隐私，护理人员应当秉承保密原则，不在医疗护理范围之外进行扩散，否则会严重影响患者对护理人员的信任度。

2. 以患者为中心　护理以患者的利益为中心，最大程度保护患者利益，这也是治疗性护患关系建立的目的。

3. 制定相应的护理目标　制定完整的护理目标，并以目标为导向完成治疗性沟通。

4. 接受患者　在护理过程中，部分患者因受疾病症状影响，无法顺利地进行沟通，护理人员要理解患者的行为，不以批判的态度对待患者，以防阻碍治疗性沟通的有效进行。

5. 避免过多的自我暴露　鼓励患者进行自我暴露，以便护理人员更多地掌握患者疾病信息，增强患者对自身疾病的认识能力及解决问题的能力。护理人员也可适当地自我暴露，但不能过多，以免将沟通焦点转移到护理人员身上。

（二）切题会谈

切题会谈是治疗性沟通最重要的表现形式，分为准备与计划、开始交谈、引导交谈和结束交谈四个阶段。

1. 准备与计划阶段　主要是熟悉资料、准备环境、安排时间、确定目标。

2. 开始交谈阶段　主要是以给患者一个良好的首次印象，使患者能主动表达自己的愿望，促进有效沟通为目的。护理人员应做好充分准备，举止稳重，态度温和，衣着得体，注意礼貌。应向患者介绍自己并说明本次交谈的目的及时间，给患者留下良好印象。护理人员应了解交谈的任务，制定提纲，阅读病历以了解患者的病史、治疗经过以及有关本次入院疾病的诊治情况。根据交谈的性质和目的选择适合交谈的时间和环境。注意提供"隐秘性"的环境并保护患者的隐私。

3. 引导交谈阶段　此阶段是治疗性沟通的重要部分，是决定会谈成败的关键所在，决定了护患治疗性关系能否形成和发展。常用技巧如下。

（1）共情　心理学也称"同理心"，指从对方的角度来认识其思想，体验其情感，并产生共鸣。用通俗的话讲，就是"换位思考""将心比心"。共情绝非"同情"，共情要求护理人员能进入并理解对

方的精神领域、精神世界。

（2）提问　提问可以快速地围绕主题进行信息收集与核实，在治疗性交谈中具有重要作用，其有效性将决定收集资料的有效性。可分为两种。

1）封闭式提问（有方向地提问）：将患者的应答限制在特定的范围之内，这类问题常用"是不是""有没有"来提出，患者常用"是"或"不是"、"有"或"没有"来回答。其优点是简单易答、节省时间，缺点是信息收集局限不全面。

2）开放式提问（没有方向地提问）：提问的问题范围较广，不限制患者的回答。其优点是能获取大量患者信息，缺点是耗时较长。

（3）倾听　倾听是交流的基础，它在人际交往中占有非常重要的位置。护理人员倾听时要注意技巧，少说话，试着从患者角度看问题，表现出感兴趣的态度，不要随意打断患者的思路，寻找适当的时机提问等。通过倾听，护理人员才能了解患者存在的问题，从而有针对性地提供帮助。

（4）阐释　常用于解答患者疑问，消除患者心存的问题或疑惑，如诊断依据、治疗反应、病情严重程度、预后以及各种注意事项等。

（5）支持、理解　护理人员运用共情技巧，理解患者的处境，体察患者的心情，针对不同的患者选用不同的安慰性语言。

（6）沉默　在沟通过程中，沉默也是一种信息交流。恰到好处地运用沉默，可以促进沟通。如：面对一位偏激的患者，以沉默化解紧张气氛，效果更好。

（7）与不同精神症状患者沟通的技巧　①对妄想患者，护理人员要引导并启发患者述说，护理人员以听为主，不评价、不争辩，以免成为患者妄想的对象，待患者病情稳定时再帮助其认识，被害妄想患者让其参与分发饭菜；②对缄默不语的患者，护理人员可坐其身边，表示理解和重视；③对有攻击行为的患者，护理人员应避免与其单独共处，避免激惹性语言，不要站在患者正面，而应站在其右侧或1米之外。如果发现有攻击行为可以迅速握住患者打人的手臂，并拍其肩，用坚定而又温和的态度劝说，暗示其局面已得到控制；④对于有抑郁情绪的患者，护理人员要诱导患者述说内心的痛苦，多用积极的语言安慰鼓励，并使其在护理人员的视线范围内活动；⑤对于木僵或者癔症患者，忌在其面前谈论病情，防止突然转为冲动而伤害他人；⑥对于异性患者，护理人员的态度要自然、谨慎、稳重，以免患者把正常的关心当作恋情，从而产生误会。与兴奋患者沟通，应冷静，语言温和。

4. 结束交谈阶段　顺利地结束交谈可以为下一次交谈及治疗性护患关系打下基础，在交谈快接近尾声时应给以适当的提醒，同时暗示患者本次交谈很顺利，相处很融洽。切记不可以突然终止谈话，无故离开。

5. 与家属交谈　护士应有礼貌地向患者家属介绍自己，告知收集资料的目的是为了给患者制定护理计划，同时了解家属对患者的态度及对精神疾病的掌握程度，便于对患者家属开展健康教育。

四、影响建立治疗性护患关系的相关因素

1. 护理人员自身问题　护理人员因自身缺乏沟通的理论知识和技巧、自身个性不成熟等因素，将生活中的不愉快情绪带到与患者沟通过程中，均会阻碍有效交流的进行，使患者产生不信任感。

2. 事前缺少计划　因护理人员缺乏谈话前的认真计划，交谈中会使患者感觉到护理人员不了解其基本情况，对交谈目的不明确，缺乏针对性，会认为自己不受重视而不愿接受谈话。

3. 双方存在的差异大　护患双方在价值观、知识层面、处事态度、语言技巧、经历及经验方面存在着较大差异，也会影响沟通的顺利进行。

4. 使用非治疗性沟通技巧　护理人员应避免不切合实际的保证、与事实不符的形容和赞美、批评指责患者的想法和行为、过度提问、与患者争辩或对患者进行说教等。

5. 其他　交谈环境杂乱、泄露患者隐私、护理人员之间对待患者的态度不一致等都是影响治疗性沟通的不利因素。

第二节　精神疾病的护理观察与记录

PPT

书写护理记录是护理工作的重要内容。精神疾病患者的症状并非随时显露，护理人员长时间接触患者，从患者的病情变化及行为表现观察中，能及时发现问题，对护理计划的修订，确保护理活动的目的性、客观性和全面性，对提高护理质量都有重要意义。

一、护理观察

精神症状的表现通常在短时间内是很难完全表露出来的，除了依靠病史以及各种辅助检查外还需全方位的观察，才能做出明确的判断。

（一）观察的内容

1. 一般情况　患者的仪容仪表、个人卫生状况、衣着和步态；全身有无外伤；个人生活自理能力；饮食、睡眠、排泄及月经情况；参加文娱活动积极或消极；接触是主动或被动；对医护人员及周围环境的态度。

2. 精神症状　患者有无自知力；有无意识障碍；有无幻觉、妄想，有无自杀、自伤、伤人、毁物、强迫、刻板、模仿行为等病态行为；是否情感、协调性稳定；有无思维中断、思维不连贯，破裂性思维和强迫观念；症状有无周期性变化等。

3. 躯体情况　患者的生命体征，如体温、脉搏、血压、心率等是否正常；有无躯体疾病或症状；有无水肿、脱水、呕吐或外伤等。

4. 治疗情况　患者对治疗的合作程度如何；治疗效果及药物不良反应如何；有无藏药，拒绝治疗的行为及药物过敏等。

5. 心理需求　患者目前的心理状况和心理需求；目前急需解决的问题以及心理护理的效果评价。

6. 社会功能　学习、工作、人际交往能力，以及生活自理能力等。

7. 环境观察　基本设施及医疗设备如床单位、门窗等有无安全隐患，周围环境中有无危险物品，患者有无暴力和意外行为的发生，病房环境是否安静、安全、卫生、整洁、舒适。

（二）观察的方法

1. 直接观察法　是护理工作中最重要、最常用的观察方法。护理人员可以与患者直接接触，面对面进行交谈或护理体检以了解患者的思维内容是否正常、答题是否切题、注意力是否集中、情感是否淡漠的方法。同时通过观察患者的动作、表情和行为来了解患者的症状。此方法获得的资料相对客观、真实、可靠，对制定符合患者自身特点的护理计划非常重要。此方法适用于意识相对清晰、交谈合作的患者。

2. 间接观察法　护理人员通过患者的亲朋好友、同事及病友等了解患者的情况，或通过患者的书信、娱乐活动、日记、绘画及手工作品，从侧面观察患者独处或与人交往时的精神活动表现，了解患者的思维内容和病情变化。此方法获得的资料是直接观察法的补充，适用于不肯暴露内心活动或思维内容、不合作、情绪激动的患者。

大多数精神疾病患者不会诉说，或将自己的不适归为错误的认知，护理人员需要主动地、有意识地去观察患者的病情。在观察、评估患者的病情时，两种方法应共同使用，相互补充。

（三）观察的要求

1. 观察要具有目的性、客观性　护理人员需要知道哪方面的信息要作为重点观察内容，并客观记录，切不可随意加入自己的主观猜想。

2. 观察要有整体性

（1）对某一患者的整体观察　护理人员应从健康史、躯体情况、心理社会状况等方面对患者住院期间各个方面的表现进行全面观察，充分评估，制定护理计划。

（2）对病房所有患者的整体观察　掌握每个患者的主要特点，因为精神疾病具有特殊性，患者的行为存在突发性和不可预料性。既要对重点患者或特殊患者做到心中有数，又要顾及一般患者，尤其是平时沉默寡言的患者，要更加注意，此类患者主诉少，关注不够容易出现意外。

3. 对疾病不同阶段的观察　对新入院患者，从一般情况、心理情况、躯体情况等全面观察；治疗初期重点观察其对治疗的态度、治疗效果和不良反应；缓解期主要观察其精神症状及心理状态；恢复期重点观察症状消失的情况、自知力恢复的程度及出院的态度。有心理问题的患者重点观察其心理反应与需求。对于平时沉默的患者突然话多兴奋，积极参加活动的患者突然不愿活动等，应及时发现患者与以往的不同，找到原因，帮助患者解决问题，预防意外发生。

4. 要在患者不知不觉中观察　在治疗或护理过程中或与患者轻松的交谈中患者的表现比较真实。交谈过程中不记录，避免患者感到紧张与焦虑。有自杀观念的患者上厕所时，为防止意外，护理人员应入内查看，为不引起怀疑，可以关切地问"需要手纸吗"等，让患者感到自己是被关心，而不是被监视。

二、护理记录

护理记录是医疗文件的重要组成部分，是护理人员对患者进行病情观察和实施护理措施的原始文字记载，能及时反映患者的健康状况、病情变化及护理过程。同时也是护理质量检查与工作效果的评估依据，是护理科研的数据与资料，也是医疗纠纷判定的主要依据。为保证其正确性、完整性和原始性，书写必须规范并妥善保管。及时、准确、完整、简要和清晰是书写的基本原则。

（一）记录的方式与内容

1. 入院护理评估单（又称护理病历或护理病史）　入院评估一般在 8 小时内完成，记录方式以表格形式填写或文字叙述方式填写，由当班护士完成，入院 24 小时内由上级护士审阅。记录内容包括一般资料、简要病史、精神症状、基本情况、心理社会情况、日常生活与自理程度、护理体检、疾病诊断、护理诊断、护理要点和入院宣教等。

2. 入院后护理记录　临床称之为交班报告，按照整体护理的要求，记录患者的住院时间、入院诊断、入室方式、生命体征、主诉、主要病情、精神症状及躯体情况，以便护理人员全面掌握患者的病情变化。由当班护理人员完成，向下一班交班。部分医院该记录单已经简化，只需记录患者姓名及诊断、入院时间等简单项目，作交班提示用。

3. 住院护理评估单　临床上以表格形式居多。其记录格式按护理程序书写，护理人员根据病情，对患者进行每班、每日、每周的阶段性护理评估，列出护理诊断，完善护理措施，按计划实施，定期评价效果。

4. 护理记录单 护理记录单把护理诊断、护理措施、效果评价融为一体，便于记录。分为一般护理记录单和危重护理记录单，以文字叙述或表格形式填写。

5. 护理观察量表 是以量表方式作为观察病情、评定病情的一种记录方法。目前临床常用"护士用住院患者观察量表（NOSIE）""精神护理观察量表（NORS）"。

6. 出院护理评估单 采用表格填写与叙述法相结合的记录方法，包含以下内容。

（1）健康教育评估 指患者通过接受入院、住院、出院的健康教育后，对良好生活习惯、精神卫生知识、疾病知识及对自身疾病的认识如何。

（2）出院指导 对患者出院后的服药、饮食、作息、社会适应能力、定期复查等进行具体的指导。

（3）护理小结与效果评价 主要对患者在住院期间护理程序实施的效果与存在问题，作总结记录，最后经护理人员全面了解后作出评价记录。

7. 其他 如新入院病例讨论记录，阶段护理记录，请假出院记录，请假出院返院记录，转出、入院记录，死亡护理记录等。

（二）记录的要求

客观真实，及时准确，具体简明，不可随意杜撰，尽量避免使用医学术语，最好将患者原话记录下来。书写项目齐全，字迹清晰，不可涂改，书写过程中出现错别字时，应当用双线划在错别字上，保持原错别字清晰可见，将正确字写在上方并签名、签修改时间。记录完整后签全名及时间。如果记录为电子版，要打印出来签名，不可在打印出的护理记录单中涂改。

👁 **看一看**

新入院患者护理记录单举例

某医院新入院患者护理记录中描述内容如下：T 36.9C，P 90 次／分，R 20 次／分，BP 130／80mmHg。病人今日上午 10：00 由家属（单位、同事、朋友、警察）陪同第一次入我院，门诊入院印象：（精神分裂症），步入（搀扶、坐轮椅、平车入）病房，更衣合作（不合作），查体无外伤（有外伤及术后瘢痕等描述），牙齿缺如，个人卫生好（较好、较脏、差），院外主要表现（主要病情描述），家中无法护理，送入我院治疗。患者入病房后表现（描述情绪、言语行为表现）与护理合作（不合作），遵医嘱予特（一）级护理，给予抗精神病药物治疗，入院宣教已做，主动（督促下）参加康复治疗活动。对自杀、自伤、攻击、外走、噎食、跌倒情况进行评估，描述相应护理措施。

第三节　精神科康复训练护理

PPT

精神疾病具有病程迁延，容易复发的特点。患病时间越长，患者的躯体功能和神经功能越容易发生退行性病变。并且复发次数越多，恢复到原来功能的机会越少。因此精神疾病的康复工作越来越受到重视。精神疾病的康复，与躯体疾病康复相一致，即运用一切可采取的手段，尽量纠正精神障碍的病态表现，最大限度地恢复适应社会生活的精神功能。康复工作的主要对象包括各类精神病及精神障碍的残疾者，其中大部分为重性精神病患者，且主要是慢性精神病患者。其目的是提高患者的生活质量，增强其适应社会的能力，改善其职业功能水平。

一、精神疾病各治疗期的康复措施

精神康复是贯彻于精神疾病的急性期和慢性期的全过程。各类精神疾病无论是急性期还是慢性期都存在不同程度和形式的功能障碍。因此，改善功能障碍的措施应该从疾病的急性期开始，才能达到更好的康复效果。但从目前的康复服务工作来看，其主要任务还是面向大量具有功能缺陷的慢性患者，并对他们采用各种有效的康复措施，以最大限度地恢复社会功能。

（一）急性治疗期的康复措施

康复措施开始越早，预防残疾发生的机会就越大。精神疾病患者确诊后，就应当立即根据患者的具体病情对患者进行技能训练，包括鼓励患者参加集体活动，教会患者应对症状的技巧，提高和恢复人际交往能力等。

（二）巩固治疗期的康复措施

当急性期症状缓解后，患者进入了巩固治疗期，可以根据患者情况给予独立生活技能训练，如药物治疗自我管理能力的训练，以提高患者药物治疗的依从性，为出院后的康复做准备。

（三）维持治疗期的康复措施

巩固治疗期后患者进入维持治疗期，此时疾病已处于缓解状态，预防新的发作及帮助患者恢复和提高社会功能是此期的重点。具体康复措施有：生活、学习、就业行为的康复技能训练，社会交往及业余活动安排等。

在精神疾病的康复中，要防止患者家属过度的支持和帮助，防止患者产生依赖，家属切记不要对患者的一切包办代替。

二、精神疾病的康复步骤

精神康复工作的开展及完成，按照以下程序和步骤进行。

（一）精神康复的评估

评估是精神康复工作的关键。评估患者既往史，目前社会功能水平，所处的社会环境，躯体和精神状况及其对疾病和未来的态度和希望。

1. 精神疾病的诊断和目前的主要症状及其对患者行为影响的评估　患者精神症状的类型和严重程度，会对精神疾病患者的社会行为和康复干预及治疗产生极大的影响，因此评估非常重要。尤其是对患者行为的评估，有利于建立和巩固良好的行为。同时，还要注意行为与环境条件、个人情况、知识水平、年龄、性别的评估，根据患者行为出现的时间、地点、频度、不同文化背景等来判断患者行为是否正常。临床中常用的症状评定量表有简明精神病评定量表（BPRS）、阴性症状量表（SANS）、阳性症状量表（SAPS）等。

2. 社会功能的评估　这是康复过程的最基本环节，对制定患者的康复计划非常重要。常用的评定工具有以下几种。

（1）Hall 和 Baker 的康复评估量表　主要用于住院患者的评估。

（2）独立生活技能调查表　这个量表调查的范围很广泛，主要用于评定患者的社会适应能力。

（3）康复状态量表　这个量表是专门为评定精神疾病的康复效果而设计的，这个评价代表着精神患者的总体功能水平，见表 3-1。

表 3 - 1　Morning Side 康复状态量表（MRSS）

	条目	得分							
Ⅰ依赖量表	1. 住所	0	1	2	3	4	5	6	7
	2. 同住者在患者依赖表现中所起的作用	0	1	2	3	4	5	6	7
	3. 家务安排：①购物、用膳；②一般家务	0	1	2	3	4	5	6	7
	4. 如何承担经济责任	0	1	2	3	4	5	6	7
	5. 个人习惯：日常的卫生、衣着整洁、起床等	0	1	2	3	4	5	6	7
	6. 专业人员访视：①监护支持；②定期不定期；③患者主动接触	0	1	2	3	4	5	6	7
	7. 医疗安排：①由通科医生处理；②肌注药物何处获得	0	1	2	3	4	5	6	7
	8. 其他专业人员接触情况	0	1	2	3	4	5	6	7
Ⅱ活动能力缺乏量表	1. 工作：①工种；②地点；③时间；④报酬形式；⑤评本级理由	0	1	2	3	4	5	6	7
	2. 培训表现	0	1	2	3	4	5	6	7
	3. 工作主动性	0	1	2	3	4	5	6	7
	4. 每天常规：①起床就寝；②家务；③晨间活动；④午后；⑤规律如何	0	1	2	3	4	5	6	7
	5. 空闲时活动：室内/外（周末/日）	0	1	2	3	4	5	6	7
	6. 兴趣爱好（读书，看电视，听收音机）	0	1	2	3	4	5	6	7
Ⅲ社交量表	1. 住所伴侣	0	1	2	3	4	5	6	7
	2. 与同住者的友谊：①结伴外出；②经常接触或比较友好	0	1	2	3	4	5	6	7
	3. 熟悉邻居？关系如何？	0	1	2	3	4	5	6	7
	4. 目前与家庭成员的接触	0	1	2	3	4	5	6	7
	5. 其他社交活动（游戏、运动等）	0	1	2	3	4	5	6	7
	6. 工作时的社交接触	0	1	2	3	4	5	6	7
	7. 亲密的朋友	0	1	2	3	4	5	6	7
	8. 社交困难或无能：①同亲属；②工作时；③对熟人和陌生人	0	1	2	3	4	5	6	7
Ⅳ目前症状和异常行为量表	1. 主观症状（焦虑/抑郁、动力缺乏，无兴趣，注意力受损）	0	1	2	3	4	5	6	7
	2. 询问时引出的其他严重症状	0	1	2	3	4	5	6	7
	3. 服药态度	0	1	2	3	4	5	6	7
	4. 别人观察到的症状（在社交过程中出现困窘、烦恼、痛苦或困扰的行为）	0	1	2	3	4	5	6	7
	5. 其他异常行为（强迫观念、强迫行为妄想所造成的后果）	0	1	2	3	4	5	6	7
	6. 筹划日常生活时发生困难	0	1	2	3	4	5	6	7

（4）社会功能评定量表　见表 3 - 2。

表 3 - 2　社会功能评定量表（DAS/WHO）

条目		得分				
一、个人生活能力	1. 自我照料	0	2	3	4	5
	2. 活动能力降低	0	2	3	4	5
	3. 动作迟缓	0	2	3	4	5
二、家庭职能	4. 家务活动减退	0	2	3	4	5
	5. 夫妻间感情减退	0	2	3	4	5
	6. 与配偶的性生活问题	0	2	3	4	5
	7. 对子女关怀减退	0	2	3	4	5
	8. 与其他人的性关系问题	0	2	3	4	5

续表

条目		得分				
三、工作职能	9. 工作/学习能力减退	0	2	3	4	5
	10. 对工作/学习兴趣减退	0	2	3	4	5
四、社交能力	11. 社会性退缩	0	2	3	4	5
	12. 人际关系平和	0	2	3	4	5
	13. 对外界兴趣减退	0	2	3	4	5
	14. 应变能力减退	0	2	3	4	5

注：0 = 无；1 = 轻；2 = 明显；3 = 严重；4 = 非常严重；5 = 极重。评定近 1 个月的情况。

评估注意事项：不能只注重患者的缺陷和异常，忽略了他们的能力和本身条件。护理人员应避免过高或过低评估，因此，评估要在不同的观察背景下多次进行。

3. 躯体障碍和人际关系评估　许多精神疾病患者同时合并躯体疾病，其精神状态等也会受到躯体疾病的干扰，因此在康复过程中一定要注意评估精神疾病患者是否存在躯体疾病。同时，在康复评估的过程中需要对患者的家庭关系和其他社会关系进行评估。

4. 优势评估　优势评估的框架为生理、物质、心理及社会优势层面。如发现患者的优势，应以优势为核心，发挥患者的优势和能力，利用优势转移其对存在问题的过度注意，通过优势进行自我帮助和发展。

（二）制定康复计划

康复计划包括所要达到的目标及具体实施步骤。目标要根据家庭、社会对患者要求以及患者实际存在的能力来确定。康复目标一定要明确，不能含糊不清，如：长期住院的精神疾病患者，不会洗脸、刷牙，康复目标应是学会料理自己的生活如洗脸、刷牙。在制定康复计划时，要与患者就最终目标达成共识。

（三）确定康复进程

（1）制定康复干预措施　针对患者的功能损害，制定出最适宜并符合患者实际情况的干预措施。康复措施不宜过多，以不超过 5 项较为合适。康复内容主要包括：生理、心理、职业和社交康复。

（2）制定具体康复步骤　包括实现短期和长期康复目标的时间表。

（3）康复疗效评估　康复疗效的观察是一个动态连续的过程。通过临床观察、量表复评和阶段性的小结，确认康复目标、计划是否合理；是否需再次修订或进行完善等，从而保证整个康复过程的客观、真实、有效。

（4）确定新的康复目标，制定新的康复进程。

三、精神康复的基本内容

（一）始动性缺乏的行为训练

"始动性缺乏"是指患者能够完成却从不主动去做的行为，要在护理人员的督促或命令下被动完成。由于患者受疾病影响，尤其是长期住院、慢性病程的患者，逐渐出现生活懒散、孤僻退缩、精神衰退等始动性缺乏表现。

1. 独立生活技能训练　针对病程较长的慢性衰退患者，护理人员设置实际的生活技能训练内容，制定患者一天的活动安排，并督促、指导患者完成各种活动。

2. 文体娱乐活动训练　重点在于培养患者社会活动能力，增强社会适应能力，改善社交能力，如唱歌、跳舞、看书、读报等。

（二）药物治疗的自我管理

精神疾病患者因精神症状等因素的影响，其服药依从性很低。

1. 药物治疗的自我管理程式　美国加州大学洛杉矶分校著名精神康复专家 Liberman 等编制了药物治疗的自我管理程式，共分以下六个部分：①人际交往训练；②药物治疗自我管理程式；③学习有关抗精神病药物的知识；④学会正确管理药物的方法并能够评估自己所服药物的作用；⑤识别并处置药物副作用；⑥与医务人员商讨药物作用有关的问题。

2. 药物治疗的自我管理训练方法　包括七个方面：①介绍将进行训练的主题，鼓励患者积极参加；②用视频示范应掌握和使用的各种技能，用提问和回答的方法复习所学技能；③角色扮演；④讨论要使用这些技能时所需要准备的条件；⑤解决使用这些技能时出现的问题；⑥运用所学的技能，与医务工作者在实际的环境中进行练习；⑦家庭作业，完成课后作业。

（三）社会技能康复训练

社会交往技能训练的目的是帮助患者提高社会交往能力。可采用《社会功能评定量表》来进行评估。

1. 社会角色技能训练　适用于慢性精神障碍患者，可以用情景设置或心理剧的方式来进行训练。具体方法：设置一个与社会交往方面需要解决的问题相关的场景，护理人员帮助其在扮演过程中尽量处理好各种现实问题，患者通过扮演其中的角色，使自己能胜任其正确的社会角色。

2. 人际交往训练

（1）社交训练　先从简单的人际交往开始训练，循序渐进。如教会患者怎样主动与朋友、同事打招呼，怎样称呼、关爱对方并有效交谈。

（2）交谈技巧　交谈时的目光对视、姿势、表情、语调变化，语声快慢及精力是否充沛等。

（3）适当利用公共设施　教会患者如何与亲戚朋友看电影、逛公园等。

（四）学习行为技能训练

1. 目的　帮助住院患者学会处理、应对各种实际问题的技能。

2. 方法　首先训练患者要有时间观念，如按时起床、上课、工作、读报等。其次训练其要坐得住、听得进，多实践，积极参与讨论，建立自信心。对慢性患者的学习可采用两种方式：一是住院期间较为普遍进行的各种类型的教育性活动，比如科普知识教育等。对于教学形式、内容、时间要适当，一般不超过 1 小时。另一种是定期开办学习班，可教授一些简单的文化知识、算术和绘画等，每次时间 1~2 小时。

（五）职业技能康复训练

1. 工作技能评估　即评估患者病前工作能力，这是职业康复效果评定的重要标志及设计康复计划的重要依据。

2. 工作技能训练　根据患者原有职业的特点、兴趣爱好及目前状态，选择相应的职业技能培训。培训的形式在国外有寄宿公寓、日间住院或夜间住院等，我国一般在精神病防治站或残疾人职业培训中心进行。

（1）简单作业训练　是患者进行就业行为训练的初级阶段，国内大多数精神病院采取简单的劳动作业安排，工序简单，技术要求低，适合大多数患者。根据病情特点对各类患者进行分组训练，给予不同的数量与质量要求，以期取得较好的效果。

（2）工艺制作训练　又称为"工艺疗法"，训练患者进行手工的艺术性操作。参加对象则以精神残疾程度较轻又有志于学习技艺者为主。工艺制作训练大致有串珠、陶艺、服装剪裁等。

（3）就业前训练 这是回归社会就业前的准备活动，在此期间内仍有护理人员的照料，工作时间较短，但其劳动性质及数量与一般工厂近似，以利于患者恢复工作。依据患者病前的工作能力，帮助其在职业训练中调整心态，适应这种有规律的生活，对患者的不适应行为和工作中所遇到的压力给予及时处理，缓解职业技能训练过程中的种种矛盾。

3. 工作后的心态调整 指患者参加工作后，一旦生活规律有改变，必须学会应对工作中的压力，培训患者应对压力的能力，这是做好职业技能康复的重要步骤。

第四节 精神科患者的组织与管理

PPT

一、开放式管理

（一）开放式管理的目的及适应类型

开放式管理主要是为了锻炼和培养稳定期患者的社会适应能力，提高患者生活的自信心，调动患者的积极性和主动性，促进患者早日康复，早日回归社会。开放式管理适用于神经症，病情稳定、康复期待出院及安心住院、配合治疗并自觉遵守规章制度的患者。

（二）开放式管理的类型

1. 半开放式管理 是指住院患者在病情允许的情况下，由医生开具医嘱，在每日常规治疗完成后可以在家属陪同下外出活动，周末可陪伴回家，周一返院。通过社交活动，使患者与社会不脱节，有利于患者增强生活的自信心，早日回归社会。

2. 全开放式管理 病房环境是完全开放的，在家属陪同下患者随时可以外出，但要在规定时间内返回病房进行治疗活动。患者有自我管理的权力，患者多数自愿接受治疗，希望有更多的知情权，生活上和物品管理上也是以自我管理为主。全开放式管理促进了患者与社会的接触和情感交流，有利于精神康复及家庭社会功能的提高。

（三）开放式管理的实施方法

1. 患者的收治及病情评估

（1）开放式病房患者的选择是做好安全管理工作的前提 收治的患者经精神科门诊医生初步诊断后登记住院，病房医生与患者及其家属签署"入院告知书"和各种知情协议书，并对其进行评估后收入病房。

（2）病情评估 患者是否在精神症状支配下存在极严重的冲动外逃、伤人毁物、自杀自伤的危险。若存在上述危险则不适合收住开放式病房。同时，入院时签订的各种知情协议书，让患者及家属了解住院期间应承担的责任和义务，提高患者依从性，从而减少医疗纠纷的发生。

2. 强化制度管理 建立完善的开放式病房各项管理制度，包括患者住院的知情同意书、陪护管理制度、外出请假制度、药品及个人物品的管理制度、患者住院期间的权利与义务等。

3. 加强患者行为管理，做好健康宣教 定时举办针对患者的健康教育讲座，指导患者正确处理不良生活事件的技巧；对患者存在的不遵医嘱行为如不按时返院、不规则服药等行为给予说服教育，以保证治疗的正常进行及患者的安全。

二、封闭式管理

（一）封闭式管理的目的及适应类型

封闭式管理模式便于组织管理、观察和照顾精神疾病患者，可以有效防止意外事件的发生。适用于精神疾病急性期、严重的冲动、伤人、毁物、自杀自伤及病情波动无自知力的患者。

（二）封闭式管理的实施办法

1. 制定相关制度 包括患者作息制度、住院休养制度、探视制度等。

2. 注重心理护理，倡导人文关怀 护理人员要重视心理护理，帮助患者正确认识疾病，对有特长的患者，鼓励发挥其特长，让患者认识到自身存在的价值，从中感受到快乐。

3. 严密观察病情，增强责任心 封闭式病房的患者大多病情较重，存在自知力的缺乏，因此护理人员在工作中要有高度的责任心，严密观察病情，防范自伤、自杀、冲动、伤人等意外事件的发生。

4. 安排丰富的工娱活动 可根据患者的病情，结合患者的喜好，在病室或院内安排各种活动，如学习、劳动、娱乐、体育等。

三、精神科的分级管理

根据患者病情的轻重缓急和其对自身、他人、病室安全的影响程度，按照护理程序的工作方法，制定不同的护理措施称为分级护理。级别分为特殊和一、二、三级护理。

（一）特殊护理的标准与内容

1. 标准

（1）伴有严重躯体疾病，病情危重，随时有生命危险，需要进行抢救。

（2）有严重的冲动、伤人、自杀及逃跑行为。

（3）中度木僵；严重的痴呆、抑郁、躁狂状态。

（4）有意识障碍或伴有严重躯体并发症。

2. 内容

（1）设专人护理，评估病情，制定护理计划，24小时严密观察生命体征的变化，准确记录出入量，做好护理记录，并观察是否有自伤、自杀倾向。

（2）正确执行医嘱，按时完成治疗和用药。对重点"三防"（即防坠床、防自杀、防逃跑）的患者，必要时进行保护性约束。严格执行约束制度，保证患者的监护过程安全、清洁，保持患者卧位舒适及功能位。

（3）给予患者生活上的照顾，每日晨晚间护理一次，保证患者口腔、头发、手足、皮肤、会阴及床单位的清洁。

（4）协助卧床患者床上移动、翻身及有效咳嗽，每2小时1次，执行预防压疮流程，保证患者皮肤无压疮。

（5）加强留置导管的护理，无导管污染及脱落。

（6）履行相关告知制度并针对疾病进行健康教育。

（7）详细记录，做好口头交班、书面交班、床边交班。

（二）一级护理的标准与内容

1. 标准 精神症状急性期；严重药物副反应；生活部分可以自理，但病情随时可能有变化；特殊治疗需观察病情变化。

（1）一级A 有自杀自伤、伤人毁物、冲动者；外走倾向；兴奋躁动、行为紊乱者；木僵、拒食者；严重药物副反应的患者；严重躯体合并症的患者。

（2）一级B 严防摔伤、约束的患者；病情波动较大的患者。

（3）一级C 除上述情况以外的一级护理患者。

2. 内容

（1）安全护理措施到位，定时巡视，密切观察病情。每30分钟巡视一次，观察治疗过程中的各种副反应；有无自伤、自杀倾向，严防患者冲动、自杀、逃跑等行为；患者睡眠时一律不准蒙头，出入厕所要有人陪伴；当班护理人员要做好安全检查，严防危险品带入，每周安全大检查一次。

（2）给予或协助患者完成生活护理，每日晨晚间护理一次，保证口腔、头发、手足、皮肤、会阴及床单位的清洁。患者卧位舒适，指导患者进行功能锻炼。

（3）必要时协助卧床患者床上移动、翻身及有效咳嗽，每2小时1次，执行预防压疮流程，保证患者皮肤无压疮。

（4）指导患者饮食，保证入量。

（5）对于约束患者，严格执行约束制度。

（6）履行相关告知制度并针对疾病进行健康教育，做好心理援助和康复指导。

（7）非工作人员不得在病室内闲谈，以免分散工作人员的注意力，保持病室安静。

（8）做好病情记录与交班，随时做好抢救准备。

（三）二级护理的标准与内容

1. 标准 精神症状不危及自己和他人，缓解期患者；伴有一般躯体疾病；生活能自理；轻度痴呆患者；一级护理患者经治疗后病情好转但仍需要观察者，没有"三防"的患者。

2. 内容

（1）安全护理措施到位，在患者出入病房时要做好安全检查，如衣兜、袖口、鞋袜等，严禁刀、剪、玻璃碎片、绳子等危险品带入。

（2）遵医嘱按时完成治疗和用药并指导患者正确用药，密切观察病情及治疗后的反应。

（3）保持床单元清洁干燥，确保患者仪容整洁。

（4）遵医嘱指导患者饮食。

（5）履行相关告知制度并针对疾病协助功能训练及进行健康教育。

（四）三级护理的标准与内容

1. 标准 精神疾病恢复期、病情稳定者；躯体症状缓解，康复待出院者；生活能自理，神经症患者。

2. 内容

（1）安置在一般病室内，安全护理措施到位，定时巡视，掌握患者的病情及心理活动。

（2）遵医嘱按时完成治疗和用药并指导患者正确用药，开展心理治疗，巩固疗效。

（3）遵医嘱指导患者饮食，协助患者的生活护理，保持床单位整洁。

（4）充分调动患者的积极性，鼓励患者参加病区管理，逐步培养和锻炼其回归社会的适应能力。

四、精神科病房相关制度及护理常规

（一）病房安全制度

（1）严格执行交接班制度，认真清点人数，对有自杀、自伤、逃跑倾向及危重患者应重点交接，认真护理。

（2）患者出入病区时，要有护理人员陪伴，防止患者将危险、贵重物品等带入病房；患者吸烟要有固定的地点及时间，火柴、打火机由护理人员保管；病区的钥匙、刀剪、体温计、保护带应有固定数目和存放地点；药品柜内，内服药和外用药要有不同标签注明，并分开放置，专人负责；定期检查病区危险物品和安全设施情况，发现损坏，及时上报修理；病区的治疗室、餐厅、配餐室、护理人员办公室、抢救室，无人时随时锁门。

（3）加强巡回护理，患者去厕所时间过长要及时查看，夜间勿让患者蒙头睡觉，以免发生意外。患者洗澡时，浴室内要有护理人员照顾，防止患者烫伤、跌伤或摔伤。

（4）护理人员应向探视家属详细介绍病区的安全规定；各类抢救器械专人保管，按要求放置，定期检查；发生意外事件要及时上报，并采取相应的救助措施。

（二）精神科护理常规

（1）保持病区整洁、空气流通和舒适安静，创造良好的治疗和休息环境，根据患者病情进行分级管理。

（2）操作前做好告知、解释工作，做好心理护理，消除患者顾虑。

（3）根据病情分级护理，认真观察病情和治疗反应，发现异常及时报告医师，并做好详细记录和交接班。

（4）加强巡视，对意识不清、精神运动性兴奋或抑郁状态等重点患者严加护理，以防自杀、伤人、逃跑、毁物等意外事故的发生。户外活动需要护理人员陪伴，以防止意外发生。

（5）注意患者饮食及排便，对生活不能自理者应按时协助喂水、喂饭，对拒食和拒服药者应设法劝导，并报告医师。

（6）做好晚间护理，督促患者洗脚、女患者洗会阴，生活不能自理者护理人员应协助定期梳洗、更衣，保证患者做到六洁（脸、头发、手足、皮肤、会阴、床单位清洁），四无（无褥疮、坠床、烫伤、交叉感染）。

第五节　精神科专科监护技能

PPT

精神疾病患者受精神症状的影响，常常出现各种危险行为，如自伤、自杀、暴力、出走、木僵等。因此精神科护理人员需要掌握专科监护技能，对患者的危险行为及时预测、及时处理。

一、暴力行为的防范与护理

（一）概述

暴力（violence）行为是指精神疾病患者在精神症状的影响下突然发生的直接伤害自己或他人的严重破坏性攻击性行为，常见有自杀、自伤、伤人、毁物等冲动行为，具有极强的爆发性和破坏性，会对攻击对象造成不同程度的伤害，甚至危及生命。

（二）防范与护理

1. 防范　合理安置患者，尽量安排在安静、宽敞、明亮、整洁、舒适的环境中，与兴奋冲动患者分开。加强与患者沟通，避免刺激，取得合作。鼓励患者以适当方式表达和宣泄情绪，如捶枕头、撕纸、做运动等，无法自控时，求助医护人员帮助。注意观察病情，发现暴力行为征兆，及时处理，如患者睡眠障碍或在月经期均可以是暴力行为发生的先兆。

2. 护理　护理人员应大胆、镇静、机智、果断地对待患者。当患者出现暴力行为时，保持与患者安全距离1米左右，巧夺危险物品，有效阻止患者的冲动行为。必要时适当运用保护性约束。当患者暴力行为被控制后，要重建患者的心理行为方式，评估暴力行为与激发情境的关系，以及行为发生的时间、地点、原因及表现等。寻找暴力行为与激发情境之间联系的突破点，使两者最终脱钩。建立新的行为反应方式，包括各种行为治疗及生活技能训练。根据病情调整药物剂量及治疗方案，根据患者的个体文化背景及特长爱好，制定患者日间活动程序，安排参加工娱治疗项目，建立良好的人际交流、应对及处理技巧。

二、自杀行为的防范与护理 _e 微课

（一）概述

自杀行为是指有意识地自行采取结束自己生命的行为。自杀行为按照程度不同，可分为自杀意念、自杀威胁、自杀姿态、自杀未遂、自杀死亡。自杀是精神疾病患者死亡的最常见原因。

（二）防范与护理

1. 防范 护理人员对病区内有自杀倾向的患者做到心中有数，密切观察其动态变化。做好心理护理，与患者建立治疗性信任关系，使患者放弃自杀打算，提高患者自信心和自尊感。尽量安排患者与家属及朋友多接触，指导家属一起共同参与对患者的治疗和护理，及时解决患者的心理压力。根据患者的病情和具体情况，可与患者讨论自杀的问题，并讨论如何面对挫折和表达愤怒的方式，这种坦率的交谈可大大降低患者自杀的危险性。做好安全防范，将患者安置在护理人员视线范围内，密切观察患者自杀的先兆症状，严格执行护理巡视制度。要加强对病房设施安全检查，严格做好药品及危险物品的保管工作，杜绝不安全因素。发药时应仔细检查口腔，严防患者藏药或蓄积后一次吞服而发生意外。密切关注患者睡眠情况，对于伴有入睡困难和早醒症状的患者，护理人员要掌握其原因并上报医生给予处理。

2. 护理 一旦发生自伤、自杀，应立即隔离患者进行抢救。对自伤自杀后的患者应做好心理疏导，了解患者心理变化，制定进一步的防范措施。密切观察患者的生命体征及意识，记录24小时出入量。

三、出走行为的防范与护理

（一）概述

出走行为是指没有准备或告诉医生及亲属而突然离开医院或离家外出的行为。对精神疾病患者而言，出走行为是患者在家中或在住院期间，未经医生批准，擅自离开医院的行为。由于精神疾病患者自我防护能力较差，出走可能会给患者或他人造成严重后果。

（二）防范与护理

1. 防范 与患者建立治疗性的信任关系：主动接触患者，了解其出走的原因和想法，做好疏导工作。鼓励其多参加集体活动，以转移其出走意念，对于出走意图强烈的患者，不宜病区外活动，必要时进行保护性约束。做好夜间巡视工作，巡视时间不定时，避免患者掌握规律发生外逃。患者外出治疗及检查时，由专人陪护，严格交接班，严格实施安全措施，禁止单独外出。鼓励患者家属探视，减少患者孤独感。

2. 护理 护理人员一旦发现患者出走，应立即通知工作人员协助关闭大门，防止其走出院外并迅速组织人员展开寻找，同时通知护士长及床位医生。如确定患者已经离开医院，应立即向上级部门报告，通知患者家属，立即寻找，查找患者走失的原因和患者可能去的地方。患者返院后要劝慰患者，不要埋怨、训斥和责备患者，加强护理，做好详细记录并严格交接班，防止再次出走。分析病房及医院有无安全隐患并及时处理。

四、噎食及吞食异物的防范与护理

（一）噎食

1. 概述 噎食又称急性食道堵塞，是指食物堵塞咽喉部或卡在食道的第一狭窄处，甚至误入气管，引起呼吸窒息。精神疾病患者发生噎食窒息者较多，其原因主要是服用精神病药物发生锥体外系副反应时，导致吞咽肌肉运动不协调。

2. 防范与护理

（1）防范 采用集体用餐方式，禁止将食物带回病房，护理人员严密观察患者进食情况，防止噎食，力争做到早发现、早抢救。对暴食和抢食患者由专人护理，单独进食，控制进食速度。对明显的锥体外系反应者可酌情给予拮抗剂，并为其选用流食、半流食，必要时安排专人喂饭或给予鼻饲。

（2）护理 噎食发生时，就地抢救分秒必争，立即停止进食，清除口咽部食物，保持呼吸道通畅。迅速用手指掏出口咽部食团。若患者牙关紧闭可用筷子或开口器等撬开口腔掏取食物，解开患者领口，尽快使其呼吸道通畅，用海氏急救法（包括立体腹部冲击法和仰卧位腹部冲击法）抢救。其他护理人员应立即通知医生，同时维护好其他患者的进餐秩序。

立位腹部冲击法（意识清楚患者）：①护理人员站在患者身后，用双臂环绕患者腰部，令患者弯腰，头部前倾。②一只手握空心拳，拳眼顶住患者腹部正中线脐上方。③另一只手紧握此拳，快速向内、向上冲击5次。挤压动作要迅速，压后随即放松。④患者应配合救护，低头张口，便于异物排出。

仰卧位腹部冲击法（意识不清患者）：①将患者置于仰卧位，救护者骑跨在患者腹部两侧。②一只手的掌根置于患者腹部正中线、脐上方，不要触及剑突。另一只手直接放在第一只手的手背上，两手掌根重叠。③两手合力快速向内、向上有节奏地冲击患者的腹部，连续5次，重复若干次。④检查口腔，如异物被冲出，迅速用手将异物取出。⑤检查呼吸、心跳，如果没有，立即实施心肺复苏。

（二）吞食异物

1. 概述 吞食异物是指患者吞下食物以外的其他物品。吞食的异物种类各异，小的如：戒指、玻璃片、别针。大的如：体温表、剪刀、筷子等。除金属外，还可以是布片、塑料或棉絮等。吞食异物可导致非常严重的后果，需严加防范，及时发现和处理。

2. 防范与护理

（1）防范 病区环境应清洁、简化，及时清理杂物。危险品应严加保管并做好安全检查，使用针线、指甲钳等物品时，应该在护理人员的视线范围内。有食异物史者要严密观察，发现异常及时处理并通知医生，必要时采取保护性约束。

（2）护理 一旦发现患者吞食异物不要惊慌，及时报告医生，根据异物的种类进行处理。吞食液体异物者，立即温水洗胃，防止异物被吸收。较小的异物多可自行从肠道排出。若异物较小，但有锐利的刀口或尖峰，应观察口腔或咽部是否有外伤，并嘱进食含较多纤维的食物，同时进行严密观察，尤其注意患者腹部情况和生命体征。当发现患者出现急腹症或内出血时，应立即手术取出异物。吞食长形异物：如牙刷、体温表等，应到外科诊治，通过内镜取出；如长形固体异物超过12cm，则不宜纳食韭菜等长粗纤维食物，因为过长异物不易通过十二指肠或回盲部，经韭菜包裹后更难通过这几个部位，易造成肠梗阻。若患者咬碎了体温表并吞食了水银，应让患者立即吞食蛋清或牛奶，使蛋白质与汞结合，以延缓汞的吸收。在不能确认是否吞食异物时，应及时行X线检查确定异物部位及种类并反复追踪复查。

五、木僵患者的护理

（一）概述

木僵状态是指患者的动作、行为和言语活动的完全抑制和减少，经常保持一种固定的姿势，是意识清晰时出现的精神运动性抑制综合征。轻者言语和动作明显减少或缓慢、迟钝，又称为亚木僵状态。严重时全身肌肉紧张，随意运动完全抑制。但木僵不同于昏迷，患者一般无意识障碍，各种反射存在，木僵解除后患者可回忆或叙述木僵经过。

（二）防范与护理

病室安静舒适、光线柔和，便于观察和照顾。室内不应放置有危险性的物品，防止患者突然兴奋或起床时发生意外事故。防止患者冲动伤人或被其他患者伤害，并详细记录。做好基础护理，定时翻身，预防压疮，定时给便盆，训练患者规律排便。及时清除口腔分泌物，保持口腔清洁，保证足够的蛋白质、能量和维生素，维持水、电解质平衡。避免在患者面前谈论病情，护理过程中尊重和理解患者并及时耐心地做好心理疏导。

？ 想一想

精神科专科监护技能主要包括哪些行为的防范和护理？

答案解析

练一练

下列针对木僵患者的护理措施，错误的是（　　）

A. 将患者安置于隔离室和护士易于观察的床位

B. 夜间为亚木僵患者准备方便食物

C. 在患者面前谈论病情

D. 每日给予清洗擦浴，勤翻身并按摩骨隆突部位

E. 防范患者突然转为兴奋冲动而伤人

答案解析

六、精神科安全护理

精神科安全护理是精神疾病护理中最重要的环节，患者在精神症状的影响下常出现冲动、自伤、自杀的行为。危机意外贯穿于整个疾病过程，因此，护理人员要有高度的安全意识，防止意外发生。

（一）掌握病情，有针对性防范

护理人员要熟悉病史、病情及诊断，了解患者的精神状态、护理要点、注意事项。加强病房内重点患者的病情观察，对有自杀自伤、冲动行为的患者重点监护，限制患者活动范围，患者外出活动需有专人陪同。

（二）与患者建立信赖关系

护理人员要尊重、理解患者，加强与患者的沟通，及时满足其合理需求，使患者感受温暖，对护理人员产生信赖。在此良好的护患关系基础上患者会主动倾诉内心活动，护理人员会及时发现危险

征兆。

（三）严格执行各项护理常规

护理人员要严格执行各项护理常规，如给药制度、交接班制度，发药时要精力集中，仔细核查，保证患者把药服下后方可离开，防止患者吐药或藏药，必要时检查口腔，严防患者积存药物一次吞服而中毒。对约束的患者，要做好各项检查，认真交接班。

（四）加强安全管理，做好安全检查及巡视

严格执行安全检查制度，具体做到：入院患者立即查、住院患者天天查、外出患者返回查、探视患者详细查。病室设置要安全，及时修复损坏门窗和门锁，病房内危险物品要严格管理，对于刀剪、皮带、玻璃、钱币、手机等危险品及贵重品应交给家属或代为保管，做好记录，责任到人。加强安全检查，严防危险物品带入病房，患者外出需经医生或护理人员同意。凡有患者活动的场所，都应安排护理人员看护，10~15分钟巡视一次，重点患者不离视线，以便及时发现病情变化，防患于未然。在夜间、凌晨、午睡、开饭前、交接班等时段，病房工作人员较少的情况下，护理人员要特别加强巡视。厕所、走廊尽头、暗角、僻静处都应仔细察看，临床实践提示，该时、该地极易发生意外。

👁 **看一看** ─────────────

保护性约束

精神科病房中急性患者的不合作行为，冲动暴力、逃跑、自伤、破坏规则及拒药会造成工作人员和病员的应激和伤害，而保护性约束作为急性医学干预手段，可减少不合作事件的发生，加强自身行为控制。保护性约束是一项规范的精神科特殊护理操作技术，医护人员针对患者病情的特殊情况，对其紧急实施的一种强制性的最大限度限制其行为活动的医疗保护措施，目的是最大限度地减少其他意外因素对患者的伤害。约束带是一种保护患者安全的装置，用于兴奋躁动、有自伤或坠床危险的患者。

约束对象：有严重消极自杀意念及行为者；极度的兴奋躁动及严重的行为紊乱者；企图出走者；治疗不合作者；木僵患者等。

约束带操作规程：必须有医嘱方可执行，紧急情况，护理人员可以先约束，医生必须在约束后3小时内补开医嘱。患者情绪稳定后，医师开出解除约束保护医嘱，护理人员及时执行并做好登记。

约束方法：临床上常采用护垫式、锁式等约束带、保护衣、约束背心等。老年患者使用的床栏也作为约束保护方法。

护理：约束前要做好解释工作，在约束过程中要爱护患者。约束和非约束患者不能放在同一室，约束的方法要正确，打结不宜过紧过松，约束时间一般以30分钟到1小时为宜。密切巡视，观察肢体血运。患者精神症状好转后应及时解除约束，做好安抚工作，消除对立情绪。护理人员及时清点收回约束带。做好约束带使用登记，包括原因、时间、约束带数、部位、操作者签名。

❤ **护爱生命**

精神科患者具有非常特殊的特点，由于大脑功能活动紊乱造成认知、意志、情感乃至行动等精神活动的异常，所以医生和护士应以人道精神对待患者的生命健康、人格与尊严以及权利，给予真诚的关怀和照料，有研究显示，临床上对精神疾病患者实施人文关怀护理，可显著减少不安全事件的发生，提高患者满意度。在医护人员的培训中不断强化无私奉献的精神，有利于提高医护人员的整体素质。

目标检测

一、选择题

A1 型题

1. 下列哪项不是精神科护理工作的特点 ( )

    A. 心理护理占有非常重要的位置

    B. 精神科护理融合多学科的知识与技能

    C. 确保患者安全非常重要

    D. 精神科护理人员具有组织管理的责任

    E. 以上都不对

2. 下列关于做好精神科安全工作的描述不当的是 ( )

    A. 掌握每个患者的病情，做到心中有数

    B. 加强巡视病房

    C. 确保病房设施安全，门窗应随手关锁

    D. 对于玻璃器皿、锐利物品等一定要严加管理

    E. 对于刚入院、会客、假出院返回等患者，不必进行严格控制

3. 下列哪项症状不是抑郁状态患者的临床表现 ( )

    A. 情绪低落   B. 木僵状态   C. 思维迟疑

    D. 动作迟缓   E. 精神涣散

4. 抑郁状态患者最易出现的并发症是 ( )

    A. 杀人   B. 毁物   C. 自杀

    D. 伤人   E. 以上均无

5. 精神科患者入院护理记录单一般要求在 ( ) 小时内完成。

    A. 2~3   B. 4~6   C. 12~24

    D. 24~48   E. 48~72

6. 下列哪项不是入院护理记录单记录的内容 ( )

    A. 简要病史   B. 治疗诊断   C. 护理问题

    D. 心理社会情况   E. 自理能力

B 型题

(7~10 题共用备选答案)

A. 特级护理   B. 一级护理   C. 二级护理

D. 三级护理   E. 以上都不是

7. 病情趋于稳定患者需要实施的护理级别是 ( )

8. 严重木僵状态患者需要实施的护理级别是 ( )

9. 中度痴呆状态患者需要实施的护理级别是 ( )

10. 自知力有不同程度恢复的患者需要实施的护理级别是 ( )

（11～13 题共用备选答案）

A. 从背后或侧面阻止患者的冲动行为

B. 给予阻止或劝阻，或将其分开，暂时避免接触

C. 劝其放下，或转移其注意力，趁其不备时拿去

D. 做好解释工作，并组织人力协助护理

E. 以上做法都不对

11. 对于兴奋状态的患者出现伤人、自杀、毁物等行为时，应（   ）

12. 对于手持凶器者，应（   ）

13. 对于出现殴打、追跑等行为的患者，应（   ）

二、综合问答题

1. 简述一级护理的内容。

2. 简述噎食的护理措施。

（朱　琳）

书网融合……

📑 重点回顾　　　ⓔ 微课　　　📋 习题

第四章　器质性精神障碍患者的护理

学习目标

知识目标：

1. 掌握　脑器质性精神障碍的护理。

2. 熟悉　躯体疾病所致精神障碍的护理；谵妄综合征和痴呆综合征患者的临床特点及护理要点。

3. 了解　器质性精神障碍的概念、病因及发病机制；器质性精神障碍的分类及治疗。

技能目标：

熟练掌握脑器质性精神障碍和躯体疾病所致精神障碍的护理技术。

素质目标：

学会观察和记录患者病情变化并分析原因，在护理实践中尊重、理解、关爱患者。

导学情景

情景描述： 王奶奶今年78岁，是一位退休教师，老伴早年去世。刚退休时，她身体健康，经常参加社区活动，讲究家居整洁。近几年，王奶奶的家人发现老人性格和行为有些异常：经常手上拿着钥匙却四处找钥匙、把电视机遥控器放冰箱、下楼忘了关煤气，慢慢发展到不会写字，不会看时间，不注重仪表形象，脾气古怪，完全像变了个人。5个月前开始出现远记忆力减退，不能回忆自己的重大经历，不认识子女，找不到家门。家人意识到问题的严重性，连忙带老人到医院就诊。

情景分析： 根据病史和患病特点，初步诊断为阿尔茨海默病。阿尔茨海默病是老年性痴呆症的一个类型。阿尔茨海默病起初症状并不明显，以健忘、情绪和人格改变开始，随着年龄的增大症状明显加重，最终生活无法自理。

讨论： 请问患者有哪些主要的护理问题，应采取哪些有针对性的护理措施？

学前导语： 家人容易将老年人的怪异、反常行为误认为老年人年纪大、老糊涂等，往往没有引起足够的重视，错过了最佳的诊断和治疗期，应为患者家属介绍阿尔茨海默病的护理知识，倡导家庭为本的护理照顾模式，尽量维持患者的基本自理能力。

器质性精神障碍（organic mental disorder）是指由于脑部疾病或躯体疾病所致的精神障碍。前者称为脑器质性精神障碍，包括脑变性疾病、脑血管病、颅内感染、脑外伤以及颅内肿瘤、癫痫等所致的精神障碍；后者称为躯体疾病所致精神障碍，由脑以外的躯体疾病所引起，如躯体感染性疾病、内分泌疾病、内脏器官疾病等。

精神疾病通常被分为"器质性"精神障碍和"功能性"精神障碍两大类，但二者的区分是相对的、有条件的、暂时性的，随着科技发展，人们发现许多功能性精神障碍，如精神分裂症和心境障碍等，存在一些确定的神经系统病理改变。随着人口老龄化快速发展和先进医疗检查方法的不断进步，器质性精神障碍逐渐增多。

PPT

第一节　器质性精神障碍的常见综合征

器质性精神障碍在临床上主要表现为谵妄、痴呆，此外还有遗忘综合征、器质性幻觉症、器质性妄想障碍等，下面着重介绍谵妄、痴呆这两种最为常见的临床综合征。

一、谵妄

谵妄（delirium）是指以意识障碍、显著的兴奋躁动、感知觉障碍为主要表现的一组器质性精神障碍综合征，又称为急性脑病综合征，具有一过性、急性、广泛性的临床特点。病变可逆，预后较好。主要特征为：起病急骤，病程短暂，病情发展迅速，意识模糊，常有定向障碍。

【病因与发病机制】

引起谵妄的主要病因是颅内病变（如感染、外伤、出血、肿瘤、脑血管疾病）、内分泌失调、水和电解质紊乱、药物滥用或其他物质中毒等。其发病机制迄今尚不十分清楚，有人曾提出胆碱能假说，认为血浆乙酰胆碱等神经递质合成减少与谵妄的发生密切相关。

【临床表现】

1. 意识障碍　主要以意识清晰度下降为主，是谵妄的核心症状。具有昼轻夜重的特点，又称"日落效应"，即患者白天可以对答如流，晚上却出现意识混浊。表现为神志恍惚、注意力涣散、心不在焉、话不切题。

2. 知觉障碍　是谵妄最常见的症状，常有错觉、幻觉、定向障碍。错觉以错视最为常见，其次是错听，内容多呈恐怖性。幻觉以幻视多见，如止血带被看成蛇、药片被看成小虫等，临床上对表现为幻视的患者要考虑器质型精神障碍的可能。定向障碍则表现为时间 – 地点 – 人物 – 自我的依次定向障碍。

3. 思维障碍　主要表现为思维不连贯，言语凌乱，如"上课、虫子、好的、太阳……"，临床上要与思维破裂相鉴别，思维不连贯是在意识障碍的基础上出现的。推理与解决问题的能力受损，可出现历时短暂、呈片段性的被害妄想。

4. 情绪障碍　情绪异常非常突出，表现为极度恐惧、害怕、焦虑、抑郁，甚至欣快。

5. 记忆障碍　以即刻记忆和近记忆力障碍最为显著，尤其是对新近发生的事情难以回忆或再认。对病中经历多不能回忆，部分患者在恢复期还可出现错构和虚构。

6. 睡眠 – 觉醒周期紊乱　患者睡眠颠倒（白天睡眠而晚上活跃）、睡眠质量差及睡眠时间减少。

二、痴呆

痴呆（dementia syndrome）是指较为严重的、持续性的认知障碍。临床上以缓慢出现的智能减退为主要特征，包括记忆、思维、理解、计算等能力减退，伴有不同程度的人格改变，但是没有意识障碍，呈进行性衰退性变化，多数为不可逆。因为起病缓慢，病程较长，故又称慢性脑综合征（chronic brain syndrome）。

据调查发现，65 岁的老年人痴呆的发病率是 3% ~5%，随着年龄的增大发病率亦升高，80 岁的老年人发病率增高到 20%。

【病因与发病机制】

痴呆可由多种原因造成。最常见的病因是脑组织变性引起的疾病，在老年期尤以阿尔茨海默病最常见，占所有老年痴呆症的 60% ~ 70% 。其他如颅内占位性病变、脑外伤、脑炎、脑血管性疾患等，也常为发病原因。

【临床表现】

痴呆的发生多缓慢隐匿。其主要表现为：记忆减退是其早发的症状。早期出现近记忆障碍，学习新事物的能力明显减退，严重者甚至找不到回家的路。随着病情的进一步加重，远记忆也受损，严重的患者常以虚构的形式来弥补记忆方面的缺损。思维缓慢、贫乏，对一般事物的理解力和判断力越来越差，注意力逐渐受损，出现时间、地点和人物定向障碍。

1. 早期表现　最早出现的症状为近记忆力的下降。突出表现为对新近发生事物的记忆下降，学习新事物的能力明显减退。此阶段患者对自身疾病尚有自知力，患者常出现焦虑苦恼等心理反应。此期远记忆力受损不明显。

2. 中期表现　近记忆力明显下降，远记忆力开始受损；理解、判断、计算、定向力均受损，思维失去条理性、思维内容贫乏、说话离题、形容词缺少；智能与个性缺损较为严重，常出现灾难性妄想；动作缓慢、控制力和执行能力下降。

3. 晚期表现　智能和人格衰退达到严重程度。记忆力包括瞬间记忆均极差，个人生活自理能力丧失；言语理解与表达能力严重受损，最终可发展为失语；行为刻板；最后发展为大小便失禁、卧床不起，多死于感染、内脏疾病或脏器衰竭。

👁 **看一看**

谵妄的发生率在内外科住院患者中为 5% ~ 15%；在内科重症监护病房（ICU）患者中为 15% ~ 25%；在外科 ICU 患者中为 18% ~ 30%；在严重烧伤住院患者中为 20% ~ 30%；在胸腔术或冠状动脉搭桥术后患者中为 30%；在老年病房住院患者中为 16% ~ 50%，可见其发生率之高。

痴呆患者中阿尔茨海默病占 60% ~ 70%，男性多于女性。美国老龄学会（NIA）的研究指出，65 岁以上人群中年龄每增加 5 岁，痴呆患者数增加 1 倍，该研究还认为，预计到 2050 年，痴呆疾病总负担仅次于心脏病和癌症，排第 3 位。

第二节　脑器质性精神障碍的护理

PPT

脑器质性精神障碍是指一组包括各种原因如脑部感染、肿瘤、血管性疾病、中毒、外伤、脑变性病等因素直接损害脑组织所致的精神障碍。其特点是脑部肯定存在组织形态学方面的改变。各种脑器质性精神障碍的病因尽管不同，但大多数患者具有共同的临床特征。许多脑部疾病可出现精神障碍，在这里仅介绍几种常见的疾病。

一、脑变性病所致精神障碍——阿尔茨海默病 微课

阿尔茨海默病（Alzheimer's disease，AD）是一种中枢神经系统原发性退行性变性疾病，主要症状为痴呆综合征。起病缓慢而隐匿，是导致老年前期和老年期痴呆的首要原因。据国内调查数据，北京 1997 年 60 岁以上老年人的 AD 时点患病率为 5%，阿尔茨海默病是痴呆中最常见的类型，占所有痴呆患者的 60% ~ 70%。女性患病率高于男性。

【病因与发病机制】

本病的病因与发病机制目前尚未阐明。近年研究发现下列因素与该病发病有关。

1. 家族史 绝大部分的流行病学研究都提示，AD 具有一定的家族聚集性，说明遗传因素在发病中起着一定的作用。家族史是该病的危险因素。有痴呆家族史者，其患病率是普通人群的 3 倍，此外还发现先天愚型患病危险性增加。进一步的遗传学研究证实，该病可能是常染色体显性基因所致。最近通过基因定位研究，发现脑内淀粉样蛋白的病理基因位于第 21 对染色体。可见痴呆与遗传有关是比较肯定的。

2. 中毒 在中毒中研究最多的是铝中毒，流行病学研究提示痴呆的患病率与饮水中铝的含量有关。可能由于铝或硅等神经毒素在体内的蓄积，加速了衰老过程。

3. 头部外伤 头部外伤指伴有意识障碍的头部外伤，脑外伤作为该病危险因素已有较多报道。临床和流行病学研究提示严重脑外伤可能是该病的病因之一。

4. 其他 免疫系统的进行性衰竭、机体解毒功能削弱及慢病毒感染等，以及各种社会心理因素，如丧偶、独居、经济窘迫、动荡不定、低教育水平等亦可成为发病诱因。

病理检查可见大脑皮层弥漫性萎缩，神经元大量减少，另可见特征性老年斑、神经元纤维缠结、颗粒性空泡小体等病变。生化检查则可见脑部的胆碱乙酰化酶及乙酰胆碱含量显著减少。

【临床表现】

该病起病缓慢或隐匿，患者及家人常说不清何时起病，进行性加重，无缓解。临床表现为持续进行性的记忆、智能障碍，伴有言语、视空间技能障碍、人格改变及心境障碍。根据疾病的发展和认知功能缺损的严重程度，可分为轻度、中度和重度。

1. 轻度表现 记忆障碍是首发症状之一，尤其以近期记忆的损害最为明显。如经常遗忘物品，丢三落四、言语啰嗦、重复等，并且患者对近期记忆下降不肯承认。人格改变也往往出现在此时期，最初的人格改变表现为患者缺乏主动性，活动减少，孤独，自私，对人不够热情。进而对人冷淡，对亲人漠不关心，懒散，退缩，易激惹。

2. 中度表现 随着病情进一步发展，记忆障碍日益严重，患者的远期记忆也受损，外出后找不到自己家门，叫不出家人的名字，甚至不能正确回答自己的姓名、年龄、工作经历、结婚日期等，患者会以虚构来填补记忆的空白。理解力受损，判断力差，概括、分析能力丧失，逻辑和推理能力也明显受损。如不能完成自己以前熟悉的工作，不能理解别人说的话，甚至丧失日常生活能力。在此基础上可能会出现妄想，被害妄想、被窃妄想、嫉妒妄想。也可能将当前所处的环境当作自己原来工作的地点或自己的家、无法判断时间、出现错构现象。语言功能明显下降，出现言语空洞、用词困难、赘述；之后会出现不能交谈，可有重复言语、模仿言语、刻板言语；最后患者只能发出不可理解的声音，甚至失语。

3. 重度表现 记忆力、思考及其他认知功能皆严重受损。患者的远期和近期记忆严重受损，除无法记忆外，还会出现某些神经系统症状。言语方面，时常会发出不可理解的声音，或者缄默不语，思维内容贫乏。缺乏羞耻感及道德感，不注意卫生，常常收集废物视作珍宝，乱取他人之物据为己有，争吃抢喝有如小孩，当出现本能活动亢进时会当众裸体，或性行为异常。

最后发展至严重的痴呆，常因并发褥疮、骨折、肺炎等继发性躯体疾病或脏器衰竭而死亡。

脑电图检查早期仅呈现 α 波节律缓慢，晚期为弥漫性慢波。头颅 CT 检查与 MRI 检查结果有时跟临床症状是不平行的，影像结果发现有脑萎缩，但临床症状可能不出现，反之临床症状明显的痴呆表现在影像检查上可能没有明显发现。

二、血管性痴呆

血管性痴呆（vascular dementia，VD）是指由脑血管疾病引起，以痴呆为主要表现的疾病。由于梗死灶多发，曾称为多发梗死性痴呆。本病约占所有痴呆患者的15％，是痴呆的第二大原因，多在中老年起病，男性多于女性。病程多呈阶梯式发展，常可伴有局限性神经系统体征。

【病因与发病机制】

导致本病的危害因素很多，包括高血压、高血脂、糖尿病、房颤、吸烟以及个人喜欢久坐的生活习惯。多数学者认为，VD是由于脑血管病变（出血性和缺血性）引起的脑组织血液供应障碍，导致脑功能衰退。一方面，脑血流量降低的程度与痴呆的严重程度呈正比，另一方面，脑血管病变的部位与痴呆的发生也有重要的关系。

【临床表现】

患者有卒中或短暂性脑缺血发作的病史或有脑血管障碍危险因素病史，体格检查有局灶性神经系统症状或体征。一般包括早期症状、局限性神经系统症状和痴呆症状。

1. 早期症状　其潜伏期较长，一般不容易被早期发现。以脑衰弱综合征为主，头痛、头晕、失眠或嗜睡、易疲乏、精力不集中，情绪不稳，近记忆力下降，继发焦虑。

2. 局限性神经系统症状　不同部位的脑出血或脑梗死会产生不同的症状，出现不同程度的偏瘫、失语或失认，构音障碍、吞咽困难、中枢性面肌麻痹、癫痫大发作及尿失禁等。

3. 局限性痴呆　以记忆力下降为主，主要表现为：患者虽然记忆障碍，但在长时间内能有自知力或部分自知力，且患者知道自己记忆力有下降，由此容易出现焦虑或抑郁情绪。患者在较长时间内日常生活自理能力、理解力、判断力及待人接物均能保持良好的状态。脑影像学检查可能发现脑部血管有明显的改变。

三、脑外伤伴发的精神障碍

脑外伤伴发的精神障碍是指颅脑遭受直接或间接的外伤，并在脑组织损伤的基础上出现的各种精神障碍。原发性脑损伤包括脑震荡、脑挫裂伤；继发性脑损伤包括颅内出血和脑水肿。由此引起的精神障碍可以在损伤后立即出现，也可以在损伤后较长的一段时间后才出现。据统计，颅脑外伤后的存活者中，出现各种类型及程度的精神障碍者超过1/4。

【病因与发病机制】

病因比较复杂，与颅脑损伤程度、部位和时间有直接关系。此外，与环境因素、个体素质以及损伤前后和损伤期间的心理状态等也有一定关系。闭合性颅脑外伤所致精神障碍尤为常见，开放性颅脑损伤则与远期或慢性精神障碍的关系密切。

颅脑外伤越重，发生精神障碍的机会越大，持续的时间也越长。其发生机制可能为一过性脑血液循环性障碍；脑细胞紊乱致神经传导通路阻塞；中枢神经细胞膜放电致神经组织兴奋性改变；脑神经元受损引发意识障碍；脑干网状结构受损等。

【临床表现】

1. 急性期精神障碍　多见于闭合性脑外伤，可能是由于脑组织在颅腔内的较大幅度的旋转性移动的结果。主要表现为损伤后立即出现意识障碍，如脑震荡后出现短暂的昏迷，清醒后出现逆行性遗忘；脑挫裂伤后随着损伤的程度不同，出现不同程度的昏迷，由几小时到24小时，甚至更长时间。部分患者可发生持久的近事遗忘、虚构和错构。

2. 慢性期精神障碍　①脑外伤后精神病性综合征：脑外伤可直接导致精神症状，也可对有精神病素质者起到诱因作用。另外，脑外伤及其后遗症对患者社会、心理的影响，也与精神病性症状的发生、发展有关。部分脑部外伤的患者经过一段时间后会出现精神病性症状，比如，精神分裂样症状、双向情感障碍症状或偏执症状等。②外伤性癫痫：约5%的闭合性脑外伤患者出现继发性癫痫，约半数复杂性颅骨骨折患者可出现继发性癫痫，开放性脑外伤患者中高达30%～50%。可在外伤后的数日或数年后出现，以大发作为主，小发作及精神运动性发作也不少见。③外伤后人格改变：多发生于严重颅脑外伤，特别是额叶损伤时，常与痴呆并存。一般表现为情绪不稳、易激动、自我控制能力减退，性格乖戾、粗暴、固执、自私、爱贪小便宜、偷窃和丧失进取心。④外伤性痴呆：轻度者表现为思维缓慢，理解力、判断力和分析综合能力减退，情感淡漠，行为笨拙；严重者记忆力严重减退，综合分析能力丧失，思维贫乏，表情茫然，甚至生活不能自理。⑤智能障碍：严重的脑外伤可导致智力受损，出现遗忘综合征甚至痴呆。主要表现为反应迟钝、注意力降低和记忆力减退。⑥脑震荡后综合征：这是各种脑外伤后最普遍的慢性后遗症，主要表现为头痛、眩晕、视力模糊、易疲乏、注意不易集中、记忆减退、思维迟缓、情绪不稳、睡眠障碍等，症状一般可持续数月。

四、颅内感染伴发的精神障碍——麻痹性痴呆

颅内感染按部位分为蛛网膜下隙、脑实质或局限于脑或脑膜并形成包围区域，呈局限性。颅内感染所致精神障碍是指由病毒、细菌、螺旋体、真菌、原虫或其他微生物、寄生虫等直接侵犯脑组织引起的精神障碍，如散发性脑炎、麻痹性痴呆等。本章节只介绍比较有特点的麻痹性痴呆。麻痹性痴呆是由梅毒螺旋体侵犯大脑引起的一种晚期梅毒的临床表现，以神经麻痹、进行性痴呆及人格障碍为特点。

20世纪初期，梅毒所致精神障碍很普遍。随着抗生素的应用，梅毒发病率显著下降。自20世纪末期以来，梅毒再次流行，且常与HIV合并感染。麻痹性痴呆，通常在感染后15～20年出现。

【病因与发病机制】

本病是由梅毒螺旋体侵犯大脑实质，引起神经细胞出现退行性病变，神经细胞变性，皮质结构紊乱，其中以额叶的病理改变最为突出。

【临床表现】

1. 精神症状

（1）早期阶段　起病隐匿，不易觉察。以神经衰弱综合征最多见，如头痛、头晕、睡眠障碍、易兴奋、易激惹或发怒、注意力不集中、记忆减退及易疲劳。其次为性格改变，思维迟钝，智能障碍，情绪抑郁及低级意向增加强，脾气与兴趣较过去不同，但变化不明显。

（2）发展阶段　患者出现个性和智能方面的改变。以日趋严重的智能及人格障碍为主，常表现为知觉、注意、记忆、计算、思维等智能活动的衰退，性格改变、不守信用、不负责任，行为轻浮，自私，违反社会道德，幻觉妄想状态，情绪易激惹，出现情感脆弱或强制性哭笑。

（3）晚期阶段　智能衰退严重，即便十分简单的问题也无法理解。痴呆日重，情感淡漠、意向倒错、本能活动相对亢进。

2. 躯体症状与体征　包括神经系统症状和体征，多发生于中、晚期。常见神经体征有阿－罗瞳孔，视神经萎缩，吐字不清或单调脱节，书写障碍，睑、唇、舌、指震颤，腱反射亢进。大小便失禁或尿潴留和便秘等。

五、颅内肿瘤所致精神障碍

颅内肿瘤可损害正常脑组织、压迫邻近脑实质或脑血管，造成颅内压增高，出现局灶性神经系统症状、癫痫发作或精神症状。颅内肿瘤可为原发性，也可以由其他部位的肿瘤转移而来。脑肿瘤可以引起精神障碍，以20～40岁青壮年多见，男性多于女性。

【病因与发病机制】

颅内肿瘤产生精神障碍的机制颇为复杂，与肿瘤引起的颅高压，肿瘤的部位、性质、生长速度以及个体素质等有关。

1. 肿瘤部位　精神症状以额叶、颞叶、胼胝体等部位肿瘤多见，出现时间早，程度也严重，次为顶叶、三脑室及脑干。双侧大脑及多发性肿瘤较单侧脑及单个肿瘤多见。

2. 肿瘤性质　以各型胶质瘤、脑膜瘤与转移癌多见，恶性肿瘤所致精神障碍较良性者多见。

3. 年龄　脑肿瘤发生在 20 岁之前以意识障碍为主，30 岁以后则以智力减退和人格改变多见。情感淡漠则见于各年龄组。

【临床表现】

1. 快速生长的脑肿瘤　以意识障碍为主，轻者为意识模糊，注意涣散、表情淡漠、思维迟钝。重者有梦样状态，嗜睡和谵妄，严重者进入昏迷状态。

2. 生长缓慢的脑肿瘤　以记忆障碍为主，记忆减退时，多近事遗忘，可有虚构，常见于病期较久与年龄较大的脑瘤患者。可出现幻嗅、幻味、幻听等知觉障碍；有智能的普遍降低，迅速发展为痴呆。

3. 与肿瘤部位有关的局限性肿瘤的精神症状　①额叶：精神症状较其他部位多见（50%～80%），往往在早期及神经系统体征尚未显现之前发生，主要有：主动性缺乏、情绪障碍、智力障碍、人格改变、括约肌功能失控及其他表现（如言语不连贯、运动性失语、无动性缄默或抽搐发作等神经系统症状）。有的出现精神分裂症样或躁郁症样症状，多见于额叶脑膜瘤，易发生误诊。②颞叶：除出现酷似额叶肿瘤的持续性精神症状外，还可有发作性症状，如痉挛发生（50%）、钩回发作。后者常以幻嗅和幻味开始，随即出现意识障碍，谈话或活动中止，双目凝视，可有非真实感、旧事如新症、似曾相识症、感知综合障碍、强迫思维、异常恐怖或突然情绪变化，同时伴有伸舌、舔唇、咀嚼、摸衣等不自主动作。有时可出感觉性失语。③胼胝体肿瘤常于早期出现严重且多样的精神症状，表现为智力减退、记忆障碍、人格改变等。④其他部位脑肿瘤所致的精神症状比较少见，在此不一一列举。

六、癫痫所致精神障碍

癫痫是一种常见的神经系统疾病，是由于不同原因引起的大脑神经元异常放电而引起的慢性反复发作性短暂脑功能失调综合征，具有突然发作和反复发作的特点。按照癫痫发作的国际分类，癫痫可分为部分性发作和全面性发作。按病因不同，分为原发性癫痫和继发性癫痫。Conlonp 报道（1991 年）1/3 以上的癫痫患者可出现各种精神障碍。

【病因与发病机制】

原发性癫痫原因不明，可能与遗传因素有较密切的关系；继发性癫痫多为脑部疾病或全身性疾病的临床表现之一，如脑血管病、颅脑外伤、脑膜炎等。其发病机制尚未完全明确。其本质是脑部细胞受到遗传、感染、外伤、肿瘤、中毒、代谢等因素的影响而发生生化改变，继而发生异常放电。

【临床表现】

癫痫所致精神障碍可分为发作前、发作时、发作后以及发作间歇期精神障碍。

1. 发作前精神障碍　表现为前驱症状和（或）先兆。前驱症状发生在癫痫发作前数小时至数天，尤其以儿童多见。表现为易激惹、紧张、失眠、坐立不安，甚至极度抑郁，往往随着癫痫发作而终止。先兆是在癫痫发作前出现，通常只有数秒，很少超过一分钟，是一种部分发作。不同部位的发作会有不同的表现，但同一患者每次发作前的先兆常相同。

2. 发作时精神障碍　①精神性发作：包括各种精神症状，如错觉、幻觉、视物变形、似曾相识症、旧事如新症、强制性回忆、强制性思维、焦虑、恐惧等。但是，就每个患者而言，仅出现其中几种症状。②自动症：这是一种无目的、反复发作、突然终止的运动和动作，持续时间一般为 1~5 分钟，事后不能回忆。发作时表现为无意识的重复动作，如咀嚼、伸舌、吞咽、咂嘴、摸索、走动、吐痰、扮鬼脸等；有时患者也能完成较为复杂的动作，如开门外出、整理床铺、搬运物体等看似有目的性的动作，但就其整体而言缺乏同一性，与周围环境不相适应。事后患者往往对发作期间的事情完全遗忘。③神游症：实际上它是一种持续时间较长的、更为罕见的自动症，历时可达数小时、数日甚至数周，它和自动症的区别在于癫痫性神游症时意识障碍程度较轻、异常行为更为复杂、持续时间更长。而且，神游症时患者对当时周围的环境有一定的感知能力，可在相当长一段时间内从事复杂、协调的活动，如购物、乘车、简单交谈等。④朦胧状态：发作突然，通常持续 1 至数小时，有时可长至 1 周以上。在意识清晰度下降的情况下伴有意识范围缩小，可出现幻觉或错觉，会出现焦虑、恐惧情绪，以及攻击或逃避行为。

3. 发作后精神障碍 典型的表现就是谵妄状态的逐渐消失，此期持续时间从几分钟到几小时。

4. 发作间歇期精神障碍 此期是指在癫痫病程中发作间歇期出现的一组精神障碍。主要包括：①慢性精神分裂症样精神病：通常在癫痫发作许多年后发生，多见于颞叶癫痫。患者意识清晰，但出现偏执性妄想和幻觉（尤其是幻听），也可表现为思维紊乱，如思维贫乏和病理性赘述等。表现酷似精神分裂症，不同的是患者的情感表达和社会接触保持完好，同时也较少出现紧张症候群。②情感障碍：以焦虑和抑郁为主，躁狂较少见，也可出现周期性恶劣心境，患者在无明显诱因的情况下会突然出现情绪低落、紧张、苦闷、易激惹，甚至出现攻击性行为。情感障碍的患者自杀危险性增加，癫痫患者的自杀率是常人的 4~5 倍，因此应注意预防患者自杀。③人格障碍：约半数的癫痫患者会出现人格改变。主要特征是：性行为异常，情绪不稳定，思维贫乏，如性欲增强或降低，患者说话、行动缓慢、过度重复不重要的细节等。④智能障碍：少数癫痫患者会出现记忆衰退，不能集中注意力，判断力下降，但大多数患者的智能障碍是轻度的，随着科学的进步以及临床治疗效果的提高，成年患者因癫痫发作而出现进行性智能减退者已少见。

七、脑器质性精神障碍的治疗原则

1. 积极治疗原发病 AD：改善认知功能，营养神经；VD：改善脑血流量，促进大脑代谢；麻痹性痴呆：抗菌治疗；脑外伤：手术及对症治疗；脑肿瘤：手术、化疗、放射治疗；癫痫：抗癫痫治疗、手术及电休克治疗。

2. 控制精神症状 对于兴奋不安的患者可用奋乃静、利培酮或喹硫平等药物；处于抑郁、焦虑状态的患者可服用少量的抗抑郁药物，如氟西汀、帕罗西汀、文拉法新等。

3. 支持治疗 补充营养、水分，纠正水电解质及酸碱平衡失调，给予大量的维生素及营养神经的物质，以促进脑细胞功能的恢复。

八、脑器质性精神障碍的护理诊断与措施

【主要护理诊断】

1. 急性/慢性意识障碍 与各种脑器质性疾病所致脑组织损害有关。

2. 有窒息的危险 与癫痫发作时的意识丧失有关。

3. 有暴力行为的危险 与兴奋、躁动、幻觉等精神症状有关。

4. 有受伤的危险 与意识障碍、感觉障碍或精神障碍有关。

5. 营养失调：低于机体需要量 与发热、摄入不足、感染有关。

6. 部分自理能力缺陷　与意识障碍或精神障碍、运动障碍有关。

7. 语言沟通障碍　与认知功能障碍有关。

8. 有感染的危险　与呼吸道、泌尿道、皮肤清洁不及时有关。

9. 家庭应对无效　与失去应对疾病能力或经济承受能力有关。

10. 气体交换受损　与癫痫发作时牙关紧闭、呼吸肌痉挛有关。

11. 知识缺乏　与患者本身对疾病的了解少有关。

12. 走失的危险　与意识障碍、痴呆、记忆力下降有关。

13. 睡眠型态紊乱　与脑部病变导致缺氧、焦虑、环境改变有关。

14. 有自伤、自杀的危险　与伴发抑郁状态、对无效的治疗失去信心、不堪忍受疾病的折磨有关。

【护理措施】

1. 安全和生活护理

（1）提供安全、安静的环境　将患者安置于重病室，室内环境应整洁、舒适、安全、光线适中、颜色淡雅、物品简单化并备有抢救物品，急性期或痴呆晚期的患者可设专人护理。

（2）个人卫生及皮肤护理　鼓励或指导患者完成晨晚间自护，防止生活技能的丧失；定期督促或协助患者洗澡、更衣、理发、剃须、修剪指（趾）甲；保持床单整齐、清洁、干燥，嘱咐或协助患者定时翻身，并按摩骨突或受压部位，避免发生皮肤组织损伤及并发症的危险。

（3）饮食护理、睡眠护理和大小便护理　参见前面章节一般护理内容。

2. 密切观察病情变化　首先应观察生命体征的变化：生命体征的变化与脑部疾病的关系非常密切，颅内感染的患者要密切观察体温变化，其他患者体温升高时，应注意是否有合并感染的可能，当患者血压升高，脉搏缓慢有力，呼吸慢而深的现象时应考虑是否有颅内压急性增高的可能；观察瞳孔的变化：双侧瞳孔大小是否正常、是否等大等圆、对光反射是否灵活等，如果两侧瞳孔不等大，对光反应迟钝，瞳孔散大一侧之对侧肢体无力或瘫痪，可能为脑疝发生的前兆等；观察意识的变化：意识的变化反映颅内疾病的严重程度。

3. 对症护理　脑器质性精神障碍患者可出现头痛、恶心、呕吐、高热及昏迷等症状，护理措施同内科；在此重点介绍癫痫大发作及持续状态的护理。

（1）癫痫大发作的护理　①立即将患者平卧、头偏向一侧，迅速松开衣领和裤带。②将患者头侧向一方，以便分泌物自然流出，应将患者衣领及扣子解开，取掉假牙，保持呼吸道通畅。③将毛巾塞于上下牙齿之间，以免咬伤舌头，不可强行按压抽搐的身体，以免骨折及脱臼。④发作终止后，使患者卧床休息，专人护理。

（2）癫痫持续状态的护理　①立即将患者的头转向一侧，清除口中分泌物，防止吸入和窒息。如有窒息时，应作气管切开或行气管插管。②立即作血压、呼吸、脉搏、心电监测。③常规吸氧。④防止肢体损伤、床边加床栏。⑤迅速建立静脉输液通道，保持输液通畅。⑥做好基础护理，保持清洁，定时翻身、擦背，及时处理大、小便。

4. 精神症状的护理

（1）意识障碍的护理　失去自理生活和自卫能力，还可危及他人的安全。要按病情特点安排于重病室或单间病房，病室要安静、空气新鲜，布置力求简单，光线柔和，防止不良的刺激，避免激惹患者。密切观察意识状态的变化，及时发现患者的病情变化。

（2）谵妄状态的护理　因患者思维紊乱，言语不连贯，定向力障碍，生动而丰富的视、听幻觉，内容多为恐怖性，患者会产生恐惧、躁动不安、紧张，常有突然的、无目的的、强烈的冲动和攻击行为。应安排专人护理，设床档，防止患者坠床或摔伤，必要时约束患者；密切观察病情变化，重视患者特殊行为的先兆症状，注意患者突然变得安静是否出现昏迷；当患者因受幻听、幻视、妄想支配而产生伤人、毁物、自伤等异常行为时，严禁患者单独活动，将患者安置于重病室，并在工作人员的视线下活动，每10分钟巡视1次，必要时安排专人陪护；并做好病房内的安全管理工作，清除所有危险物品，减少环境中潜在的危险因素。

（3）人格改变的护理　要富有同情心，对患者不歧视。在治病、生活、心理等方面关心患者、主动接触患者，了解其心理反应，与患者建立良好的关系，取得患者的信任。护理人员要诚恳热情，精力充沛，冷静耐心，只有这样才能取得患者信任。

（4）焦虑、抑郁状态的护理　应加强对患者情绪变化的监护，对焦虑明显的患者，护理人员要重视与患者的沟通，缓解焦虑情绪；对抑郁状态的患者，要避免单独居住、单独活动，护理人员要加强巡视，严密观察病情变化，严防患者出现自伤、自杀行为，并鼓励患者参加工娱活动。

（5）智能障碍的护理　定向力、记忆力出现障碍的患者，要反复向患者说明所处的时间、地点以及周围人物的身份，并不断纠正患者出现的错误；在患者经常活动的地方要有明确的标志。语言沟通障碍的患者，与患者交谈的距离不能太远，一般以一臂的距离比较合适；交谈时要与患者目光对视，多鼓励，让患者增强自信心，和患者进行交流的时候一定要用最简洁的句子，尽量放慢语速，重复关键词，让患者更加容易理解。

5. 健康指导

（1）建立健康的生活模式，如规律生活、合理饮食、不吸烟、不酗酒、劳逸结合，保证充足的睡眠和休息。

（2）指导患者加强体质锻炼，注意个人卫生，减少到公共场所及人多环境的机会，避免各种病毒和细菌侵袭与感染，减少诱发因素。

（3）出院后仍需要较长时间的治疗，应坚持按时、按量服药，不要随意增减药量或骤然停药，同时观察用药后反应，并定期到医院复诊。

（4）嘱患者正确处理生活中遇到的困境和问题，并认识自身人格方面存在的问题，逐步学会控制、克服不良行为，保持乐观情绪，增强战胜疾病的信心。

（5）让患者承担力所能及的家务劳动，找回自己在生活中的价值。

（6）指导家属识别疾病的一些早期症状，掌握复发的先兆，观察药物不良反应的表现，如一旦发现药物中毒的紧急情况，要立即送医院抢救。

（7）如残留智力减退、行为障碍、人格改变或痴呆等后遗症状，则应加强教育，并给予适当的体育锻炼及功能训练等康复措施，协助患者克服各种困难，使其最大限度地恢复社会功能，重建社交能力，如引起生活困难，可让患者随身携带写有姓名、住址、联系电话及疾病诊断的个人信息卡，尽量避免患者单独外出。

（8）加强对患者的监护和管理，减少对家庭和社会的干扰，防止意外事件的发生。

练一练

下列哪一种精神障碍不属于脑器质性精神障碍（　　）

A. 肝性脑病　　　　B. 阿尔茨海默病　　　　C. 癫痫性精神障碍

D. 血管性痴呆　　　E. 麻痹性痴呆

答案解析

PPT

第三节　躯体疾病所致精神障碍的护理

一、概述

躯体疾病所致精神障碍（mental disorders due to physical diseases）是指由于各种原因引起的躯体疾病影响脑功能紊乱所致的精神障碍，又称体因性精神障碍或症状性精神病。许多躯体疾病可以引起或诱发精神障碍，各种躯体疾病所致的精神障碍无特异的症状，不同的躯体疾病可导致相似的精神症状，而同一种躯体疾病亦出现不同的精神综合征。精神障碍与躯体疾病的关系越来越引起临床各科的重视，及时正确地处理好躯体疾病所致的精神障碍，对于减少医疗纠纷、减轻患者经济负担，均有重要意义。

躯体疾病所致精神障碍的病因通常认为躯体疾病是主要因素，但临床上患某种躯体疾病的患者中只有少数会发生精神障碍，显然，身体疾病并不是唯一的病因，还可能与其他因素有关，包括患者的生物学因素，如性别、年龄、遗传因素、个性特征、既往的神经精神病史等；心理因素，如应激、心理冲突等；环境因素，如空气污染、环境嘈杂、潮湿、拥挤的居住条件等。

其发病机制可能包括以下几方面：①能量供给不足：由于躯体疾病引起机体代谢障碍，导致能量产生不足，影响大脑能量供应，而大脑又对能量供应非常敏感，而且当躯体疾病或受累时，大脑对能量的需求增长。此时机体发生能量供求矛盾，大脑正常的生理功能势必发生紊乱。②脑缺氧：由于躯体疾病特别是心脑血管疾病引起机体和脑部血液循环障碍，或贫血携氧能力不足，或机体在有害因素影响下出现微循环障碍等，均可导致脑供血、供氧不足，发生脑功能障碍，亦是发生精神障碍的重要机制。③毒素作用：外源性物质如细菌、病毒、寄生虫、化学物质、有害气体等侵入机体，其毒素或中间代谢产物直接作用于脑细胞，造成脑细胞受损而发生脑功能紊乱，导致精神障碍。④水和电解质紊乱、酸碱平衡失调、内分泌激素与维生素不足等这些均是躯体在疾病或受害情况下容易发生的问题，导致精神障碍。⑤中枢神经递质的改变：研究表明，某些有害物质、药品或机体必需物质不足时，可直接引起脑内单胺递质代谢异常，中枢神经递质的代谢变化均可引发精神障碍。

对于上述种种发病机制的作用不能单独地考虑。实际上，在躯体疾病的不同病程阶段出现精神障碍，是多种发病因素错综复杂交互作用的结果。

二、常见躯体疾病所致精神障碍的临床表现

（一）常见的躯体感染所致精神障碍

躯体感染所致精神障碍是指由病毒、细菌、螺旋体、真菌、原虫或其他微生物、寄生虫等所致脑外全身性感染，如流行性感冒、肺炎、败血症、梅毒、伤寒、恶性疟疾、血吸虫病、人类免疫缺陷性病毒（HIV）感染等所致的精神障碍，但不包括颅内直接感染时出现的精神异常。

1. 肺炎所致的精神障碍　多为高热谵妄，也可出现欣快、记忆力减退、定向障碍和虚构，部分可有短暂而片断的幻觉和被害妄想。

2. 流行性感冒所致的精神障碍　前驱期主要表现为头痛、乏力、睡眠障碍等神经症样症状，随病情发展，可出现意识朦胧或谵妄状态，期间，部分患者可出现潮湿性幻觉。

3. 破伤风所致的精神障碍　由破伤风毒素引起的精神症状，表现为嗜睡、抑郁、迟钝、寡言少语、缺乏主动性、肌张力增高和抽搐发作等。

4. 伤寒所致的精神障碍　初期多见谵妄，部分患者在意识障碍恢复后可出现短暂的幻听、持久的遗忘，有的出现躁狂表现。

5. 败血症所致的精神障碍　高热时常见嗜睡、朦胧、谵妄，少数患者可有幻觉、错觉。

6. 艾滋病所致的精神障碍　疾病初期患者多受社会心理因素影响而表现为焦虑、抑郁状态，有的患者表现为突出的抑郁、自杀倾向。随着病情的恶化，患者出现痴呆状态，如健忘、迟缓、注意力不集中，解决问题的能力下降和阅读困难，表情淡漠、主动性差、社会退缩。有的患者出现疼痛发作、缄默和昏迷。艾滋病目前已成为世界各国关注的公共卫生问题，尚无较好的治疗办法，可试用抗病毒药和免疫增强剂。关键是普及有关科学知识，严格管理血液制品和严肃性生活，以预防为主。

（二）内脏器官疾病所致精神障碍

内脏器官疾病所致精神障碍是指由各重要内脏器官，如心、肺、肝、肾等严重疾病时所引起的精神障碍。

1. 肺性脑病　又称肺脑综合征，是一种重度肺功能不全所致的精神障碍。凡能引起严重肺功能不全的因素如慢性支气管炎、肺纤维化、肺结核以及神经肌肉疾病造成的呼吸肌麻痹症，都可引发此类障碍。患者临床表现有意识障碍，从嗜睡、朦胧、谵妄直至昏迷，患者还常伴有癫痫发作、扑翼样震颤、不自主运动等神经系统体征。

2. 肝性脑病　肝性脑病又称肝脑综合征，是由严重肝病如急性重型肝炎（爆发性肝炎）、亚急性肝炎、慢性肝炎、肝硬化及肝癌后期所致的精神障碍。肝为机体的重要解毒器官，一旦肝受损，其功能严重失调，致使氨基酸代谢紊乱，血氨及脑脊液中的氨增多，其他各种中间代谢产物积聚，是导致精神障碍的重要机制。精神症状表现为迟钝、少动、寡言或躁动、兴奋，严重时为嗜睡、谵妄、昏睡甚至昏迷。部分患者表现为幻觉、妄想或木僵，少数患者可出现人格改变或智能障碍。

3. 心源性脑病　心源性脑病又称心脑综合征，是由各种原因的心脏病如冠状动脉硬化性心脏病、风湿性心脏病、先天性心脏病等所致的精神障碍。其发病机制与各种心脏疾病引起的心排血量减少、血压下降致使脑血流量减少、脑供血不足有关。各种心脏病所致的精神障碍均可出现脑衰弱综合征。当有心力衰竭、心绞痛发作、心肌梗死以及发作性心动过速时，患者常常表现为焦虑、抑郁、恐惧或易激惹。重症病例或风湿活动期会发生程度不等的意识障碍。

4. 肾性脑病　又称尿毒症性脑病，是由于各种原因引起慢性肾衰竭或急性肾衰竭导致的精神障碍。精神症状主要有意识障碍，可表现为嗜睡、谵妄甚至昏迷，也可表现为幻觉妄想状态、抑郁状态、躁狂状态或痴呆状态。

另外，还有内分泌疾病、营养失调性疾病、结缔组织疾病等所致的精神障碍。

三、躯体疾病所致精神障碍的临床诊断与治疗

主要涉及原发病的诊断、精神障碍的诊断、躯体疾病的诊断以及躯体疾病与精神障碍之间关系的诊断。治疗原则主要包括病因治疗、支持治疗以及对症处理精神症状。

?　想一想

躯体疾病所致精神障碍临床表现有哪些共同特点？

答案解析

四、躯体疾病所致精神障碍的护理诊断与措施

【主要护理诊断】

1. 急性意识障碍　与各种原因所致脑损害、体温过高有关。

2. 有暴力行为的危险　与幻觉、妄想有关。

3. 有受伤的危险　与意识障碍、感觉减退、反应迟钝有关。

4. 焦虑　与调适机制发生困难有关。

5. 自理能力受损　与认知功能障碍、意识障碍有关。

6. 营养失调：低于机体需要量　与生活自理能力差导致营养摄入不足有关。

7. 睡眠型态紊乱　与情绪不稳、环境改变、躯体不适有关。

8. 自我认同紊乱　与躯体疾病所致的外表或功能改变、精神障碍对外表的不现实感以及与自我概念对自我尊重、角色表现和个人认同的影响有关。

9. 语言沟通障碍　与躯体疾病所致局部功能障碍或意识障碍等有关。

【护理措施】

与脑器质性精神障碍大致相同，在此不再叙述，请参考本章第二节的护理措施。

❤ 护爱生命

2012 年 9 月，央视联合新京报等多家媒体，为"老年痴呆"正名。与专业拗口的"阿尔茨海默病"相比，"老年痴呆"看似通俗易懂，却不能够准确地表达该病的概念，更带有贬义色彩，容易给患者及其家人带来心理压力。

很多患者因为对这个病名很排斥，就不承认自己得病，也不愿意去医院，错失了早期治疗的机会，给社会和家庭带来沉重的负担。

为"老年痴呆"正名，表面上看只是几字之差，其背后的象征意义却是巨大的。关于"老年痴呆"改名的讨论，能够引起社会更多的关注，让阿尔茨海默病患者远离"痴呆"这两个字，无疑会对他们形成很大的心理安慰，体现社会对这一群体应有的尊重与关爱。

我们国家目前正处在一个老龄化时代，因此对老人要给予更多的关心和爱护，从现在起，关爱和尊重老人，尊重阿尔茨海默病患者，也就是尊重未来的我们自己。

目标检测

答案解析

选择题

A1 型题

1. 器质性精神障碍是指（　　）

　　A. 有智力、记忆和人格方面损害的疾病

　　B. 由于脑以外的躯体疾病引起脑功能紊乱而产生的精神障碍

　　C. 与脑部疾病或躯体疾病同时存在的精神障碍

　　D. 由脑部疾病或躯体疾病引起的精神障碍

　　E. 由于脑部病理或病理生理学改变所致的一类精神障碍

2. 有关谵妄的叙述，下列哪一项是错误的（　　）

　　A. 行为异常　　　　　　　　B. 认知改变　　　　　　　　C. 情绪障碍

　　D. 慢性脑综合征　　　　　　E. 意识障碍

3. 询问患者今天早餐吃了什么，目的是为了评估患者的（　　）

　　A. 饮食喜好　　　　　　　　B. 近期记忆　　　　　　　　C. 远期记忆

　　D. 意识　　　　　　　　　　E. 智能

4. 以下哪种情况不是癫痫性精神障碍的表现（　　）

　　A. 自动症　　　　　　　　　B. 神游症　　　　　　　　　C. 朦胧状态

　　D. 人格改变　　　　　　　　E. 生活不能自理

5. 有关痴呆的叙述，下列哪一项是错误的（　　）

　　A. 智能的减退　　　　　　　B. 意识障碍　　　　　　　　C. 认知的障碍

　　D. 慢性脑病综合征　　　　　E. 认知改变

6. 如要一痴呆患者去洗澡，护理人员最合适的说法是（　　）

　　A. 你想洗澡吗

　　B. 你想什么时候去洗澡

　　C. 现在是下午五点，你最好去洗澡

　　D. 你今天洗澡还是不洗澡

　　E. 现在不洗就不能洗了

7. 患者，男，70岁，诊断为阿尔茨海默病。对其进行护理时，错误的做法是（　　）

　　A. 鼓励患者多料理自己的生活　　　　B. 反复强化训练患者大脑

　　C. 多鼓励患者回忆往事　　　　　　　D. 患者外出时无需陪伴

　　E. 保证夜间休息

8. 照顾痴呆患者的场所，最理想的是在（　　）

　　A. 大型综合医院　　　　　　B. 老人福利院　　　　　　　C. 患者家里

　　D. 社区医疗站　　　　　　　E. 专科医院

9. "昼轻夜重"是什么疾病的特征（　　）

　　A. 精神分裂症　　　　　　　B. 戒断综合征　　　　　　　C. 谵妄

　　D. 抑郁症　　　　　　　　　E. 癔症

10. 阿尔茨海默病患者认知功能障碍的首发症状是（　　）

　　A. 智能障碍　　　　　　　　B. 记忆障碍　　　　　　　　C. 言语障碍

　　D. 视空间技能障碍　　　　　E. 以上都不是

A2 型题

11. 某男，40岁，因甲状腺功能亢进入院，1天后出现易激惹，活动增多，睡眠时间减少，出现幻觉、妄想和谵妄等，并有怕热，出汗多，食欲亢进和体温轻度增高等现象。临床诊断最可能的是（　　）

　　A. 器质性精神障碍　　　　　B. 功能性精神障碍　　　　　C. 脑病综合征

　　D. 甲状腺功能亢进所致精神障碍　　　　　　E. 精神分裂症

12. 患者，男，65岁。确诊为阿尔茨海默病5年，病情进展，不会穿衣服，把衣服当裤子套在身上，患者的问题属于（　　）

　　A. 定向力障碍　　　　　　　B. 记忆障碍　　　　　　　　C. 判断障碍

D. 失用症　　　　　E. 失认症

A3 型题

马某，女，57 岁，患阿尔茨海默病，并逐渐加重，情绪不稳，经常与家人争吵，家属无法照顾因而长期住院。一天深夜，护士发现患者在医院花园闲逛，患者告诉护士他正在找儿子。（13～14 题共用题干）

13. 护士应该（　　）

    A. 连哄加诱惑让患者回房间睡觉

    B. 提醒患者必须留在自己的房间

    C. 为了不打扰其他人睡眠，安排患者在其他房间活动

    D. 告诉患者现在所处的地方且评估她为什么入睡困难

    E. 让其服用安眠药睡觉

14. 对该患者的护理主要应（　　）

    A. 鼓励患者尽自己最大的能力照顾自己

    B. 评估患者的需求并极大可能的满足

    C. 告诉患者他的责任是自己照顾自己

    D. 安排其他的患者照顾他

    E. 安排家属专人护理

（孟　文）

书网融合……

重点回顾	微课	习题

第五章　精神活性物质所致精神障碍患者的护理

学习目标

知识目标：
1. **掌握**　精神活性物质所致精神障碍的分类、临床表现、护理措施。
2. **熟悉**　精神活性物质的治疗要点。
3. **了解**　精神活性物质所致精神障碍的病因及发病机制。

技能目标：
熟练掌握精神活性物质所致精神障碍患者的护理技术。

素质目标：
能有效地观察患者病情变化，及时处理并分析原因。

📖 **导学情景**

情景描述：蔡某经常失眠，于是他很早之前就服用含镇静成分的安眠药来帮助睡眠。久而久之，他逐渐对安眠药上瘾，晚上不服用安眠药便睡不着。白天也偶然服用，不然便觉得浑身不舒服，而且他逐渐消瘦，食欲不振，还经常手抖，肌无力。于是他便去医院检查，发现是精神活性物质所致精神障碍。

情景分析：根据病史和患病特点，患者诊断为精神活性物质所致精神障碍，是一种精神心理科疾病，患者大多意志薄弱，对治疗缺乏信心，必须经常鼓励和支持患者坚持治疗，鼓励患者参加各项文体活动，转移其对瘾药的注意力。经积极治疗后，可改善症状。

请讨论：如何对该患者实施护理措施及健康宣教？

学前导语：精神活性物质所致精神障碍主要是因为过分地滥用精神活性物质、长期使用形成依赖，出现了一些戒断症状。我们需要采取综合性措施，实行多部门（卫生、公安、司法、商业等）的协作，监督管控易成瘾药物的生产、销售、临床使用。要在医务人员中普及有关知识，提高对安眠药、抗焦虑药、吗啡类成瘾的谨慎处方和健康教育，以减少患者成瘾的产生。

PPT

第一节　概　述

精神活性物质所致精神障碍是指与精神活性物质（简称物质）相关的精神障碍，可以分为两类：一类是精神活性物质使用障碍（物质依赖障碍和物质滥用）；另一类为精神活性物质所致的障碍，包括：精神活性物质中毒，精神活性物质戒断反应精神活性物质所致谵妄，精神活性物质所致的持久性痴呆，精神活性物质所致的持久性遗忘障碍，精神活性物质所致的精神病性障碍，精神活性物质所致的心境障碍，精神活性物质所致的焦虑障碍，精神活性物质所致的性功能障碍和精神活性物质所致的睡眠障碍。

【基本概念】

1. 精神活性物质　精神活性物质又名成瘾物质、药物，是指来自体外，能影响人类心境、情绪、行为、意识状态，并可致依赖成瘾行为的一类化学物质。

2. 依赖　依赖是一种强烈地渴求，并且反复使用，以获得快感或避免不快感为特点的一种精神和躯体性病理状态。依赖可分为精神依赖和躯体依赖两种。精神依赖又称心理依赖，是指使用者对精神活性物质强烈的渴求，以期获得使用后的特殊快感，驱使其为寻求这种感觉而反复使用此药物，表现出所谓的渴求状态。躯体依赖也称生理依赖，指反复使用精神活性物质，使中枢神经系统发生了某些生理、生化改变以致需要药物持续地存在于体内，否则机体难以正常工作，表现出耐受性增加和戒断的症状。

3. 滥用　又称有害使用，指自行或不恰当地使用精神活性物质，且反复使用导致不良后果，如不能完成学业、工作，损害躯体、心理健康，导致法律上的问题等。滥用强调的是不良后果，滥用者没有明显的耐受性增加或戒断症状，反之就是依赖状态。

4. 耐受性　耐受性是一种状态，指使用者长期持续地使用某种精神活性物质，若欲达到预期效应，必须明显增加使用剂量，使用常用剂量会减少预期的治疗效果。

5. 戒断状态　戒断状态是指因停用精神活性物质、减少使用剂量或使用拮抗剂所出现的特殊的心理生理综合征，是躯体性依赖的特征。

【分类】

根据精神活性物质的药理特性，现分为以下几类。

1. 中枢神经系统抑制剂　能抑制中枢神经系统，如酒精、巴比妥类和苯二氮䓬类等。

2. 中枢神经系统兴奋剂　能兴奋中枢神经系统，如苯丙胺、咖啡因、可卡因等。

3. 阿片类　包括天然、人工合成或半合成的阿片类物质，如阿片、吗啡、海洛因、哌替啶、美沙酮、二氢埃托啡等。

4. 大麻　大麻是世界上一种最古老、最有名的致幻剂，仅次于鸦片。少量吸入或食用可使人欣快，增加剂量可使人进入梦幻，陷入深沉而爽快的睡眠之中。医疗上可用于减轻抗癌化疗中产生的恶心、呕吐等症状。

5. 致幻剂　能改变意识状态或感知觉，如麦角二乙酰胺（LSD）、仙人掌毒素等。

6. 挥发性溶剂　如丙酮、甲苯、苯环己哌啶（PCP）类。

7. 烟草　如香烟、雪茄等。

【病因与发病机制】

精神活性物质种类繁多，导致精神障碍的病因和发病机制也众说纷纭。主要与生物学因素、心理因素、社会文化及药物本身因素有较为密切的关系。

1. 生物因素　受体学说表明，现已发现脑内存在对吗啡有特殊亲和力的吗啡受体，以及内源性吗啡受体激动剂，并推测药物依赖性的迅速形成可能与外源性吗啡与吗啡受体的特殊结合有关；"犒赏系统"理论认为，脑内的某些特定部位，用药后可产生复杂感觉，如欣快感等可能与药物依赖形成有关；生物胺学说认为，5-羟色胺、多巴胺等单胺类神经递质参与了镇痛和药物依赖的形成；也可能和代谢耐药性与细胞耐药性及戒断综合征的受体废用性增敏学说有关；此外，双生子研究以及寄养子研究、家系研究均表明酒精中毒与遗传因素有关。可见遗传因素在物质依赖中也起到重要作用。

👁 **看一看**

"犒赏系统"：是一组神经结构，旨在维护（也就是动机、需求、喜好等）、联想学习（主要依靠增强和古典制约）和尤其是以愉悦感为核心的情感。

双生子研究：是通过比较同卵双生子之间和异卵双生子之间在心理发展特征上相似程度，来了解遗传和环境因素对这种心理发展特征的影响程度。

5-羟色胺：最早是从血清中发现的，又名血清素，广泛存在于哺乳动物组织中，特别在大脑皮层质及神经突触内含量很高，它也是一种抑制性神经递质。

2. 社会因素　社会环境、社会生活方式、社会文化对精神活性物质的使用有很重要的影响。在某些国家，人们把饮酒视为生活必需，是文化表现，并采取认可的态度，致使酒精依赖逐年上升。在西方社会毒源广泛，毒品泛滥，势必易引起吸毒成灾；在社会态度的影响下，药物依赖也有性别差异，男性远多于女性；社会文化背景也决定了人们对药品的可接受性，如某些宗教在举行仪式时用大麻增加气氛，使大麻滥用成为合法行为。

3. 心理因素　某些心理学家认为，吸毒者有某些特殊性格特征，如适应不良、过度敏感、对外界耐受性差、冲动性、不顾及人际关系及社会义务等是导致吸毒的潜在根源；嗜酒者病前人格特征常为过度敏感、易于冲动、易生闷气、缺乏自尊、自我为中心、反社会行为等。个体素质因素也表现在对药物的反应不同，如有人第一次注射吗啡后就有欣快感，而某些健康人表现的是恶心、呕吐、头晕、肠蠕动加快等不愉快的感觉，有研究表明，愈能产生"良好"感觉的药物，愈容易造成依赖性；行为学派认为，对药物依赖者来说，药物是一种行为的强化因子，最终会使依赖行为成为顽固的、牢不可破的行为模式。

4. 药物本身因素　某些药物有很强的被滥用潜力，这种潜力的强弱程度与药物种类、给药方式和途径有明显的关系。

第二节　精神活性物质所致精神障碍的临床特点及治疗要点

一、酒精所致精神障碍 微课

酒精是世界上应用最广泛的成瘾物质，是一种亲神经性物质，被吸收后广泛分布到身体的各器官系统。一次相对大量饮酒即可导致精神异常，如果长期饮用可以引起各种精神障碍，包括依赖、戒断综合征以及精神病性症状。

【临床表现】

1. 醉酒状态

（1）单纯醉酒　又称普通醉酒状态，是一次大量饮酒引起的急性中毒，临床症状的严重程度与患者血液酒精含量及酒精代谢速度有关。在酒醉初期，醉酒者的自我控制能力减退、言语增多、内容过于夸大；情绪兴奋，情绪不稳定，具有易激惹和发泄的特点；动作也在酒醉时增多，行为变得轻浮，常显挑衅性，有时不顾后果。临床上也见部分醉酒者情绪消沉、少语、疏泄性悲泣，或者出现困倦。与此同时，绝大多数醉酒者发生构音不清、共济失调、步态不稳，并伴有心率加快、血压下降、颜面和全身皮肤潮红，有时有恶心或呕吐。若醉酒进一步发展，则出现意识障碍，如意识清晰度下降和（或）意识范围狭窄，乃至出现嗜睡甚至昏迷。除重症者外，一般能自然恢复，且无后遗症状。

（2）病理性醉酒　这是一种小量饮酒引起的精神病性发作。患者饮酒后出现急剧环境意识和自我意识障碍，多伴有片段恐怖性幻觉和被害妄想，临床上表现为高度兴奋、极度紧张惊恐。在幻觉妄想的支配下，患者常突然产生攻击性，多是暴力行为，如毁物、自伤或攻击他人等。该醉酒状态一般持续数分钟、几个小时乃至一整天，随患者进入醋睡状态而结束。在清醒后，患者对发作过程不能回忆。与单纯醉酒不同，病理性醉酒患者没有言语增多、欣快和明显的中毒性神经系统症状。这类患者对酒精的耐受性极低，所饮用酒量对于大多数人不会产生中毒。另外，过度疲劳或长期严重失眠有时可能促使病理性醉酒的产生。

（3）复杂性醉酒　患者一般有脑器质性病史，或者患有影响酒精代谢的躯体疾病，如癫痫、脑血管病、颅脑外伤、脑炎以及肝病等。在此基础上，患者对酒精的敏感性增高，小量饮酒后便发生急性中毒反应，出现明显的意识障碍，常伴有错觉、幻觉、片段被害妄想，有显著的情绪兴奋、易激惹，攻击和破坏行为多见，偶见无目的的重复动作。此类发作通常持续数小时，缓解后患者对经过部分或全部遗忘。

2. 慢性酒精中毒

（1）依赖综合征　这是由反复饮酒所引起的一种特殊心理状态，患者有对酒的渴求和不断需要饮酒的强迫感，可持续或间断出现，若停止饮酒则出现心理和躯体戒断症状。

（2）震颤谵妄　患者在长期饮酒后，骤然减少饮酒量或停饮可很快产生短暂的意识障碍。震颤谵妄也可由躯体疾病和精神刺激诱发，但较少见；某些患者在发作数日前即有情绪低落、焦虑紧张和失眠等前驱症状。发作时患者意识不清，有时间和地点等定向障碍，出现生动而鲜明的幻视与被害妄想；因而表现为极端恐惧不安或冲动行为。同时可见患者四肢震颤和共济失调，并常伴有发热、大汗、心率加快、血压升高以及瞳孔散大等。严重时可危及生命。震颤谵妄持续时间不等，一般为 3～5 天。恢复后患者对病情经过部分或全部遗忘。

（3）酒精中毒性幻觉症　这是一种因长期饮酒而引起的幻觉状态。患者在突然减少或停止饮酒后 1～2 天内出现大量丰富鲜明的幻觉，以幻觉、幻视为主。常见原始性幻视以及评论性和命令性幻听。在幻觉基础上，亦可出现片段妄想以及相应的紧张恐惧或情绪低落。发病期间，患者的意识状态清晰，亦无明显精神运动性兴奋和自主神经功能亢进症状。酒精中毒性幻觉症持续时间不定，少则几小时，一般不超过 6 个月。

（4）酒精中毒性妄想症　患者在意识清晰的情况下出现嫉妒妄想与被害妄想，临床上以前者多见。患者无端怀疑配偶不忠，为此常有暴怒反应，也可导致对猜疑对象或配偶进行攻击，有时酿成凶杀恶果。以往也将其称作酒精中毒性嫉妒。嫉妒妄想的发生通常与患者长期饮酒导致的性功能下降有关。酒精中毒性妄想症起病缓慢，病程迁延，如长期坚持戒酒可以逐渐恢复正常。

（5）酒精中毒性脑病　又名 Wernicke 脑病，这是慢性酒精中毒中最为严重的精神病状态，是长期大量饮酒引起脑器质性损害的结果。起病急性或亚急性，部分患者可紧接在震颤谵妄之后出现三联征：嗜睡、眼肌麻痹及共济失调。有时可出现瞳孔反射障碍和痉挛发作。临床上精神症状表现以谵妄、记忆力缺损、痴呆和人格改变为主要特征，预后差，绝大部分患者不能恢复正常，幸存者一般都遗留柯萨可夫精神病。

3. 柯萨可夫精神病

又称柯萨可夫综合征，多数患者在一次或多次震颤谵妄后发生，也可在饮酒数十年以及营养缺乏的基础上缓慢起病。临床特点为近记忆缺损突出，学习新知识困难，常有虚构和错构，患者无意地编造经历与情节或远事近移以填补记忆的空白。除近记忆损害之外，许多患者有欣快表情、定向力障碍和感觉运动性失调。尽管病情较重，但多数患者无明显即刻记忆障碍、意识障碍和广泛的认知功能损害。

✎ 练一练

60 岁男性患者出现明显的近记忆力障碍、遗忘、错构和虚构，此为（　　）

A. Wernickee 脑病　　　B. 老年性痴呆　　　C. 柯萨可夫综合征

D. 精神发育迟滞　　　E. Ganser 综合征

答案解析

4. 酒精中毒性痴呆 由于长时间饮酒以及多次出现震颤谵妄发作后可逐渐发展至痴呆状态，呈现出多种高级皮质功能障碍，诸如记忆、思维、理解、计算、定向能力和语言功能的损害。严重者常影响日常生活，不能自理。人格的改变也非常显著，患者变得自私、控制能力丧失、行为粗暴和残忍等。

5. 酒精所致心境障碍 酒精所致心境障碍多在严重酒精依赖后出现，明显的情绪低落与饮酒密切相关。估计酒精依赖患者中存在心境障碍的 1/3 是在大量饮酒前就出现情绪低落，而 2/3 是在饮酒后。反复大量饮酒，常可引起严重抑郁症状，有报道显示 80% 酒依赖患者曾有强烈的抑郁体验，约有 35% 的患者符合抑郁症的诊断标准。

6. 酒精所致的人格改变 长期酒精依赖可能导致人格衰退，对饮酒的需要超过了其他一切活动，如日趋加重的以自我为中心、自私、行为标准下降、为了得到酒而不诚实甚至偷窃和诈骗、丧失对家庭和社会的责任感。

【治疗要点】

1. 戒酒 是治疗能否成功的关键步骤。一般应让戒酒者在住院条件下接受治疗，以断绝酒的来源。临床上应根据患者酒精依赖和中毒的严重程度灵活掌握戒酒的进度，轻者可尝试一次性戒断，而对酒精依赖严重的患者应采用递减法逐渐戒酒，避免出现严重的戒断症状以致危及生命。无论一次或分次戒酒，临床上均要予以密切观察与监护。尤其在戒酒开始后第一周，特别要注意患者的体温、脉搏、血压、意识状态和定向能力，及时处理可能发生的戒断反应。目前尚无成熟的戒酒药物，纳洛酮和纳屈酮虽已在临床试用，但作为常规临床使用仍需进一步积累资料。

2. 对症治疗 针对患者出现的焦虑紧张和失眠症状，可用抗焦虑药，如地西泮、艾司唑仑、羟嗪等对症处理，宜给予能控制戒断症状的最低剂量。若患者出现抽搐，可肌内注射地西泮，必要时每 4 小时重复注射一次，亦可口服给药。因为上述药物均能引起依赖，故只宜短期使用。对于兴奋躁动明显的患者，可小剂量给予氯丙嗪或氟哌啶醇肌内注射或口服治疗。应用促大脑营养代谢疗法对减轻戒断症状也有较好的效果。

3. 支持治疗 因多数患者有神经系统损害以及躯体营养状态较差，应给予促进神经营养的药物治疗，同时补充大量维生素，尤其是 B 族维生素。对合并胃炎和肝功能异常的患者，一般常规使用治疗胃炎药和保肝药物。

4. 心理治疗 心理治疗的第一步是建立良好的治疗关系，酒精依赖者常会否认自己的问题，治疗师需要以真诚耐心的态度倾听和帮助患者。可让患者记录每日的饮酒情况，包括饮酒量、次数、环境、饮酒时的酒友、饮酒时的内心活动，以便治疗师全面了解患者与饮酒有关的问题，进行有目的的干预。临床实践证明，行为疗法对帮助患者戒酒有一定的作用。

5. 行为疗法 戒酒硫是一种阻断酒精氧化代谢的药物，能造成乙醛在体内聚积。患者如在服药期间饮酒，可产生乙醛，引起恶心、头痛、焦虑、胸闷和心率加快等。使用戒酒硫是行为疗法中常采用的一种手段，能促使患者建立对饮酒的厌恶反射。该药有一定的毒性，不可长期使用。

6. 急性酒精中毒的处理救治原则 与其他中枢神经抑制剂中毒的救治原则一致，包括催吐、洗胃、生命体征的维持、加强代谢等一般性措施。纳洛酮等药物可用于急性酒精中毒的救治，用法为肌内注射，也可将纳洛酮溶解在 5% 的葡萄糖溶液中静脉滴注，可重复使用，直至患者清醒为止。

二、阿片类物质伴发的精神障碍

【临床表现】

阿片类物质作为药物，具有：①镇痛、镇静作用；②抑制呼吸、咳嗽中枢及胃肠蠕动，同时有兴奋呕吐中枢和缩瞳作用；③止泻，扩张皮肤血管，改变内分泌作用；④有改变心情，产生强烈快感的作用，此作用和镇静作用很易产生耐受性。产生依赖的特征是吸食量不断增加，减量或断药出现戒断综合征的表现。一旦形成依赖，个体的心理特征、精神状态、社会功能出现特征性的变化，具体表现如下。

1. 依赖症状（成瘾综合征）　患者因反复使用阿片类药物导致躯体和心理对阿片类药物的强烈渴求与耐受，这种渴求导致的行为已大于其他重要活动，有强烈使用阿片类药物的强烈欲望，对阿片类药物使用的开始、结束或剂量的自控力下降，明知道阿片类药物有害仍然使用，对阿片类药物的耐受性增高，使用阿片类药物时体验到快感。必须在使用阿片类药物后才能消除停止服用阿片类药物引起的戒断反应。

2. 戒断症状（戒断综合征）　吗啡、海洛因在停药后 8～12 小时开始出现戒断症状，48～72 小时达到高峰，持续 7～10 天。美沙酮在停药 1～3 天后出现戒断症状，持续 2 周，表现为血压升高、脉搏加快、体温升高、立毛肌收缩、食欲减退、腹痛、腹泻、呕吐、瞳孔扩大、流涕、肌肉疼痛、骨骼疼痛、震颤、无力、不安、失眠、渴求药物等。

👁 **看一看**

1. 麻醉剂——身体完整性因静脉注射受到影响，往往留下痕迹造成局部或全身性的感染。

2. 酒精——除营养不良外，长时间大量饮酒而致胃肠功能损害，造成胃溃疡等疾病。

3. 可卡因——由于可卡因多由鼻子吸入，药瘾很重的人通常会有鼻中隔坏死性穿孔的情况发生。

4. 致幻剂——有些证据显示持续服用 LSD（麦角酸乙二胺）及 PCP（苯环己哌啶）会造成染色体受损或畸形。

5. 大麻——吸食大麻会降低肺活量，严重者甚至可能患肺癌。

3. 急性中毒症状　滥用阿片类药物可出现精神运动性抑制、言语不清、昏睡甚至昏迷、针尖样瞳孔、呼吸抑制、肺水肿、肌无力、尿量减少、体温下降、皮肤湿冷、心率减慢、心律失常等。

4. 其他症状　精神症状如情绪障碍和精神病性症状以及人格障碍等，常见的有：对药物的强烈渴求感、烦躁不安、坐卧不宁等焦虑症状、抑郁情绪、睡眠障碍等，偶有幻觉、错觉、谵妄。存在不同程度的社会功能损害，表现为工作学习困难、逃学、不负责任和不履行家庭责任等。

❓ **想一想**

说说滥用药物对自己、家庭及社会的危害？

答案解析

【治疗要点】

1. 中毒治疗　过量中毒时可缓慢静脉推注拮抗剂纳洛酮 0.4mg，可见患者呼吸转佳、意识恢复。必要时每 2～3 小时重复注射。

2. 脱瘾治疗　为控制戒断症状，需脱瘾治疗，可采用美沙酮替代递减法、可乐定脱瘾法及小剂量抗精神病药注射治疗法等；纳屈酮预防复发以及康复治疗。

3. 防复吸治疗　常用的药物为纳洛酮和纳曲酮，为阿片受体阻滞剂，对阿片受体均有阻断作用，能明显减弱或完全阻断阿片类物质与受体的结合。消除阿片类物质产生的强化效应，淡化其对药物的渴求性和身体的依赖性。

4. 治疗精神症状　针对幻觉、妄想等精神病性症状，可以采用奥氮平、喹硫平等非典型抗精神病药物治疗。合并有焦虑、抑郁症状的患者，可联合使用抗焦虑抑郁的药物。常用 SSRI 类抗抑郁药，如：帕罗西汀、艾司西酞普兰、氟西汀等。抗焦虑药可选用苯二氮䓬类药物，如：奥沙西泮、劳拉西泮、阿普唑仑等。

5. 心理行为治疗 心理治疗针对复发等问题能起到良好的治疗效果，常用的心理治疗方法有：认知疗法、预防复吸治疗、行为治疗、群体治疗、家庭治疗、中医心理疗法（TIP 技术）等。

三、镇静、催眠、抗焦虑类药物所致精神障碍

【临床表现】

1. 药物依赖 患者因反复使用镇静催眠药导致躯体和心理对镇静催眠药的强烈渴求与耐受，这种渴求导致的行为已大于其他重要活动，有强烈使用镇静催眠药的强烈欲望，对镇静催眠药使用的开始、结束或剂量的自控力下降，知晓镇静催眠药有害仍然使用，对镇静催眠药的耐受性增高，使用镇静催眠药时体验到快感。必须在使用镇静催眠药后才能消除停止服用镇静催眠药引起的戒断反应。

2. 戒断综合征 长期服用大剂量镇静催眠药的患者，突然停药或迅速减少药量，可发生戒断综合征。常于突然停药 12 ~ 24 小时出现，主要表现有失眠、头痛、畏食、无力、焦虑、易激惹、震颤。停药 2 ~ 3 日后，戒断症状达到高峰，出现恶心、呕吐、体重减轻、血压下降、抽搐、癫痫、高热、谵妄等。苯二氮䓬类药物戒断症状比巴比妥类轻，但部分患者长期服用治疗剂量 3 个月以后突然停药，也可能出现严重戒断症状。

3. 过量中毒 可表现为轻度中毒症状，如意识障碍、轻躁狂、欣快、言语兴奋、震颤、吐字不清、步态不稳、记忆力减退、理解力下降、工作学习能力减退、人格变化等。

【治疗要点】

（1）巴比妥类药物中毒处理主要是洗胃和增加排泄。
（2）苯二氮䓬类药物中毒可用氟马西尼治疗，效果显著。
（3）戒药治疗时采用逐渐减量法，另外加强心理护理和社会家庭支持治疗。

四、中枢神经系统兴奋剂所致精神障碍

中枢神经系统兴奋剂又称精神兴奋剂，是一类可以兴奋人体中枢神经的化学药剂，可卡因、甲基苯丙胺（冰毒）等皆属此类。有很强的依赖性、成瘾性，停药可造成精神错乱、厌食、烦躁、抑郁、失眠、昏睡和自杀倾向等，并抑制儿童生长发育。

【临床表现】

苯丙胺类兴奋剂（ATS）除有强烈的中枢神经兴奋作用和致欣快作用外，还包括觉醒度增加、支气管扩张、心率加快、排血量增加和口干、食欲降低等。急性中毒的临床表现有中枢神经系统和交感神经的兴奋症状。轻度中毒时出现瞳孔扩大、脉搏加快、血压升高、出汗、口渴、呼吸困难、反射亢进、头痛、兴奋躁动等症状；中度中毒表现为精神错乱、谵妄、幻视、幻听和被害妄想等精神症状；重度中毒时出现心律失常、循环衰竭、出血或凝血、胸痛、高热、昏迷甚至死亡。长期使用 ATS 患者可出现分裂样精神障碍、躁狂抑郁状态、人格和现实解体症状、焦虑状态和认知功能损害，还可有明显的暴力、伤害和杀人等犯罪倾向。

【治疗要点】

ATS 服用后产生的急性精神障碍症状一般在停药 2 ~ 3 天内消失，严重者可选用氟哌啶醇，急性中毒患者高热时可用物理降温或者静脉缓慢注射硫喷妥钠，另外给予补液、利尿及维持水和电解质平衡。

第三节　精神活性物质所致精神障碍患者的护理诊断与措施

PPT

【护理诊断】

1. 急性意识障碍　与酒精或药物过量中毒、戒断反应等有关。

2. 生活自理能力缺陷　由精神障碍引起。

3. 营养失调：低于机体需要量　与以酒、药取代摄取营养食物有关。

4. 有暴力行为的危险　对自己或对他人，与戒断综合征、个人应对机制无效有关。

5. 睡眠型态紊乱　与中枢神经系统长期损害有关。

6. 有自杀、自伤的危险　与患者的恶劣情绪有关。

7. 营养缺乏：低于机体需要量　与拒食、厌食有关。

8. 思维过程改变　与酒精或药物过量中毒、中枢神经系统受损及戒断反应有关。

9. 焦虑　与调适机制发生困难，需要未获满足或戒断症状等有关。

10. 躁狂发作　与脑器质性损害有关。

11. 自我概念紊乱　与长期使用毒品，导致自我发展迟缓，常感到失败有关。

12. 社交障碍　与药物依赖后社会功能受损有关。

13. 有摔伤的危险　与神经系统功能损害有关，表现为走路不稳，四肢震颤。

14. 水和电解质平衡失调　与长期饮酒，以酒代饭，造成严重营养失调有关。

15. 认知、感知改变　酒精或药物严重中毒所致；震颤谵妄而知觉改变；中枢系统兴奋造成过度敏感。

16. 知识缺乏　缺乏学习的兴趣；不良的社会支持系统。

【护理措施】

1. 安全护理

（1）评估可能受伤的因素　观察患者是否有暴力行为和自杀观念，及其出现的频率和强度，将患者安排在舒适、安全且易于观察的病室，尽量减少或去除危险因素。

（2）有精神症状的患者，护士以平静、理解的态度，安慰患者，以减轻患者恐惧。

（3）采取适当措施，防止发生意外　精神活性物质依赖者多半有人格障碍，表现为激热、冲动，甚至违反规章制度、不服从治疗，接触患者时应注意方式方法，可将患者安置在重症室，安排专人监护，防止摔伤及坠床，必要时可给予保护性约束，护士要严格检查患者随身物品，避免患者将酒、毒品、镇静催眠药物等带入病区，以保证安全和脱瘾治疗的效果。

（4）患者入院 3～5 天后，大多数戒断反应严重，难以克制生理上的痛苦和心理上的依赖，要求提前出院，或逃跑，因此要密切关注他们的言谈举止，分析掌握心理活动，保证安全。

2. 基础护理

（1）生活护理　做好晨晚间护理；帮助患者做好个人日常卫生，如：加强口腔、皮肤、排泄护理；保持床单清洁、整齐、干燥，防止褥疮；根据天气变化及时帮患者增减衣物、被服，防止受凉感冒；预防院内感染的发生。

（2）饮食护理　患者饮食无规律，大多有食欲下降、厌食等胃肠道症状，为其提供易消化、营养丰富的饮食，以流质、半流质为宜。丰富食物种类，并鼓励患者多饮水。为患者创造整洁、舒适的就餐环境，提供充足的进餐时间，嘱患者细嚼慢咽，防止噎食。必要时鼻饲或静脉补充营养物质，以保持营养代谢的需要。

（3）睡眠护理　患者常有顽固性失眠、睡眠质量差等问题，为避免诱发复吸和对镇静催眠药物的依赖，合理用药，以强弱间断用药为佳，充分发挥药效，减少副反应。鼓励患者白天参加各种工娱活动，尽量减少卧床时间。创建一个舒适、安静、光线适中、空气清新的良好睡眠环境；睡前不宜太饿或太饱，不宜大量饮水；睡前避免剧烈运动、过度兴奋或其他刺激；入睡困难者可听轻柔的音乐；睡前用温水洗澡或泡脚，观察并记录睡眠时间，及时调整，保证充足、有效的睡眠。

（4）大小便护理　观察并记录患者大小便情况。尿潴留时应及时予以导尿，注意预防泌尿系统感染；保持大便通畅，增加粗纤维饮食，必要时遵医嘱给予缓泻剂或者灌肠；有水肿、高血压的患者，适当限制水分摄入，并准确记录出入量；对长期卧床的患者，要定时提供便器，帮助患者适应床上排便。对有认知障碍的患者，定时送其到卫生间，训练其养成规律的排便习惯。

（5）皮肤护理　营养不良患者常有周围神经损害，戒毒患者对疼痛非常敏感，护理时应注意操作轻柔，减少患者痛苦；对奇痒难忍的症状，除了给予药物缓解及其他对症处理外，护士应给予心理支持，对患者安慰、鼓励与正向暗示，增加患者治疗的信心。

3. 病情观察

（1）生命体征观察　密切监测患者体温、脉搏、呼吸、血压、意识状态、皮肤黏膜等情况；缺氧程度等；避免或消除诱发因素；保持呼吸道通畅，防止痰液、分泌物堵塞；及时发现患者中毒症状并采取措施。

（2）精神状态的观察　根据病情需要，护士要密切关注患者的言行，分析、掌握其心理活动，预防逃跑，保证患者的安全；发现异常情况应立即报告医生，并做好抢救准备。

4. 特殊护理

（1）过量中毒护理　首先确认是何种药物使用过量，备好抢救物品及器材，配合医生做好抢救工作及护理措施，如洗胃、吸氧、给予拮抗剂等；密切观察生命体征变化，保持呼吸道通畅，做好口腔护理及皮肤护理；保持生理需要，及时补液；当患者兴奋躁动、意识改变时，要注意保护患者以及自身安全，适当给予保护性约束护理。

（2）戒断症状的护理　戒断可以说是一种脱毒过程，逐渐减少用量，延长不使用药物的时间，密切观察戒断症状的出现，适时用药，一般脱瘾者先出现流泪、流涕、哈欠后就出现全身症状，如全身酸痛、心悸、发热、发冷、出汗等，尽早发现症状，嘱其卧床休息，避免活动，减少体力消耗，改变体位动作应缓慢。如发生痉挛时，应及时放好牙垫，保持呼吸道通畅，必要时吸氧、吸痰。

（3）躯体合并症的护理　物质依赖患者多有不同类型的躯体疾病，如心血管疾病、肝功能异常等消化系统疾病、神经损害及传染病等并发症，应心细照顾，加强生活护理，以防发生意外。

5. 用药物护理　严格遵守用药制度，按时给药，注意观察药物的疗效和可能发生的不良反应。静脉给药时注意及时调整输液速度，并观察生命体征变化、瞳孔及意识的变化。

6. 心理护理

（1）入院阶段　精神活性物质所致精神障碍的患者，会有各种心理反应，如恐惧、焦虑、易激惹、消极等。应根据患者情况，如年龄、文化、社会背景以及人格特点，制定心理护理方案，帮助患者尽快适应环境和住院生活。关心、尊重患者，耐心做好安慰和劝导，建立信任的治疗性人际关系，鼓励患者表达自己的想法和需要，提供发泄情感的机会，从而缓解患者的焦虑、恐惧和抑郁的程度。帮助患者树立治疗疾病的信心，调动其戒除成瘾物质的心理动力，有利于疾病的康复。

（2）治疗阶段　向患者讲解疾病的病因、临床表现、进展情况以及治疗和护理的方法，消除其顾虑和紧张。告知患者用药计划及其必要性，以及有关药物的不良反应。矫正觅酒或觅药等不良行为。向患者说明重视精神障碍的治疗和护理的重要性。指导患者进行有效的情绪调控，建立良好的护患关系，鼓励患者参加各种工娱治疗、看电视、看书、绘画、下棋、打球等，以转移对物质的渴求状态。鼓励患者参加"匿名戒酒会"等自助团体，请戒除成瘾成功的患者现身说法，进行集体心理治疗，说明使用成瘾物质对个人、家庭、社会的危害，鼓励患者树立信心，同时可利用肯定训练来协助增强患者的自尊，调动其主观能动性。

（3）康复阶段　评估患者知识缺乏的程度，了解患者的特长、兴趣，因人而异制定相应的康复计划。帮助患者运用更有效的应对方式来应付、适应个人健康情况，及尽快适应病后所需的生活方式。为患者提供社会活动的信息，增加其兴趣，帮助患者参与适合的社会活动，鼓励与社会接触，培养良好的兴趣爱好或学习心得，使其最大限度地保持其沟通能力和社会功能。帮助患者重新认识自己，使其改变对自己消极的认识，以积极的态度来看待自己，增强自尊心，使其有计划地进行生活能力的教育、培养和康复训练。

【健康指导】

1. 患者　对患者进行疾病有关知识的宣教，说明成瘾物质滥用后的危害，以及给家庭和社会带来的严重后果。使患者了解复吸的高危因素，回避可引起复吸的刺激，指导患者建立正常的生活方式和行为习惯，培养良好的兴趣爱好，以减少使用成瘾物质，帮助患者建立正确的价值观念和人际关系，制定采取处理和解决问题的办法。鼓励患者在力所能及的范围内料理个人生活，并有计划地进行生活能力的培养和康复训练。

2. 家属　家庭成员提供的可靠支持对精神活性物质依赖者的恢复十分重要，利用各种方式或媒体对家属进行疾病知识宣教，协助家属为患者提供重要的社会支持。消除发生物质滥用的环境，遇到问题及时纠正。让家属树立信心，帮助患者克服和共度精神和躯体依赖的难关，并纠正不良行为，积极恢复健康。

3. 预防和控制　预防药瘾的发生，需要采取综合性措施，实行多部门（卫生、公安、司法、商业等）协作，控制易成瘾药物的生产、销售、临床使用。要在医务人员中普及有关知识，提高对安眠药、抗焦虑药、吗啡类成瘾的警惕和早期识别，以减少成瘾的产生。在已形成药瘾流行的地区，则需要在群众中广泛宣传药物成瘾的危害性，以动员社会力量，协助有关部门，实施各项措施。加强心理咨询和宣教，减少生活和家庭及环境不良影响导致的物质滥用，重点加强高危人群的宣传。

【护理评价】

（1）患者的营养状况是否得到改善。

（2）戒断症状是否得到控制，能否控制自己的情绪和行为。

（3）患者戒药、戒酒是否有显著进步，能否按计划完成戒毒、戒酒计划。

（4）患者是否可以与他人有效沟通，建立良好的人际关系。

（5）患者是否保持生命体征的平衡，躯体有无发生感染性疾病。

（6）患者是否认识并接受自己，有无建立正向的自我概念。

（7）患者能否主动承担家庭和社会责任，有无改善与家人之间的关系。

（8）患者是否建立了正确的行为模式和正常的人际关系。

⬤⬤⬤ **目标检测** ⬤⬤⬤

答案解析

一、选择题

A1 型题

1. 药物依赖是指个体对药物产生（　　）

　　A. 精神依赖　　　　　　　B. 躯体依赖　　　　　　　C. 耐受性增加

　　D. 精神和躯体依赖　　　　E. 耐受性降低

2. 以下哪种不属于酒精所致精神障碍（　　）

A. 幻觉症   B. 妄想症   C. 震颤谵妄

D. 类帕金森病   E. 急性酒精中毒

3. 男，48 岁。长期大量饮酒，自行戒酒 2 天后，出现心悸、大汗、双手震颤、兴奋激越、烦躁不安，晚上还说看见有鬼。对该患者目前的治疗方案不恰当的是 （　　）

A. 饮酒缓解戒断症状   B. 用地西泮缓解戒断症状

C. 预防感染   D. 抗精神病药物控制兴奋状态

E. 补充水、电解质、B 族维生素

4. 下列不属于戒断综合征一般表现的是 （　　）

A. 情绪改变   B. 幻觉或错觉   C. 判断力增强

D. 人格改变   E. 失眠

5. 海洛因的化学名称是 （　　）

A. 盐酸二乙酰吗啡   B. 甲基苯丙胺   C. 麦角酸

D. 内啡肽   E. 盐酸二氢埃托啡

6. 慢性酒精中毒的震颤谵妄的临床表现是 （　　）

A. 停酒后出现的急性精神症状群

B. 长期饮酒过程中出现的慢性精神症状群

C. 停酒后缓慢出现的记忆障碍

D. 长期饮酒过程中出现的记忆障碍

E. 长期饮酒过程中出现的行为改变

7. （　　）俗称大烟、烟土，其原植物是罂粟，是我国法律严禁非法种植的植物。

A. 冰毒   B. 大麻

C. 鸦片   D. 罂粟

8. 阿片类物质戒断综合征出现的时间一般为停药后 （　　）

A. 3～4 小时   B. 6～12 小时   C. 1～3 天

D. 3～5 天   E. 7 天

9. 吸毒，也称"药物滥用"，就是出于 （　　） 目的，通过注射、口服、鼻吸或其他方式将毒品摄入人体的行为。

A. 非医疗   B. 治病   C. 麻醉   D. 交友

10. 可作为阿片类物质所致精神障碍替代治疗的常用药物是 （　　）

A. 可乐定   B. 苯二氮䓬   C. 氟哌啶醇

D. 纳洛酮   E. 美沙酮

二、综合问答题

简述精神活性物质所致精神障碍患者的主要护理诊断。

（胡金平）

书网融合……

📖 重点回顾   📱 微课   📋 习题

第六章　精神分裂症患者的护理

<table>
<tr><td rowspan="2">学习目标</td><td>

知识目标：

1. 掌握　精神分裂症的护理。

2. 熟悉　精神分裂症的表现和治疗。

3. 了解　精神分裂症的病因和发病机制。

技能目标：

熟练掌握精神分裂症的护理技术。

素质目标：

学会观察和记录患者病情变化并分析原因，在护理实践中尊重、理解、关爱患者。

</td></tr>
</table>

📖 导学情景

情景描述：患者李先生，男性，35 岁，已婚，会计。半年前因怀疑有人毒害自己而入院。病前个性：沉默、孤僻、敏感、多疑。平素健康。其母患精神分裂症 20 余年。

半年前，患者在工作中与同事发生争论，后出现少食、失眠，怀疑单位领导故意与他作对，每次在单位进餐后均有喉塞、头昏感，遂怀疑领导安排在食物中放毒。为寻找"解毒剂"，翻阅很多医学书籍，购买"竹碳粉"，食后自觉有效。近 1 个月来，怀疑领导串通医务室医生用"无线电波"控制其思想和行为，有时听到"无线电波"与他对话，评论他"知识丰富，但做人死板"，命令他"不许反抗"，走在街上发觉"处处有人跟踪"。在家一旦提及单位的事便很激动，指责家人"你们都不知道，当心上他们的当！"到处求医，做各种身体检查，认为身体已被搞垮。近日连续写控告信，并去公安局要求保护。身体检查和神经系统检查未发现异常。精神检查：仪态端正，意识清楚，智力正常，言语切题，表情紧张，所谈多为上述内容，但进一步追问却说不出道理，否认有病。

情景分析：根据病史和患病特点，患者诊断为精神分裂症，偏执型。此型为精神分裂症最常见类型。该病发病与遗传、神经发育异常、神经生化异常、心理社会等多种因素有关，多起病于青壮年，病情迁延，复发率高，部分患者最终导致精神衰退、社会功能下降。故对该病患者不仅需要系统的抗精神病药物治疗，还需要心理社会综合干预，改善生活质量，提高社会功能，促使患者全面社会康复。

讨论：请问患者有哪些主要的护理问题，应采取哪些有针对性的护理措施？

学前导语：精神分裂症以思维和知觉歪曲、情感不恰当或迟钝为特点，通常意识清晰，缺乏自知力。患者常有思维感知改变、有暴力行为的危险、睡眠型态紊乱、社会交往障碍等。护理人员要熟悉患者主要护理问题及针对性的护理措施。

精神分裂症是一组病因未明的精神疾病，具有感知觉、思维、情感、行为等多方面的障碍，以精神活动与环境不协调为特征。一般无意识障碍，智能尚好，但部分患者可出现认知功能损害。常缓慢起病，病程迁延，有慢性化倾向和衰退可能。该病可见于各种社会文化及各个地理区域中，其终身患病率约为 1%，发病高峰集中在成年早期，男性为 15～25 岁，女性稍晚，国内的大多数流行病学调查显示女性患病率略高于男性，城市患病率高于农村，同时该病患病率也与受教育程度、家庭经济水平呈负相关。

【病因与发病机制】

精神分裂症的病因与发病机制目前还不十分清楚，一般认为是由个体的易感素质与环境相互作用而致。

1. 遗传因素 国内外大量的研究表明，精神分裂症与遗传因素密切相关。家系调查显示，精神分裂症亲属的患病率为一般人群的 6~7 倍，且血缘关系越近，发病率越高。双生子研究发现单卵双生子的同病率为双卵双生子的 4~6 倍。寄养子研究发现精神分裂症患者的子女寄养在正常家庭，成年后精神分裂症患病率仍高于一般人群。

2. 神经发育异常 神经发育假说认为：由于遗传因素（易患性）和某些神经发育危险因素［妊娠期与出生时的并发症、怀孕期间暴露于流感病毒或母爱剥夺、Rhesus（Rh）因子不相容、冬季出生等］的相互作用，在胚胎大脑发育过程中出现了某种神经病理改变，主要是新皮质形成期神经细胞从大脑深部向皮层迁移过程中出现了紊乱，导致心理整合功能异常，其即刻效应不显著，但进入青春期或成年早期后，在外界环境因素的不良刺激下，可出现精神分裂的症状。CT 和 MRI 等大量资料研究发现30%~40% 的精神分裂症患者的脑室扩大，沟回增宽，提示存在脑组织萎缩或其他脑结构异常。

3. 神经生化代谢异常 精神分裂症神经生化基础方面的研究，主要有以下三个方面的假说。

（1）多巴胺（DA）假说 此假说在 20 世纪 60 年代提出，认为精神分裂症患者中枢 DA 功能亢进。大脑多巴胺神经元、多巴胺代谢以及抗精神病药理的研究发现精神分裂症患者存在多巴胺功能相对亢进，而多巴胺的功能相对亢进与精神分裂症的阳性症状有关。

（2）谷氨酸假说 谷氨酸是皮层神经元重要的兴奋性递质。中枢谷氨酸功能不足可能是精神分裂症的病因之一。使用放射配基结合法及磁共振技术，发现精神分裂症患者大脑某些区域如中谷氨酸受体亚型较正常人群减少。且非典型抗精神病药物可通过增加中枢谷氨酸而发挥治疗作用。

（3）5-羟色胺（5-HT）假说 多项研究表明精神分裂症患者存在 5-HT 代谢及 5-HT 受体的异常，且一些非典型抗精神病药物可通过影响 5-HT 代谢及受体功能起到治疗精神分裂症的作用。5-HT_{2A}受体可能与情感、行为控制及 DA 调节释放有关。

4. 心理社会因素 临床上发现精神分裂症患者病前以分裂人格多见，表现为孤僻、少语、敏感、沉溺于幻想、主动性差。国内外的研究资料显示，经济水平低或社会层次低的人群本病患病率较高，这可能与社会生活环境差、生活动荡、职业无保障等心理社会应激较大有关。很多患者病前 6 个月内可追溯到相应的生活事件。另外目前的观点认为，心理社会因素对精神分裂症的复发有重要诱导作用。

第一节 精神分裂症的临床特点与治疗要点

PPT

一、临床表现 e 微课

本病的临床症状十分复杂且多种多样，不同类型、不同阶段的临床表现可有很大差别，但患者均具有思维、情感、意志与行为的不协调和脱离现实环境的特点。

1. 前驱症状 出现典型精神分裂症症状之前，患者常可出现一些异常的行为方式和态度变化，这些症状不具有特异性，且进展缓慢，常因未引起重视而错过最佳治疗时期。常见的前驱症状有：①个性改变，如性格变得冷淡、懒散、孤僻、无故发脾气、执拗、难以接近等。②类神经症症状，患者可表现为不明原因的焦虑、抑郁、失眠、头痛、易疲劳、注意力不集中、工作缺乏热情、学习和工作能力下降等。③言行古怪，有些患者可出现不可理解的言行。例如：有一名护士，在精神分裂症典型症状出现前 6 个月，她将科室内的体温表均编上号，试表时必须床号与编号相对应，如果不对应就要重新试。④多疑、敌对及困惑感，有的患者可以出现对周围环境的恐惧、猜疑，虽然从理智上自己也觉得没有什么不妥，但就是感到对于周围环境害怕和对某些人不放心，故患者在日常生活中有多疑表现，对家人及朋友有敌对情绪，并与他们疏远。

2. 感知觉障碍　精神分裂症最突出的感知觉障碍是幻觉，以幻听最为常见。多为言语性幻听，如听到有人在喊自己的名字，或听到某个人或某些人的秽语或议论。其中命令性幻听、争议性幻听、评论性幻听对诊断精神分裂症有重要意义，命令性幻听可有暴力风险。幻听还会以思维鸣响的方式表现出来，即患者所进行的思考，都被自己的声音读出来。幻视较少见，可有幻味、幻触和幻嗅。

3. 思维障碍　在意识清楚的状态下出现思维障碍是精神分裂症的核心症状，其主要表现有：①思维内容障碍：最主要的表现是妄想，最常见的妄想是被害妄想和关系妄想，其他还有夸大、嫉妒、钟情、非血统、宗教或躯体妄想等。妄想内容荒谬离奇，可表现一种或几种妄想。②被动体验：是指患者丧失了对自己的精神和躯体活动的自主支配感，感到自己的躯体运动、思维活动、情感、冲动都受别人或外力控制，这种被外力强加的被动体验，常被患者描述为"感到身不由己"。被动体验常会与被害妄想联系起来，患者对其赋予种种妄想性解释，如"身上被安装了芯片"。③思维联想与思维逻辑障碍：可通过与患者交谈和从患者的书写材料中获得。可表现为多种形式，包括思维散漫、思维破裂、思维中断、语词新作、缄默症、持续语言、思维贫乏、逻辑倒错性思维、病理性象征性思维等。

4. 情感障碍　主要有情感迟钝、情感淡漠、情感倒错等。如表现为对周围事物的情感反应变得迟钝，对生活和学习的兴趣减少。随着疾病的发展，患者的情感日益贫乏，对一切无动于衷，甚至对巨大痛苦的事情，也表现出惊人的冷漠无情。在情感淡漠同时，可出现情感反应与环境不协调，与思维内容不配合，患者可为琐事而勃然大怒，或含笑叙述自己的不幸遭遇，流着眼泪唱愉快的歌曲，即为情感倒错。

5. 意志与行为障碍　①意志减退：轻者表现为安于现状，无所事事，对前途无打算、无追求、不关心、个人卫生懒于料理。重者终日卧床少动，孤僻离群，行为被动，甚至个人生活不能自理，本能欲望也缺乏。②紧张综合征：患者木僵时以缄默、随意运动减少或缺失及对刺激无反应为特征，严重时可表现为"空气枕头"、蜡样屈曲等，木僵患者有时可突然出现冲动行为，即为紧张性兴奋。

6. 其他　一般意识清晰，无定向力障碍。精神分裂症患者一般的记忆和智能没有明显障碍。慢性衰退的患者，由于缺乏社会交流和及对新知识的接受，可有智能减退的表现。但近年来的一个重要进展是再次发现精神分裂症认知缺陷的重要性。一些精神分裂症患者表现出一系列较高级的认知功能缺陷，包括注意、执行功能、工作记忆、情节记忆、抽象概括和创造力等方面，因此，改善认知成为目前治疗干预的重要目标之一。精神分裂症患者多自知力缺失。

二、临床分型

当疾病发展到一定阶段，根据患者的主要临床相可分成若干类型。临床分型对药物选择、预后估计及病因学研究有一定的指导意义。

1. 单纯型（simple type）　本型较少见，约占精神分裂症患者的 2%。多为青少年起病，起病隐匿，缓慢发展，病程至少 2 年。以思维贫乏、情感淡漠、意志减退等阴性症状为主，无明显阳性症状，社会功能严重受损，预后较差。

2. 青春型（hebephrenic type）　较常见。多青春期急性或亚急性起病，病情进展快，常在 2 周内达到高峰。以思维、情感和行为障碍或紊乱为主，表现为思维破裂、明显的思维松弛、言语零乱、话多、内容荒谬、情感不协调、喜怒无常、行为怪异，如及时治疗，效果较好，但易复发。

3. 紧张型（catatonic type） 占住院患者的7%，近年有明显减少趋势。多起病于青年或中年，急性起病多见。常表现为紧张性木僵和紧张性兴奋交替或单独出现，以紧张性木僵为多见。此型预后较好。

（1）紧张性木僵 表现为运动抑制，轻者动作缓慢，少语少动（亚木僵），重者终日卧床，不语不动，对周围刺激无反应，唾液留在口中都不咽不吐。可见蜡样屈曲、违拗、模仿动作和模仿言语等。患者意识清楚，能感知周围事物，病后能回忆。常持续数周至数月。

（2）紧张性兴奋 常突然发生，行为冲动，不可理解，言语内容单调刻板，行为无目的性，可出现伤人、毁物行为。持续时间可为数小时至数周，可自发缓解，或转入木僵状态。

4. 偏执型（paranoid type） 最常见。多青壮年或中年缓慢起病，临床特点以妄想为主，病初多疑、敏感逐步发展成妄想，以关系、被害妄想最多见，其次为自罪、嫉妒、影响、夸大妄想等，妄想内容多离奇、荒谬、脱离现实，妄想的范围常有泛化趋势，多数患者常同时存在几种妄想。常伴幻觉，以言语性幻听最常见。患者情感和行为常受妄想、幻觉支配，表现为多疑、恐惧，甚至出现自伤及伤人行为，病情发展较其他类型缓慢，精神衰退现象不明显，能维持日常工作生活学习，早治疗效果较好。

5. 未分化型（undifferentiated type） 是指符合精神分裂症的诊断标准，有明显的精神病性症状，如妄想、幻觉、严重的行为紊乱，但又无法归入上述论及的任何一种类型。目前临床较为多见。

6. 残留型（residual type） 又称为后遗性精神分裂症，有些精神分裂症患者在患病一段时间以后，幻觉、妄想等阳性症状消失，主要表现为缺乏主动性、情感反应淡漠、活动减少、思维贫乏等阴性症状，病程呈慢性化，病期1年以上。残留型的治疗效果差，预后欠佳。

7. 精神分裂症后抑郁（post schizophrenic depression） 患者最近1年内确诊为精神分裂症，病情好转而未痊愈时出现持续2周以上的抑郁症状。抑郁症状产生的可能原因有：抗精神病药物副作用所致；精神分裂症本身症状的组成；患者对自身疾病认识产生的心理反应。抑郁症状的出现增加了自杀的危险性，应予重视。

👁 **看一看**

阳性、阴性症状

大量的研究提示，精神分裂症可分为五个症状维度，对治疗及评估预后较有意义的有阳性症状及阴性症状两个维度。阳性症状是指异常心理过程的出现，普遍公认的阳性症状包括幻觉、妄想及紊乱的言语和行为。阴性症状是指正常心理功能的缺失，涉及情感、社交及认知方面的缺陷。美国国立精神卫生研究所建议精神分裂症的阴性症状包含五个条目，即意志减退、快感缺乏、情感迟钝、社交退缩及言语贫乏，其中前两项为最常见的阴性症状。

三、治疗与预后

在精神分裂症的治疗过程中，抗精神病药物治疗起重要作用。健康教育、工娱疗法、心理社会干预等措施也应贯穿于治疗全程。对部分药物治疗效果不佳和（或）有木僵违拗、攻击冲动、频繁自杀的患者，在急性治疗期可以单用或合用电休克治疗（ECT）。

（一）治疗

1. 药物治疗

（1）用药原则 精神分裂症的药物治疗应系统而规范，强调早期、足量（个体化的最低有效剂量）、足疗程、个体化用药、尽量单一用药的"全病程治疗"。

（2）选药原则　选择广谱、安全、能改善认知功能，对阴、阳性症状有效，副作用小的药物。临床一般推荐非经典（新型）抗精神病药物如利培酮、奥氮平、喹硫平等作为一线药物；氯氮平诱发的不良反应，特别是中性粒细胞缺乏症等较为多见，故仅作为二线药物使用。经典（传统）抗精神病药物如氯丙嗪、奋乃静、舒必利等建议作为二线药物。

（3）药物治疗时间　一旦明确精神分裂症的诊断应尽早用药，治疗从低剂量开始逐渐加大剂量至有效治疗量。一般急性期治疗约为2个月，巩固治疗为3~6个月，首次发病维持1~2年，多次发病药物维持至少5年，有攻击暴力行为者维持治疗时间更长。

2. 电休克治疗　电休克治疗对控制精神分裂症极度兴奋躁动、冲动伤人、自伤、自杀、拒食、违拗、紧张性木僵症状疗效甚好。一般每周2~3次，6~10次为一疗程。

3. 心理社会干预　心理社会干预不仅可以改善精神分裂症患者的精神症状，提高自知力，增强治疗的依从性，还可以改善家庭成员之间的关系，促进患者与社会的接触，帮助其恢复工作或学习能力，重建恰当的人际关系。常用于精神分裂症患者的心理社会干预包括行为治疗（社会技能训练）、家庭干预及社区服务等措施。

（二）预后

精神分裂症的预后一般分为：临床痊愈、轻度缺损、明显缺损、精神衰退。由于近代治疗的进展，社会环境的改善，预后已有很大改善，约有1/3的患者可获临床痊愈。多数研究认为女性，文化程度高，已婚，初发年龄较大，急性或亚急性起病，病前性格开朗、人际关系好，病前职业功能水平高，以阳性症状为主，症状表现中情感症状成分较多，家庭社会支持多，家庭情感表达适度，治疗及时、系统，维持服药依从性好等常是提示预后良好的因素，反之，为预后不良的因素。

第二节　精神分裂症患者的护理要点与健康指导

PPT

【护理评估】

1. 健康史　评估有无重大负性生活时间或其他诱因，有无躯体器质性疾病及精神活性物质滥用，有无类似经历及就诊情况；患者是否为足月顺产，母孕期及围生期有无异常；患者生活自理、学习及工作能力；患者性格特点及处理压力的方式；是否有家族史等。

2. 生理状况　评估患者的生命体征是否正常，意识是否清楚，生活能否自理，睡眠及饮食状况，大小便情况，如有无便秘、尿潴留等，肌张力有无异常等情况。

3. 精神活动状况　①感知觉：评估有无感知觉障碍，重点评估有无幻觉，幻觉的类型及患者的反应。②思维状态：有无思维破裂、思维散漫、思维逻辑障碍，有无妄想及妄想的内容等。③情感状态：是否有焦虑、抑郁、兴奋或易激惹，有无情感不协调，情感倒错，情感淡漠等。④意志行为状态：有无意志减退、意向倒错，有无攻击敌意行为等。⑤自知力：如有无否认患病，有无求治愿望。

4. 社会功能状况　评估患者经济状况、受教育程度及社会交往能力等。评估家庭支持情况，如：家庭成员之间的关系，对患者患病的态度及看法。

【护理诊断】

1. 感知觉紊乱　与感知觉改变、注意力不集中有关。

2. 思维过程改变　与思维内容障碍（妄想）、思维逻辑障碍、思维联想障碍等有关。

3. 不合作　与自知力缺乏、思维障碍、违拗及担心药物不良反应等有关。

4. 有暴力行为的危险（对自己或他人） 与幻觉、妄想、精神运动性兴奋、缺乏自知力等有关。

5. 营养失调：低于机体需要量 与受幻觉、妄想影响而拒食，极度兴奋，躁动，消耗量过大及紧张性木僵所致的摄入量不足等有关。

6. 生活自理能力缺陷 与运动及行为障碍、精神衰退所致的生活懒散有关。

7. 睡眠型态紊乱 与妄想、幻听、兴奋、环境不适应、睡眠规律紊乱等有关。

8. 社会交往障碍 与妄想、情感障碍、思维过程改变有关。

【护理措施】

1. 生活护理

（1）个人卫生护理 帮助患者制定日常生活计划，养成良好的生活卫生习惯，指导或协助患者定期更换衣裤、理发、剃须、洗头、洗澡、修剪指甲、早晚刷牙、女患者清洗会阴等；新入院患者做好卫生处置，再入病室；对于年老体弱、木僵等不能自理的患者应给予生活照料及卫生护理。

（2）饮食护理 注意观察患者有无拒食、少食或暴饮暴食等情况。对于有被害妄想而少食、拒食的患者，可以采用与其他病友共同进餐，让患者自行取食或者让别人先吃一口再让患者吃，以解除其疑虑。对于兴奋、行为紊乱不知进食者，宜单独进食，以免干扰其他患者进食；对于木僵患者给予半流质或容易消化的食物，但不宜强行喂食；对于年老吞咽功能差或因服用抗精神病药物出现锥体外系反应的患者，应嘱其缓慢进食，以防噎食，必要时给予软食及半流质饮食；对于暴饮暴食者要提醒其细嚼慢咽，并控制进食量；对于完全拒食达一日以上者，应予鼻饲或静脉输液以维持营养和提供液体。注意评估进餐后情况，有无腹胀、腹泻等，记录进食量，每周称体重一次。

（3）大小便护理 每天观察患者的大小便排泄情况。便秘者给予缓泻剂或清洁灌肠，鼓励患者平时多饮水，多食粗纤维蔬菜、水果，多活动。对排尿困难或尿潴留者先诱导排尿，无效时遵医嘱导尿。对卧床者定时提供便器。对认知功能障碍者除定时陪送到卫生间外还需训练患者养成规律的排便习惯。

（4）睡眠护理 ①为患者提供良好的睡眠条件：保持环境安静，温度适宜，避免强光刺激，护士夜间巡房时做到"四轻"，即说话轻、走路轻、关门窗轻、操作轻。②对各类失眠的患者给予相应护理：合理安排作息制度；鼓励患者白天尽量多参加集体活动，以保证夜间睡眠质量；晚上睡觉前可用热水泡脚，服用温牛奶，听轻音乐，避免服用咖啡等兴奋类饮料，避免睡前看刺激的书籍或电视；严重者可遵医嘱使用镇静催眠药物辅助睡眠。③夜间巡视，观察患者的睡眠情况，防止患者蒙头睡觉或假睡。

2. 安全护理 精神分裂症患者由于认知、思维、情感、意志行为等精神活动具有明显障碍，易出现冲动、伤人毁物、自杀自伤、出走等异常行为。这些异常行为对患者自身、他人及环境具有威胁性，甚至带来严重后果。因此，安全护理是精神科护理工作中的重要部分。

（1）熟悉病情，严密观察 护理人员应熟悉每位患者的病情，尤其对重点患者（兴奋躁动、伤人毁物、自杀自伤、木僵、拒食、出走以及伴有严重躯体疾患者）要做到心中有数。每15~30分钟巡视一次，重点患者应由专人监护，重点交班，24小时不离视线。夜间、凌晨、午间等时间以及医护人员交接班时段等较容易发生意外，护士应提高警惕，密切观察。一旦发现意外征兆，立即报告医生做好防范准备，一旦出现安全意外，立即进行积极有效的干预措施。

（2）病房的安全管理 注意病房的安全管理，病房设施安全工作，勤查勤修，各门户随时上锁。禁止将玻璃制品、刀具、绳索、打火机等危险物品带入病房。患者应在医护人员的看管下使用指甲剪、针线，并应及时收回。在患者入院、会客、假出院或外出返院时应加强检查防止将危险品带进病房，每天整理床单位时注意检查有无积存药品、皮带、锐器等，每周做一次安全检查并做好记录。

❓ 想一想

一精神分裂症患者认为邻居收买了公安局的人跟踪他，想害死他，为此患者多次拿刀找邻居，被家人及时制止，入院后患者认为邻居又收买了一个病友监视他。护士应如何对该患者进行安全护理？

答案解析

3. 症状护理

（1）兴奋躁动的护理　了解患者兴奋冲动的诱因、行为特点和发生攻击行为的可能性。掌握患者出现攻击的前驱症状，如：言语挑衅、拳头紧握、来回踱步、激动不安等，提前做好防范。对于情绪波动较大、冲动行为明显的患者安置于重病室（与其他兴奋状态的患者分开安置），确保患者周围环境物品安全。面对冲动患者，给予耐心劝导，言语平静。当精神症状导致患者对自己、他人或环境有伤害时，护理人员要沉着、冷静，一方面由患者信任的护理人员分散其注意力，另一方面从患者后面或侧面给予及时有效地控制，避免危险行为的发生。患者的危险行为停止后，对其加强心理护理，指导患者学会正确表达自己的感情与想法，当激动、气愤难以自控时知道去寻求帮助。

（2）幻觉的护理　①密切观察病情：善于从患者的言语、表情、行为表现中了解幻觉出现的时间、频率、内容、规律。对受幻觉支配出走、冲动、伤人、毁物者安排重症观察室，专人监护，防止意外发生。②日常生活护理：对整日自言自语，沉浸在病态体验中影响其日常生活者给予帮助，督促其按时就餐、饮水，满足其机体基本需要。③运用正确的接触技巧：耐心倾听，给予同情和安慰，不要过早指明患者病态表现，不要争论，防止患者隐瞒病情，不否认患者的感受，但也不强化其幻觉。④缓解症状：根据幻觉内容，设法诱导，缓解症状，如患者听到病房门口有人叫他的名字，感到焦虑并在门口徘徊，可带其出去证实有无声音存在。指导患者应对幻觉的方法，如：鼓励和督促患者参加各种工娱疗活动、文体活动，体验现实生活，分散注意力，减少幻觉出现的频率。⑤病情好转后，在适当时机，对其病态体验提出合理解释，帮助其区分现实与虚幻，促进康复。

（3）妄想的护理　①观察病情变化，加强防范。外出做必要检查时，一定要有工作人员陪护，避免外走。②接触技巧：接纳患者，建立信任关系。首先从关心患者的生活入手，询问患者起居等情况，注意态度和蔼，热情亲切；进行任何护理操作前都要向患者解释；症状活跃期，患者常对妄想内容十分敏感，不愿暴露，如患者未主动提及，护理人员不可唐突询问，如患者主动叙述其内容，应耐心倾听，不可与其争辩护。③掌握妄想内容，对症护理：如患者在被害妄想支配下，不安心住院、不配合治疗和护理时，应耐心地说服劝解，限制患者活动范围；出现关系妄想时，不要在患者面前与他人耳语、低笑，防止患者多疑；如果患者的妄想泛化至某位工作人员或病友时，要注意避免直接接触，保证人身安全，防止意外发生；当出现自罪妄想的患者无休止参加劳动以借机赎罪时，应及时劝阻，防止过度体力消耗；对出现疑病妄想的患者，必要时在耐心劝说的基础之上，配合医生给予暗示治疗；被害妄想患者认为饭中有毒而拒食，可采取集体进食，任选饮食与其他病友一起进餐，或让别人先吃一口再让患者食用，以解除疑虑；为了缓和症状，可根据其个人特长参加工娱疗活动，以分散患者的注意力；对有关系妄想的患者，护士不要在患者面前议论是非或低声交流，以免患者猜疑，强化妄想内容。④妄想动摇期护理：在患者病情好转时，抓住时机与患者进行治疗性沟通，启发其认识病态思维，促使恢复自知力。

（4）木僵的护理　①加强基础护理：将患者安置在单间病室，摆放患者至舒适体位，注意保暖；保持皮肤清洁；每天进行口腔护理，及时吸出口腔内积存的唾液，防止吸入性肺炎；每 2 小时翻身一次，必要时使用气垫；保证营养供给，必要时采用鼻饲或胃肠道外营养；尿潴留者可予导尿，便秘者可予灌肠。②适当沟通：木僵患者多意识清楚，能正确感知外界事物，木僵缓解后能回忆，护理人员应在护理期间与患者适当沟通，询问患者的感觉和需求，传达关怀，并注意不要在患者面前谈论病情和无关事情。③密切观察病情：木僵状态的患者有时可突然出现紧张性兴奋，冲动、伤人、毁物，应注意观察病情变化，及时采取措施，防止其伤人或被其他患者伤害。

练一练

某精神分裂症患者有被害妄想，认为饭中有毒而拒食，此时护士的正确做法是（　　）

A. 为避免护患冲突，不勉强患者进食，让其饥饿时可能会自动进食

B. 强行喂食

C. 把患者约束起来，直至同意进食为止

D. 带去餐厅与其他病友一同进食，或让别人先吃一口再让患者吃

E. 直接给予鼻饲或胃肠道外营养

答案解析

4. 用药护理　精神分裂症患者由于精神症状的影响，给药疗护理工作带来了一些困难，如有些患者无自知力，否认有病，将药物偷偷扔掉；有的自责认为不配接受治疗；被害妄想者认为是毒药而拒绝服药；有的企图自杀，积蓄药物而藏药等。因此，精神科的给药治疗护理，除了按一般给药治疗护理常规外，护士应加强药物作用的宣传，加强治疗前的心理护理，熟悉药物的性能、中毒的表现及应急处理。

（1）给药前熟悉病情　患者的精神症状和躯体状况都要心中有数。护理人员要知道给药的目的、药物疗效、常用剂量和可能发生的副作用。按床号顺序排列药签，药剂员摆好药后，护士认真核对，以防发生差错。

（2）确保药物服下　发药时需由 2 名以上护士负责，发药护士必须严格执行"三查八对"制度，认清患者姓名、床号、面貌后再发药，另一护士检查患者口腔、舌下和颊部，确保药物服下。发药时，合作者先，不合作者后。若患者睡意朦胧，必须唤醒后再服药，以免呛咳。对老年患者及吞服困难的患者应一片一片给予吞服，或者碾磨成粉后服下，切勿数片一次吞服，以防发生喉头梗阻等意外。对拒绝服药者，要耐心劝导，尽量取得合作。对极度兴奋躁动拒不服药或意识障碍的患者宜鼻饲给药或遵医嘱注射给药。

（3）用药安全护理　药疗过程中随时警惕患者可能出现的冲动行为。治疗车、治疗盘、给药篮都应近身，不得随便放置，以免患者抢药或毁坏发药车、治疗盘等。给药治疗后及时整理好用物，切勿将注射器、安瓿等物遗留在病房，以免被患者当作自伤、伤人的工具。保证治疗环境安全。观察用药后效果，及时发现药物不良反应，并给予恰当处理。

（4）提高用药依从性　分析患者用药依从性差的原因，采取针对性措施，如讲解药物治疗的有关常识，使其了解药物治疗的意义及重要性。讲解药物的不良反应及对策，消除其对药物不良反应的曲解，取得患者的合作，提高服药依从性。

5. 心理护理

（1）入院阶段　护理人员应主动、热情地接待患者，介绍病房环境、生活制度，使患者感到温暖，解除顾虑，产生信任。在与患者接触时要注意方式、方法，从关心患者的日常生活入手，主动询问患者起居，经常与其交谈，尽可能地为其提供帮助，态度诚恳耐心，使患者感到被关心、被重视，从而增进护患关系及合作程度，也可避免一些意外的发生。

（2）治疗阶段　掌握患者病情动态变化规律，减少外因刺激，以亲切耐心的态度，镇静而温和的言语，了解患者的需要，帮助患者建立社会能接受的行为模式。对其在幻觉、妄想支配下出现的过激

行为要及时疏导和阻止。对不合作的患者，要耐心解释劝说，以认真负责的工作作风、良好的服务态度、娴熟的护理操作技巧、有效的沟通交流感化患者，帮助其稳定情绪，将其不配合治疗的行为风险降到最低限度。对自杀、自伤的患者，探究其内心体验，帮助其分析病态的思维方式，调节、疏导、宣泄消极情绪，通过优化情绪提高其心理免疫力。鼓励患者参加集体活动，根据其病情变化和兴趣爱好，指导患者参加一些简单的工疗、娱疗，如折纸、编织、唱歌、绘画、体育比赛等以转移其病态思维，同时体现生命价值，从而消除自杀心理，积极配合治疗。

（3）康复阶段　康复期患者的心理变化和精神负担是多种多样的，如担心疾病对生活的不良影响，担心出院后社会、同事、朋友甚至家人不能接纳自己，担心自己能否继续工作、学习、结婚，过正常人的生活等，随着自知力恢复，患者也可能产生自责、自卑的情绪。此阶段应耐心安慰患者，及时做好心理疏导，告诉患者在疾病发作时的一些表现只是疾病的症状，而不是他本人的行为，多给予患者一些支持性的心理护理。同时调用社会保障支持系统力量和家庭关爱，帮助患者度过心理危机，提高其价值感和自信心。指导患者调整认知，运用正确的心理防卫方式，克服自己性格中的缺陷，维护心身平衡，使生理、心理各方面都处于接受治疗和管理的最佳状态，以最终达到促使康复的目标。

6. 社会交往康复训练　精神分裂症患者的社交能力通常因长期住院与社会隔绝而削弱，加强社交训练的目的在于帮助患者阻止其社交能力的下降，训练从如何表达自己的感受开始，直至如何正确积极地寻求帮助，逐步掌握社交礼仪技能。包括就业行为训练、简单的作业训练、工艺制作训练、职业劳动训练等。

【健康指导】

精神分裂症是容易发展为慢性和有反复发作倾向的精神疾病，做好出院后的康复工作和维持治疗对防止复发，减少精神缺损、精神残疾有重要作用，尤以做好患者和家属的健康教育为重要。

1. 对患者　使患者认识到坚持服药对防止病情复发的重要性。告知按时门诊复查，坚持服药。教会患者观察药物的不良反应，识别疾病复发先兆。帮助患者建立自理模式。鼓励其参加综合康复活动，加强工娱治疗，保持规律的生活制度，积极应对社会环境压力。

2. 对家属　指导家属学习精神分裂症的相关知识。使其了解病情波动，复发的先兆，以便及时就医。指导其督促患者服药，并观察药物的不良反应；教会其积极应对各种危机（冲动、伤人毁物、自伤自杀）的方法，告知家人和社会的良好支持是减少或消除疾病复发的重要因素。

护爱生命

精神分裂症的全病程管理

精神分裂症具有反复发作、慢性衰退的特点，被认为是导致伤残和影响寿命的前十大疾病之一。其治疗过程包括控制症状—预防复发—功能恢复。为了达到这一目的需要科学地进行全病程综合干预，为患者提供一个连续的、全面的医疗服务，称为"全病程管理"。全程干预包含了两方面的含义：在纵向上保持精神卫生工作者与患者和家属的联系；在横向上联络相应机构、部门、人员为患者及其家庭提供多方位的支持。精神科医生应当成为全程干预工作的领导者，但必须有精神科护士、心理学家、社会工作者、职业治疗师或承担相应职能的人参加。精神卫生机构应打破条块分割，使患者在各部门如门诊、住院部、康复基地等之间的转移更为顺畅。同时，鼓励精神卫生机构建立或强化与初生保健系统及综合医院的联系，为患者提供更为便捷的健康服务，以最终使患者完全康复回归社会。

目标检测

答案解析

一、选择题

A1 型题

1. 在精神分裂症病因学研究中，目前最重要的因素是（　　）

    A. 遗传因素   B. 环境因素   C. 精神因素

    D. 性格因素   E. 社会因素

2. 某患者毫无根据地坚信单位同事打击迫害他，在水中放毒，此症状为（　　）

    A. 强迫观念   B. 夸大妄想   C. 被害妄想

    D. 关系妄想   E. 幻觉

3. 下列不属于精神分裂症阳性症状的是（　　）

    A. 联想障碍   B. 妄想   C. 行为紊乱

    D. 情感淡漠   E. 幻觉

4. 精神分裂症患者的幻觉主要是（　　）

    A. 假性幻听   B. 言语性幻听   C. 幻视

    D. 内脏幻觉   E. 幻嗅、幻味

5. 关于精神分裂症的预后，下述错误的是（　　）

    A. 发病年龄越早，预后越好

    B. 病前性格健全，预后较好

    C. 无明显发病诱因，预后较差

    D. 病程长、发病迟、未及时治疗，效果差

    E. 起病急，病程短暂，有明显情感症状，预后较好

6. 精神分裂症各种类型中，治疗效果最差的是（　　）

    A. 单纯型   B. 青春型   C. 紧张型

    D. 偏执型   E. 未分化型

7. 精神分裂症治疗中起重要作用的是（　　）

    A. 心理治疗   B. 社会干预   C. 药物治疗

    D. 电休克治疗   E. 工娱治疗

8. 对精神分裂症患者实施护理，下述错误的是（　　）

    A. 严格执行病区安全管理与检查制度

    B. 冲动者行保护性护理措施

    C. 发药时，不合作者先，合作者后

    D. 加强巡视，防止意外的发生

    E. 发药时，严格执行"三查八对"制度

9. 对精神分裂症患者康复阶段的心理护理，下述错误的是（　　）

    A. 调整认知   B. 改善不良行为   C. 电休克治疗

    D. 克服性格缺陷   E. 维护心身平衡

10. 精神分裂症患者出院时，护士向患者家属做的健康指导为（　　）

A. 简要说明疾病的特点、定时复查

B. 出院后家属正确对待患者

C. 维持用药，安全保管药物

D. 让家属了解疾病复发先兆

E. 以上都对

B 型题

（11～14 题共用备选答案）

A. 起病于青年期，临床以思维、情感和行为障碍或紊乱为主的精神分裂症

B. 起病较急，以紧张综合征为主，且多出现木僵的精神分裂症

C. 临床上以妄想为主，病初为多疑，逐渐发展成妄想的精神分裂症

D. 临床上病情进展缓慢以思维贫乏、情感淡漠、意志减退等阴性症状为主的精神分裂症

11. 精神分裂症单纯型（　　）

12. 精神分裂症青春型（　　）

13. 精神分裂症紧张型（　　）

14. 精神分裂症偏执型（　　）

X 型题

15. 对精神分裂症患者实施护理，下述正确的是（　　）

A. 建立良好护患关系，满足患者一切需求

B. 配合医生做好支持性心理治疗

C. 减少外界刺激，做好日常生活护理

D. 一旦发生自杀自伤时，应立即隔离患者

E. 尽量迁就有过激言行或冲动患者

16. 对精神分裂症患者实施护理，下述错误的是（　　）

A. 严格执行病区安全管理与检查制度

B. 冲动或易激惹的患者不宜分开活动与居住

C. 有自杀、自伤倾向的患者最好单独居住

D. 加强巡视，防止意外行为的发生

E. 发药时，严格执行"三查八对"制度

17. 下述不符合抗精神病药治疗精神分裂症原则的是（　　）

A. 早期尽量合并用药

B. 快速加量

C. 药物剂量越高，治疗越彻底

D. 病情好转后，要坚持用药较长时间

E. 药物镇静作用越强，效果越好

18. 护理兴奋躁动患者的原则是（　　）

A. 预防兴奋躁动的发生

B. 减少或避免兴奋躁动引起的伤害

C. 确保周围环境安全

D. 尽快让其回归社会

E. 安置在明亮、色彩鲜艳的病室

二、综合问答题

1. 简述精神分裂症常见分型及主要临床特点。
2. 简述对精神分裂症患者及家人的健康指导。

（杜　清）

书网融合……

重点回顾　　 微课　　 习题

第七章 心境障碍患者的护理

<table>
<tr><td rowspan="2">学习目标</td><td>

知识目标：

1. 掌握 心境障碍的护理。

2. 熟悉 心境障碍的分类、临床表现和治疗。

3. 了解 心境障碍的病因和发病机制。

技能目标：

熟练掌握心境障碍的护理技术。

素质目标：

学会观察和记录患者病情变化并分析原因，在护理实践中尊重、理解、关爱患者。

</td></tr>
</table>

📖 **导学情景**

情景描述： 患者王先生，28岁，工人，已婚，文化程度高中。2周前出现整日兴高采烈，忙东忙西，说正在筹办公司，到处贴广告，看厂房，招工人，无控制地购买书籍和办公用品。晚上不停地打电话，画图纸，半夜都不睡觉，毫无倦意。在街上遇到陌生人就主动向别人问好，买烟和酒送给别人，称自己是大老板，有的是钱。当家人不同意其要求时就暴跳如雷，甚至骂人、摔东西。入院后否认自己有精神病，说是公司老板来疗养。在病房里跑来跑去，很热情地和医生、护士及病友打招呼，说要在病房开学习班。话多，自诉脑子特别灵活，反应敏捷。食欲增加，大小便正常。近5年来，出现类似症状3次，每次均以兴奋话多、活动多、爱管闲事、夸大等为主要症状，一般每次发病历时数周。父母两系三代均无精神病史，幼年发育正常，既往无躯体疾病病史，体格检查及实验室检查均正常。入院后诊断为"躁狂症"。

情景分析： 根据患病特点，患者诊断为躁狂发作。躁狂发作是心境障碍的一种类型。心境障碍通常周期性发作，每次发作多可缓解，间歇期精神状态基本正常。因此要重视躁狂发作患者的应对措施，帮助其坚持积极治疗，减少发作，恢复正常的生活与工作。

讨论： 请问患者有哪些主要的护理问题，应采取哪些有针对性的护理措施？

学前导语： 躁狂症的基本特征是情感高涨、思维奔逸和活动增多。患者往往有夸大观念或妄想或者暴力冲动行为等，护理工作者需要掌握躁狂发作患者的主要护理问题、针对性的护理措施。当患者出现暴力冲动行为时，要做好安全护理，必要时需加以约束。

PPT

第一节 心境障碍的临床特点与治疗要点

心境障碍（mood disorder）又称情感性精神障碍（affective disorder），是指由各种原因引起的、以显著而持久的心境或情感改变为主要特征的一组疾病。临床上主要表现为情感高涨或低落，常伴有相应的认知和行为改变，病情重者可有幻觉、妄想等精神病性症状。此病患者往往具有反复发作的倾向，每次发作多可缓解，部分可有残留症状或转为慢性，间歇期精神状态基本正常。

心境障碍包括躁狂发作、抑郁发作、双相障碍、持续性心境障碍等几个类型。只有躁狂相或只有抑郁相，称为躁狂发作（单相躁狂）或抑郁发作（单相抑郁）。双相障碍是指既有躁狂或轻躁狂发作，又有抑郁发作的一类心境障碍，包括至少一次轻躁狂、躁狂或混合发作。心境障碍还包括以心境高低波动、但幅度不高为特征的环性心境和以持久心境低落的慢性抑郁为主要特点的恶劣心境两种持续性心境障碍。反复发作的单相抑郁最常见，单相抑郁发病年龄为40岁左右。近年来，心境障碍的起病年龄均有年轻化趋势。

心境障碍的病因与发病机制目前尚不清楚，大量研究资料提示可能与遗传、神经生化和心理社会等因素关系密切。

1. 遗传因素 经过大样本人群流行病学调查表明，在心境障碍患者中，有家族史者为30% ~ 41.8%。心境障碍亲属患本病的概率为一般人群的10~30倍，血缘关系越近，患病概率越高。单、双相患者一级亲属终身患病危险率为15% ~20%，单卵双生比双卵双生的患病率高，说明本病与遗传有密切关系，但遗传方式目前尚不肯定，多倾向于多基因遗传模式。

2. 神经生化因素 一些研究初步证实了中枢神经递质代谢异常及相应受体功能改变，可能与心境障碍的发生有关，但意见尚不一致。目前很多学者认为5-羟色胺功能活动降低可能与抑郁发作有关，5-羟色胺功能活动增高可能与躁狂发作有关。其次，部分学者也认为抑郁发作可能与去甲肾上腺素（NE）功能活动降低有关，去甲肾上腺素功能活动增高则可能与躁狂发作有关。还有学者支持多巴胺（DA）功能活动降低可能与抑郁发作有关，增高与躁狂发作有关。

3. 心理社会因素 应激性生活事件与心境障碍，尤其与抑郁发作的关系较为密切，特别是首次发作的抑郁症较为明显。据报道，抑郁发作前92%有突发生活事件，在最近6个月内有重大生活事件发生者，其抑郁发作的危险率增高6倍，自杀的危险率增高7倍；离婚家庭中的儿童和青少年中，37%可能患抑郁症。常见负性生活事件如丧偶、离婚、意外灾害、失业、严重躯体疾病、至亲亡故等，均可导致抑郁发作。

【临床表现】

根据ICD-11分类，常见的心境障碍包括躁狂发作、抑郁发作、双相情感障碍和持续性心境障碍四个类型。

（一）躁狂发作（manic episode）

躁狂发作的典型临床表现是"三高"症状，即情感高涨、思维奔逸和活动增多，可伴有夸大观念或妄想、冲动行为等。躁狂症状必须持续存在1周以上才考虑躁狂症的诊断。躁狂一生可发作一次，也可反复发作。若躁狂反复发作，按照ICD-11则归类于双相情感障碍。

1. 情感高涨 是躁狂发作的主要原发症状。主要表现为以下特点：①典型表现为患者主观体验愉快，自我感觉良好：患者终日沉浸在欢乐的心境中，整日兴高采烈，得意洋洋，讲话时眉飞色舞，喜笑颜开，表情生动，似乎从来没有忧愁和烦恼，这是躁狂状态的主要原发症状。②患者高涨的情感具有一定的感染力：患者言语诙谐风趣，能够引起周围人的共鸣，引起阵阵欢笑，其愉悦心境与内心体验和周围环境相协调。症状轻时可能不被视为异常，但了解他/她的人则可以看出这种表现的异常性。③部分患者还以易激惹的心境为主：表现为会因某种小事而发怒，好争吵、好斗，语言粗俗而尖刻，因细小琐事而大发雷霆，甚至出现破坏和攻击行为，尤其当有人指责他的狂妄自大或不切实际的想法时。表现为听不得一点反对意见，严重者可出现破坏或攻击行为。但持续时间较短，很快转怒为喜或赔礼道歉，患者常常在患病早期表现为愉快而在后期则转换为易激惹。

2. 思维奔逸 是指思维联想速度的加快。主要特点包括：①联想迅速，涉及内容多而广：患者言语增多，高谈阔论，滔滔不绝，感到说话的速度远远跟不上思想。在心境高涨的基础上可以出现自我感觉良好，言辞夸大，说话漫无边际，认为自己才华出众、出身名门、权位显赫、腰缠万贯、神通广大等，并可达到妄想的程度，有时可在夸大的基础上产生被害体验或妄想，但其内容一般并不荒谬，持续时间也较短暂，幻觉较少见。但讲话的内容较肤浅，凌乱不切实际，方向不确定，常给人以信口开河之感。②话题"随境转移"：即随周围环境改变而转移。有的患者可出现"音联"和"意联"，即按词汇的同音押韵或意义相近来转换话题。其认知功能具有不受约束和思潮加速的特征。

3. 活动增多　主要表现为以下四点：①精力旺盛：患者自感全身有使不完的劲，整日忙碌不停，无疲倦感；对各种事物都感兴趣，喜交往，爱凑热闹。与人一见如故，好开玩笑或搞恶作剧，好管闲事，整日忙碌。活动明显增多。②被动注意增强：做任何事常常是虎头蛇尾，有始无终，一事无成；爱管闲事，好打抱不平。尽管自己感觉什么都能干成，脑子灵光至极，但由于不能专心于某一事物之上，因而成事不足甚至败事有余。办事缺乏深思熟虑，有时到处惹事，约75%躁狂患者可带有攻击性行为。③对自己的行为缺乏正确判断：如任意挥霍钱财，乱购物，随意将礼物赠送同事或陌生人；社交活动多，主动与人打招呼，随便请客，没有陌生感；注重打扮，行为轻浮，且好接近异性，如女性患者打扮艳丽，说话及行为失去女性羞涩，大胆接触男性。④躁狂发作患者常伴有睡眠需要减少，终日奔波而不知疲倦。患者性欲亢进，偶可出现兴之所至的性行为，有时则可在不适当的场合出现与人过分亲热、拥抱、接吻而不顾别人的感受。由于活动过度，入量不足，可能会导致虚脱、衰竭，尤其是老年或体弱患者。轻躁狂患者可能保持一定自知力，而躁狂患者一般自知力不全。

4. 精神病性症状　部分患者可能出现幻觉与妄想，但多继发于情感高涨，内容多与现实接近，持续时间也不长。幻觉多为幻听，内容大多是称赞自己的才能和权利的，与其情绪相符合。妄想的内容常常与自我评价过高密切相关。患者认为自己是世界上最聪明的，能力最强的，最富有的或最漂亮的。严重时可发展为夸大妄想，自称有显赫的家族或权威的地位，如称自己是"国家总统"。夸大妄想的内容常因时间、环境、患者文化水平和经历而有很大不同。由此还可派生出被害妄想，认为别人嫉妒他的钱财和地位，要加害于他。

5. 躯体症状　由于患者自我感觉良好，精力充沛，故很少主诉有躯体不适。常表现为面色红润，两眼有神，心率加快。可有食欲增加、性欲亢进、交感神经兴奋等症状。因活动增多，可出现体重下降。患者睡眠需要明显减少但无困倦感，每日只睡2~3小时，主要为入睡困难和易醒。年老体弱的躁狂患者尤其应注意，避免造成躯体疾患。

6. 其他　儿童和老年患者的症状常不典型。儿童患者情绪和行为症状较单调，多表现为活动和要求增多。老年患者临床上主要表现为易激惹、狂傲、言语增多，有夸大观念及妄想，情感高涨和活动增多等症状多不明显。

✂ **练一练**

下列哪项不是躁狂发作的临床表现（　　）

A. 心境高涨　　　B. 思维反应快　　　C. 思维反应慢

D. 话多，活动多　E. 精力旺盛，不知疲倦

答案解析

（二）抑郁发作（depressive episode）

抑郁发作的典型临床表现是"三低"症状，即情绪低落、思维迟缓、意志活动减退，但现认为这是重度抑郁发作的典型症状。目前认为抑郁发作的核心症状包括情绪低落、兴趣缺乏和快感缺失三主征，可伴有躯体症状、自杀观念和行为。诊断抑郁状态时至少应包括此三种症状中的一个，抑郁症

必须持续存在2周以上，且有不同程度的社会功能损害，或给本人造成痛苦或不良后果，才考虑为抑郁发作。按ICD-11分类，若抑郁反复发作，则归类于复发性抑郁障碍（recurrent depression）。

1. 情绪低落　是抑郁状态的特征性症状。主要表现为显著而持久的情绪低沉、苦恼忧伤，情绪的基调是低沉、灰暗的。患者终日忧心忡忡，闷闷不乐，无精打采，愁眉苦脸，唉声叹气，甚至有度日如年、生不如死之感，自诉"高兴不起来""活着没意思"等。对孩子、挚友失去热情，漠然置之。患者常两眸凝含泪珠，如稍作启诱，便泪如线下。其低落的情绪不为喜乐的环境而改变，即使碰到令人高兴的事也高兴不起来。有时患者也会察觉到自己与别人不同，因而尽力掩饰伪装，称之为"微笑性抑郁"。60%的患者可出现不同程度的焦虑、激越症状，表现为表情紧张、局促不安、惶惶不可终日；或来回踱步、掐手指、拧衣服、揪头发等。典型病例常有晨重暮轻的特点，即情绪低落在早晨较为严重，傍晚可有所减轻，大约有50%的患者情绪低落呈现此波动变化。

2. 抑郁性认知　主要表现为自我评价过低，常有"三无"症状，即无望、无助和无用，具体特点有：①对过去感到自责自罪：患者往往因自己既往的一些轻微过失或错误过分自责，认为给家庭、社会带来了巨大负担。严重者达到罪恶妄想，回顾过去自感一无是处，罪孽深重。②对现在感到无用和无助：患者对任何事情只看到消极的一面，感到自己无能力、无作为，连累了家庭和社会。同时产生孤立无援的感觉，觉得既无力自拔，别人也帮不上忙。③对将来感到无望：想到将来，患者感到前途渺茫，毫无希望，预料将来的自己必将一败涂地，或工作失败，或家庭不幸，或健康恶化，觉得活着毫无意义。

3. 兴趣缺乏　是指患者对各种以前喜爱的活动缺乏兴趣甚至丧失，如文娱、体育活动，业余爱好等。典型者对任何事物无论好坏都缺乏兴趣，离群索居，不愿见人。几乎所有患者都有此症状，表现为对以前喜爱的各种活动兴趣显著减退甚至丧失，如患者以前很爱打球，现在却对打球一点兴趣都没有，再也不去球场，常独坐一旁或整日卧床。

4. 快感缺失　是指患者无法从生活之中体验到乐趣，或者叫快感缺失。部分患者也会参与一些看书、打球、看电视等活动，但其目的主要是为了消磨时间或希望能从悲观失望中解脱，毫无快乐可言。

5. 思维迟缓　患者思维联想速度缓慢，反应迟钝，思路闭塞，思考问题困难，自觉"脑子好像是机器生了锈转不动"。表现为主动言语减少，语速慢，语音低，应答及交流困难，工作和学习能力下降。

6. 意志活动减退　患者感到全身乏力，做任何事情都很吃力。临床表现为活动减少，动作缓慢，不想做事，不愿和周围人接触交往，不参加外界活动，甚至个人卫生也懒于料理。如原先很勤快的家庭主妇被褥不整理，碗筷不洗，把做这些平常很容易的事，认为是极大的负担。病情严重时，发展为不语、不动、不食，可达木僵状态，称为"抑郁性木僵"，但仔细进行精神检查，其表情、姿势和内心体验协调一致，患者流露痛苦抑郁情绪。

7. 自杀观念和行为　患者一方面由于感到生不如死，以自杀寻求解脱，另一方面认为自己罪大恶极，通过自杀惩罚自己。有调查发现，抑郁的自杀率比正常人群高约20倍，约有67%的患者有自杀观念，有10%~15%的患者有自杀行为，有过一次重度抑郁的人群中，最后有1/6死于自杀。自杀观念通常逐渐产生，随着症状的加重，自杀念头日趋强烈。患者采取的自杀行为往往计划周密，难以防范，是抑郁症最危险的症状，因此需高度警惕。

8. 精神病性症状　主要是妄想或者幻觉。内容可与抑郁心境相协调，如罪恶妄想、无价值妄想、躯体疾病或者灾难妄想、嘲弄性或者谴责性的听幻觉等。内容与抑郁状态不协调的妄想，如被害或者自我援引妄想、没有情感色彩的幻听等。这些妄想一般不具有精神分裂症的特征，如原发性、荒谬性等。

9. 躯体症状 70%的患者常有食欲减退、体重下降、便秘、躯体疼痛不适、乏力、性欲减退，甚至阳痿或闭经等。80%的抑郁患者会出现睡眠障碍，主要表现为早醒，一般比往常提早2~3小时醒来，随后再难入睡；有的表现为入睡困难、睡眠浅；少数患者表现为睡眠过多。抑郁患者在早醒的同时常伴有情绪的低潮，醒后睁着眼睛躺在床上，对自己完全丧失信心，处于绝望状态。不典型抑郁症患者可以出现贪睡的情况。

10. 其他 儿童和老年患者的抑郁症状常不典型。儿童患者多表现为兴趣减退，不愿参加游戏，学习成绩下降等。老年患者除抑郁心境外，常伴有焦虑，有时也可表现为易激惹和敌意，精神运动性迟缓和躯体不适主诉较为突出，病程较冗长，易发展为慢性。

♥ 护爱生命

2020年9月11日，国家卫生健康委员会发布《探索抑郁症防治特色服务工作方案》提出，各个高中及高等院校将抑郁症筛查纳入学生健康体检内容，建立学生心理健康档案，评估学生心理健康状况，对测评结果异常的学生给予重点关注。大学是人生当中的一个重要阶段，为了能够更好地度过这个关键时期，大学生们要格外注重自己的心理健康。因为，抑郁症正在成为仅次于癌症的人类第二大杀手！抑郁症患者，他们不是娇气、矫情！他们需要真正地被关爱。抑郁症也绝非是一种可治可不治的"良性"疾病，积极的治疗干预是十分必要的。让全民关注精神心理健康，支持和参与抑郁症防治工作的社会氛围是抑郁症工作的目标。

（三）双相情感障碍（bipolar disorder）

临床特点是既有躁狂发作又有抑郁发作，并伴有相应思维和行为异常。最典型的形式是躁狂和抑郁交替发作，发作间歇期通常以完全缓解为特征。如果在目前疾病发作中，躁狂和抑郁症状同时存在，临床表现都很突出，如情感高涨而运动减少，情感低落而思维奔逸，持续病期不短于2周，则归为双相障碍混合发作。

双相障碍的躁狂发作通常起病突然，持续时间2周至5个月不等；抑郁发作持续时间较长，约6个月，除在老年期外，很少超过1年。两类发作通常都继之于应激性生活事件或其他精神创伤，首次发病可见于任何年龄，但大多数发病于50岁之前。发作频率、复发与缓解的形式均有很大变异，但随着时间推移，缓解期有逐渐缩短的趋势。中年之后，抑郁变得更为常见，持续时间也更长。

（四）持续性心境障碍（persistent mood disorders）

1. 环性心境（cyclothymia） 是指情感高涨与低落反复交替出现，但程度较轻，且均不符合躁狂或抑郁发作时的诊断标准。轻度躁狂发作时表现为十分愉悦、活跃和积极，且在社会生活中会做出一些承诺；但转变为抑郁时，不再乐观自信，而成为痛苦的"失败者"。随后，可能回到情绪相对正常的时期，或者又转变为轻度的情绪高涨。一般心境相对正常的间歇期可长达数月，其主要特征是持续性心境不稳定。这种心境的波动与生活事件无明显关系，与患者的人格特征有密切关系，过去有人称为"环性人格"。

2. 恶劣心境（dysthymia） 是一种以持久的心境低落状态为主的轻度抑郁，从不出现躁狂。抑郁常持续2年以上，甚至终生，期间无长时间的完全缓解，如有缓解，一般不超过2个月。此类抑郁发作与生活事件和性格都有较大关系，也称为"抑郁性神经症"。常伴有焦虑、躯体不适感和睡眠障碍，也可有强迫症状出现，但无明显的精神运动性抑制或精神病性症状。

【治疗与预防】

目前心境障碍还无法根治，但通过各种治疗可以减轻或缓解症状，减少并发症及病死率，逐渐恢复患者的社会功能。心境障碍的治疗主要包括躯体治疗（含药物治疗和其他躯体治疗，如电抽搐）和心理社会治疗两大类。两种方法合并使用可以获得更好的治疗效果。

（一）药物治疗

目前，各类心境障碍均以药物治疗为主，尤其是躁狂与中、重度的抑郁。药物治疗是中度以上抑郁发作的主要治疗措施。

1. 躁狂发作　以心境稳定剂为主，必要时可合用抗精神病药和苯二氮䓬类药物。

（1）锂盐　是治疗躁狂发作的首选药物，总有效率约为70%。临床常用碳酸锂，既可用于躁狂的急性发作，也可用于缓解期的维持治疗。碳酸锂起效时间为1周左右。锂盐的血药浓度治疗量与中毒量接近，故须密切观察病情变化和治疗反应，同时定期监测血锂浓度。急性治疗期血锂浓度应维持在0.8~1.2mmol/L，维持治疗期为0.4~0.8mmol/L，血锂浓度上限不宜超过1.4mmol/L，老年患者血锂浓度不宜超过1.0mmol/L，以防锂中毒，可导致死亡。如碳酸锂适当剂量治疗3~4周无效，考虑换用其他药物治疗。

（2）抗癫痫药　当碳酸锂治疗效果不佳或不能耐受其副作用时可选用此类药。目前临床上主要使用丙戊酸盐和卡马西平。许多研究显示丙戊酸钠对急性躁狂发作患者的疗效与碳酸锂相同，对混合发作、快速循环发作的疗效与单纯躁狂发作的疗效接近。卡马西平适用于锂盐治疗无效、快速循环发作或混合发作的患者。

（3）抗精神病药物　对躁狂时的兴奋、冲动症状，尤其是对伴有精神病性症状如幻觉、妄想、怪异行为等有很好的治疗作用，且起效时间比锂盐快。目前，尤其推荐第二代的非典型抗精神病药，如喹硫平、氯氮平、奥氮平等。

2. 抑郁发作　抗抑郁药物能有效缓解抑郁心境及伴随的焦虑、紧张和躯体症状。抑郁症为高复发性疾病，目前倡导全病程治疗。全程治疗分为急性期治疗、恢复期治疗和维持期治疗。

（1）急性期治疗　目标为控制症状，尽量达到临床痊愈。治疗抑郁症时，一般药物治疗2~4周开始起效，推荐治疗6~8周。如果患者用药治疗4~6周无效，可换用作用机制不同的另一类药物或者加一种作用机制不同的抗抑郁药物。

（2）恢复期治疗　目标为防止症状复燃。治疗至少4~6个月，在此期间，患者病情不稳，复燃风险较大，原则上应继续使用急性期治疗有效的药物，且剂量不变。

（3）维持期治疗　目标为防止症状复发。有关维持治疗的时间意见不一致，目前多数意见认为首次抑郁发作维持治疗为6~8个月，若有2次以上的复发，特别是近5年有2次发作者应维持治疗，一般至少2~3年，多次复发者主张长期维持治疗。有资料表明以急性期治疗剂量作为维持治疗的剂量，能更有效防止复发。维持治疗结束后，病情稳定，可缓慢减药直至终止治疗，但应密切监测复发的早期征象。

抗抑郁剂在使用过程中应遵循以下原则：①个体化合理用药：全面考虑患者的症状特点、年龄、性别、身体状况、药物的耐受性、是否同时使用其他药物等，并根据患者用药后的情况随时调整药物和剂量。②尽可能单一用药：一般不主张联合用两种以上的抗抑郁药，只有当足量、足疗程治疗和换药无效时才考虑联合用药。③逐渐递增剂量：尽可能采用最小有效剂量，以减少不良反应，提高服药依从性。④足量、足疗程：小剂量疗效不佳时，根据不良反应和耐受情况，增至足量和足够长的疗程。⑤症状缓解后不要突然停药：停药时应逐渐减量，突然停用抗抑郁药易导致抑郁反复并加重，且易出现撤药反应。⑥联合心理治疗：在药物治疗基础上辅以心理治疗，可获得更好的治疗效果。

各种抗抑郁药物的疗效大体相当，又各有特点，一般根据患者的疾病特点、既往用药史、药理学特征、躯体情况、药物的不良反应等来选择药物。常用的抗抑郁药物包括传统的三环类及四环类抗抑郁药如丙咪嗪、阿米替林等；新一代的抗抑郁药如选择性5-羟色胺再摄取抑制剂（SSRI）、5-羟色胺和去甲肾上腺素再摄取抑制剂（SNRI）、去甲肾上腺素和特异性5-羟色胺能抗抑郁药（NaSSA）等；单胺氧化酶抑制剂（MAOI）的吗氯贝胺等。新一代的抗抑郁药副作用显著小于传统的抗抑郁药如三环类，目前一般推荐SSRIs、SNRIs、NaSSAs作为一线药物选用。对于难治性患者可以考虑转换不同机制的药物、合并增效药物或者多种药物联合治疗。此外，抗焦虑药、抗精神病药和其他药物也用于伴有焦虑或精神病性症状的患者。

3. 双相情感障碍　临床上患者常用的药物包括情感稳定剂中的锂盐以及抗癫痫药中的丙戊酸盐和卡马西平等。他们的共同特点是不仅对躁狂、抑郁发作有治疗和预防效果，也可避免在治疗时诱发另外一种状态。双相情感障碍具有反复发作性，因此在躁狂或抑郁发作之后应采用维持治疗。

（二）电抽搐治疗

电抽搐或改良电抽搐治疗是首选治疗，对重症躁狂急性发作、对锂盐治疗无效或不能耐受的患者可使用电抽搐或改良电抽搐治疗（无抽搐电休克治疗），起效迅速，可单独使用或合并药物治疗，一般隔日一次，8~12次为一疗程。对使用药物治疗无效的抑郁症患者也可采用，治疗疗效好，见效快，但电抽搐治疗后仍需用药物维持治疗。

（三）心理社会治疗

心理社会治疗常贯穿于治疗的始终，尤其是有明显心理社会因素作用的抑郁发作患者及轻度抑郁或恢复期患者。支持性心理治疗，通过倾听、解释、指导、鼓励和安慰等帮助患者正确认识和对待疾病，主动配合治疗。心理治疗的目的主要在于改变患者的不良认知方式，矫正患者适应不良的行为，改善患者人际交往能力和心理适应功能，提高患者家庭和婚姻生活的满意度，从而消除其不必要的顾虑和悲观情绪，缓解情感症状，促进康复，预防复发。心理治疗的方法有很多种，比较常用的有认知疗法、行为疗法、人际心理治疗、社区干预、家庭干预或家庭教育等。对于有明显消极自杀观念和行为的患者，应提供及时有效的危机干预措施。

（四）物理治疗

近年来出现了一种新的物理治疗手段，重复经颅磁刺激治疗（repetitive transcranial magnetic stimulation，rTMS），主要适用于轻、中度的抑郁发作。重复经颅磁刺激治疗是利用时变磁场重复作用于大脑皮层特定区域，产生感应电流改变皮层神经细胞的动作电位，从而影响脑内代谢和神经电活动的生物刺激技术。rTMS治疗抑郁障碍部位为左侧前额叶背外侧皮质，每日治疗1次，时间约30分钟，10次为一疗程，一般连续治疗1~2个疗程。一些临床研究证实rTMS合并抗抑郁药物治疗难治性抑郁障碍是安全有效的。

👁 **看一看**

中医认为，抑郁症往往是由于情志不畅、肝气郁结，脑神受扰，逐渐引起的五脏气机不和所致，也与肝、脾、心三脏受累以及气血失调有关。治疗途径有中药治疗、中西医结合治疗、中药配合心理治疗以及针灸治疗，研究发现推拿治疗、拔罐治疗、穴位埋线治疗、穴位贴敷治疗等，均有一定疗效。临床用于治疗抑郁症的中成药有逍遥丸、柴胡舒肝丸、解郁安神颗粒、解郁丸等。

（五）预防及预后

心境障碍复发的频率因人而异，研究显示，经药物治疗已康复的患者在停药后1年内复发率较高。绝大多数双相障碍患者可有多次复发，若在过去的2年中每年都有一次以上的发作，主张长期服用锂盐预防性治疗。锂盐具有双向治疗作用，可有效防止躁狂或双相抑郁的复发，且预防躁狂发作更有效，有效率达 80% 以上。有资料显示第一次抑郁发作后复发几率为 50%，第 2 次为 75%，第 3 次为 100%，因此对抑郁障碍患者需进行维持治疗，预防复发。对第一次发作且药物治疗临床缓解的患者，多数学者主张维持治疗 6 个月到 1 年；若为第二次发作，主张维持治疗 3~5 年；若为第三次发作，主张长期维持治疗。此外，心理治疗和家庭与社会支持系统对预防本病复发也具有重要的作用。

总体而言，心境障碍的预后优于精神分裂症，部分患者有自发缓解的倾向，但双相情感障碍的治疗效果和预后比单相抑郁发作或躁狂发作差。发病年龄晚、家族史阳性、缺乏社会支持和人格长期适应不良等因素常会使疾病的预后变差。

第二节　心境障碍患者的护理要点与健康指导

PPT

【护理评估】

在评估心境障碍患者时，应系统地分析认识患者的整体健康状况，充分运用治疗性人际交往、会谈及观察的技巧，从生理、精神状况及社会心理等多层面进行全面细致地分析。

1. 生理评估　健康史包括个人成长发育史、既往史、生活方式、特殊嗜好、家族史、过敏史等；患者的营养状况与体重变化，有无食欲旺盛或减退、性欲亢进等；睡眠情况，有无入睡困难、早醒、醒后难以入睡等情况；生活自理程度，衣着是否整洁，身上有无异味等；以及有无自杀自伤或暴力行为所致躯体损伤等。

2. 心理社会方面　包括发病前个性特征、病前生活事件、患者应对挫折与压力的调节方式及效果、患者对住院治疗的态度、患者的家庭与生活环境、患者社会功能及可利用的社会支持系统等。

3. 精神状况　在对心境障碍的特征表现有较全面、正确认识的基础上，对患者的精神症状进行全面的评估，特别包括情感与认知特点的评估，如有无易激惹、急躁、情感高涨、夸大、自负或抑郁、焦虑，尤其是有无自杀意念等表现。抑郁发作重点评估病人有无自杀企图和行为，特别要评估患者有无自杀先兆症状（如沉默少语、烦躁不安、失眠、拒食等）。躁狂发作重点评估患者有无外逃、冲动、伤人、毁物等企图和行为。对患者的精神状况进行评估时，除要进行详细的精神状况检查外，还可借助于量表作为辅助检查工具，了解疾病的性质和严重程度。

【主要护理诊断】

（一）躁狂发作的主要护理诊断

1. 有对他人实施暴力行为的危险　与易激惹、失去正常的社会控制能力、意识障碍所致谵妄和错乱等有关。

2. 卫生/穿着/进食自理缺陷　与极度兴奋、无暇料理自我有关。

3. 营养失调：低于机体需要量　与兴奋消耗过多、进食无规律有关。

4. 睡眠型态紊乱：入睡困难、早醒　与精神运动性兴奋、精力旺盛有关。

5. 自我认同紊乱　与思维障碍的内容有关。

6. 便秘　与生活起居无规律、饮水量不足有关。

7. 不依从行为　与自知力缺乏有关。

（二）抑郁发作的主要护理诊断

1. 有自伤（自杀）的危险　与悲观情绪、自责自罪观念、无价值感有关。

2. 卫生/穿着/进食自理缺陷　与精神运动迟滞、兴趣降低、无力照顾自己有关。

3. 营养失调：低于机体需要量　与自罪自责、食欲下降有关。

4. 睡眠型态紊乱：早醒、入睡困难　与情绪低落、沮丧、绝望等因素有关。

5. 自我认同紊乱　与抑郁情绪、自我评价过低、无价值感有关。

6. 个人应对无效　与情绪抑郁、无助感、精力不足、疑病等因素有关。

7. 焦虑　与自卑、自责、无价值感、罪恶感有关。

8. 便秘　与日常活动量减少、胃肠蠕动减慢有关。

9. 社交障碍　与精力和兴趣丧失、缺乏人际交往愿望等因素有关。

【护理措施】

（一）躁狂发作的护理

1. 安全护理 🔲微课

（1）及时了解和掌握患者发生暴力行为的原因，消除或减少引发暴力行为的因素，有效地防范暴力性事件的发生：特别是在入院评估时，需评估患者发生暴力行为的风险等级，详细了解患者既往有无冲动伤人行为及其原因。

（2）为患者提供安静的生活环境　躁狂症患者往往躁动不安，很容易受周围环境刺激，因此，提供一个简单、宽敞、安静的环境，常具有镇静作用，可以稳定患者的情绪，保证患者的休息、睡眠。同时，合理安排好患者的活动，也有利于患者的休息和睡眠。室内陈设力求简单、实用，减少剪刀、针头等危险物品。对极度兴奋、躁动的患者应安置在单人病房，加强巡视，严防自伤或伤人。

（3）建立良好的护患关系　患者常常兴奋好动，语言增多。患者诉说的诸多感受，往往并非是真正的内心感受和体验，而是用否认的意念来逃避真正的想法。因此，建立良好的护患关系有利于护患间的沟通和交流，让患者表达内心的真实想法，以利于患者情感的稳定、病情的缓解。

（4）引导患者朝建设性方向消耗过剩的精力　躁狂症患者往往精力充沛、不知疲倦，且急躁不安、判断力差，易使精力的发泄变成破坏性，可能伤害自己和他人或损坏周围的物品。护理人员可根据患者的病情及医院场地设施等，安排既需要体能又没有竞争的活动项目，如：健身器运动、跑步等。也可鼓励患者把自己的生活"写"或"画"出来，这类静态活动既减少了活动量，又可发泄内心感受。对患者完成的每一项活动，护理人员应予以恰当的鼓励和肯定，以增强患者的自尊，避免破坏性事件的发生。

2. 生活护理

（1）饮食护理　按时督促和协助患者进食高营养、易消化的食物及充足的饮水，以满足患者的生理需求。患者由于极度兴奋、精力充沛，整日忙碌于他认为有意义的活动，而忽略了最基本的生理需求，而且由于活动过多使能量消耗较多。鼓励患者多饮水，多食水果和蔬菜等，以防便秘。

（2）睡眠护理　合理安排好生活起居与日常活动，为患者提供安静、舒适的睡眠环境，使患者能够得到适当的休息和睡眠。

（3）个人卫生护理　引导和鼓励患者按时料理个人卫生及参与做好病室卫生。对患者异常的打扮和修饰给予婉转的指正，教会其更好地体现个人修养和身份。

3. 特殊护理　主要为暴力行为的防范与处理。部分躁狂症患者以愤怒、易激惹、敌意为特征，动辄暴跳如雷、怒不可遏，甚至可出现破坏和攻击行为，护理人员需做好预防和处理。

（1）及时了解每个患者既往发生暴力行为的原因，评估这些原因是否仍然存在，或是否有新的诱发因素出现，设法消除或减少这些因素。

（2）提供安静、宽敞、安全的病房环境，引导患者遵守和执行病区安全管理制度，将冲动、易激惹者与其他患者分开居住与活动。

（3）尽可能地满足患者的合理要求，对于不合理、无法满足的要求也应尽量避免采用简单、直接的方法拒绝，以避免激惹患者。

（4）避免激惹性言语和强制性措施，对其过激言行不辩论，但不轻易迁就，应因势利导，鼓励患者按可控制和可接受的方式表达与宣泄激动和愤怒情绪。

（5）加强巡视，严密监护，注意观察和早期发现暴力行为的先兆，如情绪激动、挑剔、质问、无理要求增多、有意违背正常秩序、出现辱骂性语言、动作多而快等，以便及时采取预防措施。当确定患者有明显的暴力行为先兆时，应立刻按照暴力行为的防范措施处理。

（6）一旦发生暴力行为，应尽快制止，当难以制止时，可予以隔离或约束。

（7）在冲动后做好心理护理，制定切实可行有针对性的防范措施。在解除隔离或约束时，依然要解释隔离或约束的必要性。

4. 用药护理　对于一些病情反复发作的患者来讲，必须维持相当时间的持续药物治疗。护理人员应密切观察患者的合作性、药物的耐受性和不良反应，特别是对应用锂盐治疗的患者，要注意监测血锂浓度。对恢复期的患者，应明确告知维持用药对巩固疗效、减少复发的意义，并了解患者不能坚持服药的原因，与患者一起寻找解决的办法。

? 想一想

如果遇到一个躁狂发作的患者，您如何应对患者的暴力行为？请您制定一个应对方案吧！

答案解析

（二）抑郁发作的护理

1. 生活护理

（1）环境　提供安静、安全、舒适的病室环境，在疾病急症期，切忌让患者独居一室，严格执行交接班制度、危险物品管理制度和服药检查制度。

（2）保证营养供给　抑郁症患者常有食欲减退，甚至受精神症状影响，自责自罪而拒绝饮食。护理人员首先必须了解患者不愿进食或拒食的原因，根据不同情况可制定出相应的对策，给予高蛋白、高热量、高维生素的饮食，以保证患者的营养摄入。如选择患者平时喜爱的食物、陪伴患者用餐、少量多餐、让患者从事一些为别人服务的活动以促进患者接受食物等。若患者坚持不肯进食，则必须采取另外的措施如喂食、鼻饲、静脉输液等。

（3）改善睡眠状态　抑郁症患者的睡眠障碍主要表现为早醒，且醒后难以入睡，而早醒的同时常伴有情绪的低落。患者发生的许多意外事件，如自杀、自伤等，常发生在这个时候。护理人员应教会患者应对失眠和早醒的方法，如入睡前喝热牛奶、洗热水澡等。在清晨应加强巡视，对早醒者应予以安抚，使其延长睡眠时间。

（4）做好日常生活护理　抑郁症患者常感到无力、不想做事，甚至连最基本的起居、梳理都感到吃力。护理人员应提供必要的帮助，可以帮患者拟定一个简单的作息时间表，内容包括梳理、洗漱、沐浴等，每天让患者自行完成作息时间表所规定的内容，同时给予积极地鼓励和支持，使患者逐步建立起生活的信心。对重度抑郁，生活完全不能自理的患者，护理人员应协助做好日常生活护理工作。

（5）鼓励患者参与活动　了解患者的兴趣爱好，鼓励参与易完成、有趣味的活动，提高患者的自信心。

2. 特殊护理　主要是自伤自杀行为的防范与处理。

（1）将有自伤自杀危险的患者安置于重点房间，其活动范围不离开护理人员的视线。对有严重企图者，应严加防范，禁止其单独活动与外出，禁止在危险场所逗留。

（2）严密观察病情，加强沟通，对患者的言语、行为和去向等情况应随时做到心中有数，及时辨认出患者自杀意志的强度与可能性及可能采取的方法，及早发现自杀先兆。

（3）一旦发生自伤、自杀等意外，应立即隔离患者，实施抢救措施，并做好相应的心理护理。

3. 用药护理

（1）用药安全　主要是保证用药安全及药物治疗的进行，抑郁症患者在服药护理时要多考虑其自杀因素，一般患者需要一日三次药，每顿药都要认真看着患者服下去。比如，让患者张开嘴，看看是否藏在舌下，或是牙齿周围，看着患者确实服下了，再让患者坐一会儿，待药物充分在身体里发生作用之后，再让患者离开。因为有时有的患者服药后会马上到厕所或洗脸间将药吐掉，所以对这种患者服药时要认真细致地去观察，防止藏药或大量吞服药物造成不良后果。

（2）用药观察　在患者用药过程中，护理人员要注意观察药物副反应，在患者出现一些口干、便秘等副作用时，应做好解释工作。这些不良反应并不妨碍继续用药，多在2周内患者会逐渐适应，鼓励其多喝水，多食富含纤维素的食物，以缓解上述不良反应。若无特殊情况，决不可间断用药或随意删减剂量。对于病情好转处于康复期的患者，护理人员应督促其维持用药，千万不可病刚好就停药，这会增加复发机会，停药与否应在医生指导下进行。

4. 心理护理　主要目的是改善患者的抑郁情绪。

（1）密切观察患者的病情　及时辨认出抑郁症患者自杀意图的强度与可能性，以及患者可能采取的自伤、自杀方式等突然情况。对患者的言语、行为、表情、去向等情况随时做到心中有数、眼中有人。尽可能与患者多接触、鼓励患者表达内心感受，如不良的情绪、消极厌世的想法、自伤自杀的冲动行为等。

（2）建立良好的护患关系　抑郁症患者往往情感低落、对任何事物都失去兴趣。因此，护理人员在与患者相处时会倍感困难，需要具有高度的耐心和同情心，理解患者痛苦的心境。

（3）建立有效的护患沟通　在与患者交谈时，应保持稳定、温和与接受的态度，适当放慢语速，允许患者有足够的反应和思考时间，并耐心倾听；与患者交谈时，应避免使用简单生硬的语言，更要避免使用训斥性的语言，以免加重患者的自卑感；也不要过分认同患者的悲观感受，避免强化患者的抑郁情绪。

（4）培养正性的认知方式　在交谈中，尽量选择患者感兴趣的或较为关心的话题，鼓励和引导他们回忆以往愉快的经历和体验，用讨论的方式抒发和激励他们对美好生活的向往。当患者对自己或外界事物不自觉地持否定的看法（负性思维）时，护理人员必须协助患者确认这些负性认知模式，然后设法打断这种负性循环，协助患者回顾自身的优点、长处或成就，以增加患者对自身或外界的正向认识。

（5）教会正确的应对方式　积极地营造和利用一切个人或团体的人际交往机会，改善患者以往消极被动的交往方式，逐步建立积极健康的人际交往方式，增加社交技巧。另外，还应改善患者处处需要别人关照和协助的心理，并通过学习和行为矫正训练的方式，改变患者的病态应对方式，建立新的应对技巧，为患者今后重新融入社会、独立处理各种事物创造良好基础。

【健康指导】

1. 生活指导　指导患者及家属协助患者料理个人卫生、合理饮食等，提高患者的自理能力。鼓励患者多参与活动，避免精神刺激，教会患者应对睡眠障碍的一些方法，指导患者控制和宣泄自己高涨或抑郁的心境。

2. 疾病知识指导　选择适当的时机，运用良好的沟通技巧，向患者及其家属讲解有关疾病的知识，让患者、家属认识到情感障碍是病态，并能从主观上主动调整思想、情感和行为。同时，向患者讲解维持用药对巩固疗效和防止复发的重要性、药物的作用及可能出现的不良反应，使患者能主动配合治疗。随着病情的好转，教会患者克服性格弱点，正确对待疾病和面对未来。

3. 就医指导　讲解疾病复发可能出现的先兆表现，如睡眠不佳、情绪不稳、烦躁、疲乏无力等，尽早识别复发症状，及时到医院就医。叮嘱患者即使病情稳定，也要按时门诊复查，在医生的监护、指导下服药，巩固疗效，不可擅自加药、减药或停药。

目标检测

答案解析

一、选择题

A1 型题

1. 心境障碍是以心理过程的哪部分障碍为主（　　）

　　A. 感知觉障碍　　　　　　　B. 思维障碍　　　　　　　　C. 情感障碍

　　D. 行为障碍　　　　　　　　E. 意志障碍

2. 心境障碍一般具有以下哪项特点（　　）

　　A. 一次发作，永不复发　　　　　　　B. 一次发作，永不缓解

　　C. 反复发作，从无缓解期　　　　　　D. 反复发作，大多数能缓解

　　E. 发作间歇期基本相同

3. 关于心境障碍的临床表现，以下说法不正确的是（　　）

　　A. 主要表现为情感高涨或低落　　　　B. 常伴有相应的认知改变

　　C. 反复发作倾向　　　　　　　　　　D. 伴有相应的行为改变

　　E. 多为持续性病程

4. 关于心境障碍患者的精神病性症状，下述正确的是（　　）

　　A. 没有幻觉　　　　　　　　　　　　B. 没有妄想

　　C. 幻觉与妄想不会同时出现　　　　　D. 可伴有与心境协调的幻觉与妄想

　　E. 可伴有幻觉与妄想，常与心境不协调

5. 问患者几岁时，患者答："三十三，三月初三生，三月桃花开，开花结果给猴吃，我是属猴的。"这个回答说明患者有何症状（　　）

　　A. 思维奔逸　　　　　　　B. 思维散漫　　　　　　　　C. 强制性思维

　　D. 象征性思维　　　　　　E. 虚构

6. 关于躁狂发作的临床表现，下述不正确的是（　　）

　　A. 情感高涨或易激惹　　　　　　　　B. 思维奔逸，话题随境转移

　　C. 思维被洞悉　　　　　　　　　　　D. 精力旺盛，爱管闲事

　　E. 对自己的行为缺乏正确判断

7. 关于抑郁发作的临床表现，下述不正确的是（　　）

　　A. 情绪低落，自责自罪　　　　　　　B. 兴趣减少或缺乏

　　C. 乱挥霍　　　　　　　　　　　　　D. 思维迟缓

E. 意志活动减退

8. 心境障碍不包括以下哪个类型（　　）

    A. 躁狂发作　　　　　　　B. 抑郁发作　　　　　　　C. 双相障碍

    D. 持续性心境障碍　　　　E. 人格障碍

9. 对以下哪种患者的护理最需要注意防范自杀行为（　　）

    A. 精神分裂症　　　　　　B. 躁狂发作　　　　　　　C. 抑郁发作

    D. 癔症　　　　　　　　　E. 人格障碍

10. 抑郁发作的患者情绪的低潮常出现在（　　）

    A. 早晨　　　　　　　　　B. 中午　　　　　　　　　C. 下午

    D. 晚上　　　　　　　　　E. 不确定

11. 治疗躁狂发作的首选药物是（　　）

    A. 锂盐　　　　　　　　　B. 卡马西平　　　　　　　C. 丙戊酸钠

    D. 地西泮　　　　　　　　E. 氯丙嗪

12. 为了防止锂中毒，血锂浓度上限不宜超过（　　）

    A. 1.0mmol/L　　　　　　B. 1.2mmol/L　　　　　　C. 1.4mmol/L

    D. 1.6mmol/L　　　　　　E. 1.8mmol/L

13. 对躁狂症患者的护理需重点防范的危险行为是（　　）

    A. 自杀行为　　　　　　　B. 噎食　　　　　　　　　C. 吞食异物

    D. 暴力行为　　　　　　　E. 出走行为

A2 型题

14. 女性，22 岁，未婚。近 2 周来情绪异常兴奋，整日喜笑颜开，忙东忙西，精力旺盛，自觉聪明过人。喜欢逛街，乱花钱，买些不实用的东西。打扮花哨，喜欢结交朋友，尤其喜欢接近异性。话多，滔滔不绝，爱管闲事。该患者最可能的诊断为（　　）

    A. 精神分裂症　　　　　　B. 躁狂发作　　　　　　　C. 应激相关障碍

    D. 双向情感障碍　　　　　E. 人格障碍

15. 女性，28 岁，已婚。几个月前不幸流产，与丈夫关系不和。近 1 个月来情绪特别低落，常两眸凝含泪珠，朋友去安慰她时，便泪如线下，言语明显减少，怪自己不小心害孩子流产了，罪孽深重，说自己也不想活了。对任何事都不感兴趣，不想做事，全身乏力，早醒，食欲减退。该患者最可能的诊断为（　　）

    A. 神经衰弱　　　　　　　B. 应激相关障碍　　　　　C. 人格障碍

    D. 恶劣心境　　　　　　　E. 抑郁发作

16. 女性，26 岁，会计。1 个月前因工作失误受到领导批评，情绪特别低落，常把自己关在办公室大哭，说自己没能力，给单位带来了巨大损失，出现失眠、早醒，怀疑同事背后议论她没用。近 1 周来一反常态，出现兴奋话多，自我感觉好，精力充沛，整日忙忙碌碌，购买很多书籍，说要做个大型的研究。该患者最可能的诊断为（　　）

    A. 躁狂发作　　　　　　　B. 抑郁发作　　　　　　　C. 双相情感障碍

    D. 应激相关障碍　　　　　E. 环性心境障碍

二、综合问答题

1. 抑郁症患者主要的危险是什么？如何护理？

2. 简述躁狂症发作的临床表现。

3. 简述抑郁症患者的临床表现。

（孙海燕）

书网融合……

重点回顾	微课	习题

第八章　神经症及应激障碍患者的护理

学习目标

知识目标：

1. **掌握**　神经症和应激相关障碍的护理。
2. **熟悉**　神经症和应激相关障碍的临床表现和治疗。
3. **了解**　神经症和应激相关障碍的病因和发病机制。

技能目标：

熟练掌握神经症和应激相关障碍的护理技术。

素质目标：

学会观察和记录患者病情变化并分析原因，在护理实践中尊重、理解关爱患者。

导学情景

情景描述： 患者，男，29 岁，研究生。因紧张，注意力不集中，情绪低落伴失眠 1 年就诊。患者是独生子，由奶奶带大，性格内向，胆小怕事。学习成绩优良，没有遇到过什么挫折，做事追求完美，因掉头发问题而困扰。

既往经历： 1 年前，谈了 2 年的女朋友因出国与他分手，患者失恋的痛苦还没有过去又在篮球比赛中受伤骨折了。临近毕业，毕业论文还没有写完，心里很着急。2 周前突然听不见了，伴有脱发、失眠，一天只睡两三个小时。

家族史： 父母两系三代无精神病史。

体格检查： 未发现异常。

精神检查： 患者焦虑不安，情绪低落，思路清晰，有礼貌。

心理测验： 焦虑量表测试为中度焦虑。症状自评量表 SCL–90 测评结果：躯体化 3.8，抑郁 3.2，焦虑 3.9，敌对 2.5。

根据病史和患病特点，患者诊断为焦虑症。焦虑症好发于 20～40 岁中青年。分为广泛性焦虑症（慢性焦虑）和惊恐发作（急性焦虑）。患者发病时间长，症状持续，为慢性焦虑症。

讨论： 请问患者有哪些主要的护理问题，应采取哪些有针对性的护理措施？

学前导语： 焦虑症是神经症中的一种。神经症起病常与精神刺激、心理社会因素有关，主要表现为精神活动能力下降、烦恼、紧张、焦虑、抑郁、恐怖、强迫症状、疑病症状、分离症状或各种躯体不适感。本章将逐一介绍神经症的病因、分类、疾病特点、治疗和护理措施。

第一节　概　述

PPT

神经症（neurosis），旧称神经官能症，为一组轻型精神障碍的总称。主要表现为焦虑、强迫、恐惧、躯体形式障碍或神经衰弱症状的精神障碍。本章依照《中国精神障碍分类与诊断标准》第 3 版（CCMD–3），介绍焦虑症、强迫症、恐惧症、躯体形式障碍、神经衰弱、分离（转换）性障碍等。神经衰弱已作为一个过渡性诊断，临床中很少使用。神经症的各亚型有着各自不同的病因、发病机制、临床表现、治疗要点、病程和预后。但各类神经症之间仍表现出明显的共同特征，有别于其他类别的精神障碍。

👁 **看一看**

神经症的一些症状描述，2000 年前已有记载。直至 1769 年，英国医生 William Cullen（1710—1790 年）首次提出"神经症（neurosis）"这一术语。但在当时其内涵与现代观点相去甚远，几乎囊括了除发热、局部病变和恶病质外的所有疾病。随后，法国精神病院革新运动人 Philippe Pinel 提出神经症可能包括功能性的、器质性的或者两者兼而有之。同时一些新的疾病名称也被逐渐归入神经症这一类别中。例如 1861 年 More1 提出的强迫症（obsessive – compulsive）。1871 年 C. Westphal 提出的广场恐惧（agoraphobia）症，1894 年 S. Freud 又将焦虑症加入其中。加上癔症（hysteria）和疑病症（hypochondriasis）这两个古老的神经症诊断术语，至 20 世纪，神经症的概念和内涵逐渐形成，在 20 世纪 70 年代早期，神经症主要包括 7 种障碍，即焦虑症、恐惧症、强迫症、癔症、疑病症、抑郁性神经症、神经衰弱。

一、神经症的共同特征

1. 发病常与心理社会因素有关　如长期而持续的工作压力、人际关系紧张及其他生活事件，甚至不同的社会文化背景对神经症及其不同亚型的发生都有关系。

2. 病前多有一定的人格基础　神经症常见于性格内向和情绪不稳定的人，其个性多具有焦虑素质、刻板、多愁善感、过于严肃、悲观保守、孤僻等特点；在不同的亚型中可观察到各具特点的个性特征。

3. 症状无任何可证实的器质性病变基础　依目前的诊疗手段和技术，神经症患者的精神症状及躯体不适，没有可以证实的器质性病变作为其症状基础。

4. 自知力大都良好　与其他精神障碍患者相比，神经症患者的自知力可保持在相当良好的水平。他们能够评判自己的病态感受，能分清病态体验和现实环境，并因此而痛苦万分，进而主动求医治疗。

5. 社会功能相对完好　神经症相比重性精神病的社会功能完好，一般能自理生活。与正常人相比患者在坚持学习、工作和人际交往方面相对吃力，效率低下，适应性差，需进行治疗。

6. 一般无明显或持续的精神病性症状　神经症患者无明显或持续的幻觉、妄想等精神病性症状。

二、流行病学

神经症是世界公认的一组患病率较高的疾病。1982 年我国 12 个地区的精神疾病流行病学调查，神经症患病率为 22.21‰，其中女性（39.93‰）明显高于男性（4.71‰）；1993 年我国 7 个地区流行病学调查，神经症患病率为 15.11‰；2003 年有关研究报告神经症患病率高达 38.38‰。起病年龄高峰为 20～29 岁，文化程度低、收入低、家庭不和睦、移居者中患病率高。

三、分类

目前神经症分为以下几类。

（1）焦虑症

（2）强迫症

（3）恐惧症

（4）躯体形式障碍

（5）神经衰弱

（6）分离（转换）性障碍

练一练

下列不属于神经症类型的是（ ）

A. 恐惧症   B. 焦虑症   C. 强迫症

D. 抑郁症   E. 神经衰弱

答案解析

第二节　神经症的临床特点

PPT

一、焦虑症

焦虑症（anxiety），原称焦虑性神经症（anxiety neurosis），是以广泛和持续性的焦虑或以反复发作的惊恐不安为主要特征的神经症性障碍，包括急性焦虑（惊恐发作）和慢性焦虑（广泛性焦虑），常伴有自主神经功能紊乱如头昏、心悸、胸闷、呼吸困难、口干、尿急、尿频、出汗及运动性不安等。焦虑症患者的焦虑情绪并非由于实际威胁所致，其紧张、惊恐程度与现实处境很不相符，为此十分痛苦。

1982年我国12个地区精神障碍流行病学调查，焦虑症患病率为1.48‰，城乡患病率相近，女性患病率明显高于男性。国外报告为5‰左右，与国内差异较大。在神经症专科门诊中，焦虑症占神经症总数的16.8%。预后与个体素质有关。

【病因与发病机制】

1. 遗传因素 较早的家系学调查发现，焦虑症患者近亲中的患病率为15%，远高于一般居民患病率（5%）。有研究表明，单卵孪生子同病率5%明显高于双卵孪生子同病率2.5%。

2. 神经生化因素 乳酸学说者认为乳酸过高可引起代谢性酸中毒，而其导致的一系列相关生化改变会使具有焦虑倾向的个体出现焦虑表现。另一种神经递质学说认为中枢神经系统的肾上腺素能系统、多巴胺（DA）能系统、5-羟色胺（5-HT）能系统和r-氨基丁酸（GABA）等神经递质系统的正常、平衡与否可能会影响焦虑产生。

3. 心理社会因素 心理社会因素在焦虑症发生中有着重要作用，常为一种诱发因素，无特异性。行为主义理论认为焦虑的发作是通过后天学习而获得的对既往可怕情景的条件性反射，即焦虑是害怕某些环境或情景刺激所形成的条件反射。精神分析学派认为过度的内心冲突对自身威胁的结果可导致焦虑症发生。

【临床表现】

1. 慢性焦虑症 又称广泛性焦虑症（generalized anxiety disorder，GAD）或浮游性焦虑，是焦虑症最常见的表现形式。可见于任何年龄段，多见于40岁之前。起病缓慢，患者以泛化且持久的、无明显对象的烦恼、过分担心和紧张不安为特征，患者难以忍受又无法解脱，占焦虑症的57%。主要表现为以下几个方面。

（1）精神方面 过分担心而引起焦虑体验是广泛性焦虑症状的核心症状，患者不能明确意识到他担心的对象或内容，而只是一种提心吊胆、惶恐不安的强烈内心体验。

（2）躯体方面 运动性不安（表现为小动作增多、搓手顿足、来回走动、不能静坐或自感战栗），肌肉紧张（多表现为紧张性疼痛，特别是背部和肩部），自主神经功能紊乱（表现为心悸、出汗、胸闷、呼吸急促、口干、便秘、腹泻、尿频、尿急、皮肤潮红或苍白等)，部分患者可能出现阳痿、早泄、月经紊乱等症状。

（3）警觉性增高　表现为对外界过于敏感、注意力难以集中、易受干扰、难以入眠、睡眠中容易惊醒、情绪激惹、易出现惊跳反应。

（4）其他症状　广泛性焦虑症患者常合并疲劳、抑郁、强迫、恐惧、惊恐发作及人格解体等症状。

2. 急性焦虑症　又称惊恐发作（panic disorder）。发作突然，终止迅速，一般持续 5~20 分钟，很少超过 1 小时，伴濒死感和自主神经功能紊乱症状。发作后一切正常，可反复发作，典型的临床表现主要体现在三个方面。

（1）惊恐发作　患者在进行日常活动时，突然出现强烈恐惧，感到自己马上就要失控（失控感），即将死去（濒死感），这种感觉使患者痛苦万分，难以忍受。同时患者伴有一些躯体不适，如胸闷或胸痛、心悸、气急或喉头堵塞窒息感，有些伴有眩晕、呕吐、出汗、面色苍白、手脚麻木、胃肠道不适等自主神经症状，患者会突然尖叫逃跑、躲藏或呼救。有些患者出现现实解体、人格解体等痛苦体验。10 分钟可达到高潮，往往不超过 1 小时可自行缓解，患者意识清晰，事后能够回忆。

（2）回避及求助行为　发作时患者感觉极度恐惧使其做出各种求助行为，包括向周围人群和医疗机构求救。大约 60% 的患者在发作间期因担心再次发作无人在侧，或发作时被围观的尴尬，而采取明显的回避行为，如不去热闹的地方，不能独处，甚至不愿意乘坐公共交通工具。

（3）预期焦虑　患者发作历时较短暂，但不久后又可突然发作，两次发作的间歇期没有明显症状。大多数患者会一直担心是否会再次发作、什么时间会再发作、下次发作会在什么地点等，从而在发作间歇期紧张不安、担心害怕等明显的焦虑情绪，并可出现一些自主神经活动亢进症状，称为预期性焦虑。

? 想一想

正常人的焦虑和焦虑症的焦虑有什么区别？

答案解析

【治疗要点】

1. 心理治疗　心理治疗可以与药物合用，也可单独使用。心理治疗最常用的有认知疗法、行为治疗或认知行为治疗。认知疗法改变患者对疾病性质的不合理和歪曲的认知，行为治疗如放松训练、系统脱敏等处理焦虑引起的躯体症状。认知行为治疗如认知重建疗法和焦虑控制训练，可以矫正患者对于焦虑的错误认知，减轻患者焦虑的躯体症状。

2. 药物治疗　抗焦虑药既能稳定患者情绪，又有助于心理治疗，以苯二氮䓬类最常用，如阿普唑仑每次 0.4~0.8mg，每天 2~3 次；艾司唑仑每次 1~2mg，每天 2~3 次。亦可选用具有抗抑郁和抗焦虑双重作用的药物，如多塞平每次 12.5~25mg，每天 2~3 次；马普替林每次 12.5~25mg，每天 2~3次等，惊恐发作时可静脉缓慢注射地西泮。

二、强迫症

强迫症（obsessive–compulsive disorder，OCD）是以反复出现强迫观念、强迫意向和强迫动作为主要表现的一类神经症。特点是患者意识清醒，患者明知强迫内容不合理、不必要，但却无法控制或摆脱，因而焦虑和痛苦，患者的自知力良好，常主动求医。国外报告的患病率为 0.1‰~2.3‰（Carey等，1980），我国为 0.3‰（1982），城乡及性别之间无明显差异。患者常有强迫性格，多起病于青春期，常无明显诱因缓慢起病。

【病因与发病机制】

目前病因及发病机制尚未完全明了，但遗传因素、强迫性人格特征及心理社会因素在强迫症发病中起一定作用。

1. 生物因素　强迫行为的素质与遗传有关，患者近亲属中的患病率高于一般居民，如患者父母中本症的患病率为5%～7%。双生子调查结果也支持强迫症与遗传有关；5-HT再摄取抑制剂对强迫症有良好疗效，5-HT下降时强迫症状可以减轻，表明5-HT系统功能亢进与强迫症有关；脑损伤、器质性疾病伴有强迫症患者的脑CT检查以及对强迫症患者的正电子发射脑扫描、功能磁共振成像等报告显示，选择性基底节功能失调，即眶额-边缘-基底节的功能失调可以导致强迫症的发生。

2. 个性特征　个性与强迫症有密切关系。其个性特征为拘谨、优柔寡断、胆小怕事、过分注意细节、要求十全十美，但过于刻板和缺乏灵活性等。弗洛伊德学派认为强迫症状是在固着、孤立、退化等心理机制作用下，强迫人格的发展。

3. 心理社会因素　长期的精神因素，如工作压力大、家庭关系紧张、性生活不和谐、意外事件以及剧烈的精神打击等可诱发本病发生。

【临床表现】

强迫症的基本临床表现是强迫观念和强迫行为。有些患者以强迫观念为主，有些以强迫行为突出，近半数患者能感到两种症状在自己身上都有表现。强迫症症状在一段时间内可相对固定，也可随时间的推移，症状内容出现不断改变。

1. 强迫观念　强迫观念是本病的核心症状，最为常见。表现为反复而持久的观念、思想、印象或冲动出现在患者的意识中，对患者正常的思维过程造成干扰，但有患者难以控制和摆脱，为此会产生焦虑情绪。常见有以下表现形式。

（1）强迫思维　常见的有强迫怀疑、强迫性穷思竭虑。

①强迫联想：反复回忆一系列不幸事件会发生，虽明知不可能，却不能克制，常易激起情绪紧张和恐惧。或者当听到或看到一个想法或一个句子时，患者会情不自禁地想到另一个想法或短语。

②强迫回忆：表现为反复而持久地回忆曾经做过的无关紧要的事，虽明知无任何意义，却不能克制自己反复回忆。

③强迫怀疑：患者对自己的言行缺乏确定性的感觉，产生不必要的疑虑，要反复核实。如反复检查门窗是否关好、水龙头是否关好、钱物是否点清等，明知毫无必要，却又无法摆脱。

④强迫性穷思竭虑：对自然现象或日常生活中的事件进行反复思考，明知毫无意义，却不能克制，如反复思考："房子为什么朝南而不朝北""人为什么长两个眼睛、一个鼻子"等。

⑤强迫意向：患者体验到一种强烈的内在冲动要去做某种违背自己意愿的事情，但一般不会转变为行动，因为患者知道这种冲动是非理性的、荒谬的，所以努力克制，但内心冲动无法摆脱。如一位母亲在抱自己孩子的时候有种要把孩子扔出窗外的冲动、一位高中生看到异性就想拥抱等。

（2）强迫情绪　表现为某种害怕或担心，如怕脏、怕受到细菌的污染后担心由于自己的疏忽会伤害别人，如因为没有检查煤气开关导致家里着火了，或开车不小心碰到了行人。

（3）强迫冲动　患者反复体验到一种违背自己意愿的、强烈的内心冲动，通常是攻击性的或相关性的，如想把某人从楼上推下去这种冲动。尽管内心的冲动十分强烈，但是患者没有采取行动。

2. 强迫动作

（1）强迫洗涤　反复多次洗手或洗物件，心中总摆脱不了"感到脏"，明知已洗干净，却无法自控，非洗不可。

（2）强迫检查　通常与强迫怀疑同时出现。患者对明知已做好的事情不放心，反复检查，如反复核对已写好的账单、信件或文稿等。

（3）强迫计数　不可控制地数台阶、电线杆，做一定次数的某个动作，否则感到不安，若有漏掉了要重新数起。

（4）强迫仪式动作　在日常活动之前，先要做一套有一定程序的动作，如睡前要按一定程序脱衣、鞋并按固定的规律放置，否则感到不安。这些仪式往往必须按照一定的顺序进行，不能打乱，否则就要从头开始。

【治疗要点】

1. 心理治疗　心理治疗对强迫症患者有重要意义，解释性心理治疗、支持性心理治疗、行为治疗及精神分析，均可用于治疗强迫症。行为治疗中的系统脱敏疗法可逐渐减少患者重复行为的次数和时间。如在治疗一名强迫洗涤患者时，规定第一周每次洗手不超过 20 分钟，每天不超过 5 次；第二周每次不超过 15 分钟，每天不超过 3 次；以后依次递减，过程中可配合地西泮和普萘洛尔减轻焦虑。药物治疗无效者可试用厌恶疗法来控制强迫观念。

2. 药物治疗　目前强迫症的药物治疗主要使用选择性 5-HT 再摄取抑制剂（SSRI）类和 5-HT 再摄取抑制剂类药物。SSRI 是一线用药，常选用的药物有氟西汀、舍曲林等。最有效的药物是氯米帕明，常用剂量为 150～300mg/d，一般 2～3 周开始显效，3～4 周症状明显改善。治疗时间不宜短于 6 个月，部分患者需长期用药。对伴有严重焦虑者可合用苯二氮䓬类药物；对难治性强迫症，可合用心境稳定剂或小剂量抗精神病药物，可取得一定疗效。

3. 其他　电抽搐治疗适用于强迫观念强烈，并伴有较重消极情绪者，对症状顽固、久治无效，极端痛苦的患者可试用精神外科治疗。

三、恐惧症

恐惧症（phobia），原称恐惧性神经症，患者以过分和不合理地惧怕外界某种客观事物或情景为主要表现，明知这种恐惧反应是过分的或不合理的，但仍反复出现，难以控制，伴有明显的焦虑不安和自主神经症状。恐惧的对象可能是单一的或多种的，如动物、广场、登高或社交活动等。1989 年我国神经症专科门诊中，恐惧症的患病率为 6.7%（长沙）。恐惧症在美国的终生患病率为：广场恐惧症为 6.7%，社交恐惧症为 13.3%，特殊恐惧症为 11.3%。女性多于男性。多数恐惧症患者病程迁延，有慢性化趋势，病程越长预后越差。儿童期起病、单一恐惧者预后较好，恐惧对象广泛的恐惧症预后较差。

【病因与发病机制】

病因未明，可能与下列因素有关。

1. 遗传因素　有关调查研究发现，广场恐惧症患者其近亲发病率较一般人群的发病率高近 3 倍，而双生子调查发现 13 对单卵双生子中的 4 对均患有广场恐惧症和（或）惊恐发作，16 对双卵双生子间的同病率却为 0。

2. 生化因素　研究发现社交恐惧症患者神经系统的觉醒水平增高，约 50% 患者在出现恐惧时其肾上腺素水平增高。

3. 心理因素　美国心理学家认为恐惧症状的扩展和持续是因为症状的反复出现使焦虑情绪条件化，回避行为则阻碍了条件化的消退。有资料表明，近 2/3 的患者都主动追溯到与其发病有关的某一事件，部分患者诉说自己曾有受惊吓的经历；性格内向、胆小、被动、依赖，易焦虑、有强迫倾向，易发生恐惧症。

【临床表现】

恐惧症常急性起病，临床表现多，多以恐惧对象作为名称，常归纳为三类。

1. 广场恐惧症（agoraphobia）　又称场所恐惧症，多起病于 20~40 岁，女性多于男性。表现为对某些特定场所或环境恐惧，是恐惧症中最常见的一种类型，约占 60%。广场恐惧症所恐惧的对象目前不局限于广场，不仅包括害怕开放的空间或害怕离开家，也包括害怕置身于人群拥挤的场合以及难以逃回安全处所（多为家）的其他地方如商场、剧场、车厢等。患者不敢外出又害怕独处，甚重者长期闭门不出且需要人陪伴，因此对患者的社会功能影响较大。

2. 社交恐惧症（social phobia）　又称社交焦虑障碍，多于 17~30 岁起病，男女发病率无差别。主要表现为对一种或多种社交行为表现出强烈的恐惧和回避行为。患者在进行社交活动时会表现出害羞、局促不安、不敢与人对视，不敢在公共场合演讲，集会不敢坐在前面，回避社交。常见的恐惧对象是异性、严厉的上司和未婚妻（夫）的父母亲等，可有脸红、手抖或尿急等症状，可伴有自我评价低、害怕批评，症状可发展到惊恐发作的程度。

3. 特定恐惧症（specific phobia）　指患者的恐惧局限于特定的情境或物体，如害怕接近特定的动物，害怕黑暗、雷鸣、高处、飞行、封闭空间、进食某些东西、目睹流血或创伤，害怕接触特定的疾病等。特定恐惧多发生在儿童早期，女孩多于男孩，部分严重患者可持续到成年。

【治疗要点】

1. 认知行为治疗　治疗恐惧症目前应用较多、疗效较肯定的行为治疗有系统脱敏法或暴露疗法。首先设计脱敏等级，然后进行放松训练，逐级脱敏，最后暴露在恐惧环境中而不再出现症状。

2. 药物治疗　目前尚没有严格意义上的消除恐惧情绪的药物。苯二氮䓬类、β 受体阻滞剂如普萘洛尔，可缓解焦虑情绪和自主神经症状。三环类抗抑郁药丙咪嗪和氯米帕明对恐惧症有一定疗效，并能减轻焦虑和抑郁症状。SSRIs 类的氟西汀、帕罗西汀等也可缓解恐惧症状。

四、躯体形式障碍

躯体形式障碍（somatoform disorders），是一类以持久地担心或相信各种躯体症状的优势观念为特征的精神障碍。患者因躯体不适症状反复就医，尽管各种医学检查的结果都是正常的，或者医生反复解释，均不能打消患者疑虑。由于得不到他人对症状的认可，常伴有焦虑或抑郁情绪。尽管患者症状的发生与不愉快的生活事件或心理冲突密切相关，但患者常常否认心理因素的存在。病程多为慢性波动。它包括：躯体化障碍、未分化躯体形式障碍、疑病障碍、躯体形式自主神经紊乱和躯体形式疼痛障碍。

美国躯体化障碍的终身患病率为 0.13%，国内尚无明确数据，据一项 3346 例综合医院门诊患者调查显示，躯体化障碍的患病率约为 18.2%。起病年龄多在 30 岁以前，女性多见。一般认为，急性起病、有明显精神诱发因素者预后较好；若起病缓慢、病程持续 2 年以上者，预后较差。

【病因与发病机制】

1. 个性因素　人格缺陷与本病有一定关系，如：自恋倾向、多疑、孤僻、主观、固执，对自身过分关注等性格特点，为本病的发生提供了重要的条件。

2. 心理社会因素　错误的传统观念，过分、不恰当的宣传及以往经历，特别是医源性影响，都有可能导致本病的发生。

3. 其他　青春期和更年期，常会出现自主神经症状，老年人独处时间长、各器官功能衰退，均会导致疑病观念的出现。

【临床表现】

1. 躯体化障碍（somatization disorder） 又称 Briquet 综合征。常在成年早期起病，女性多见，病程持续 2 年以上。其特点是一种以多种多样、经常变化的躯体不适症状为主的神经症。可涉及全身各器官系统，各种医学检查均不能证实有任何足以解释其躯体症状的器质性病变，常伴有明显的焦虑、抑郁情绪，导致患者反复就医和明显的社会功能障碍。临床表现除了符合躯体形式障碍的诊断概念以外，还必须以多种多样、反复出现、经常变化的躯体症状为主，在下列 4 组症状中至少有 2 组共 6 个症状：①胃肠道症状（反酸、呃逆、恶心、呕吐、腹痛、腹胀等）；②呼吸、循环系统症状（心悸、胸闷、气短等）；③泌尿生殖系统症状（有尿频、排尿困难，生殖器或其周围不适感，性冷淡等）；④皮肤症状或疼痛症状（痒、麻木感、刺痛、烧灼感、酸痛等）。

2. 未分化躯体形式障碍（undifferentiated somatoform disorder） 患者常诉一种或多种躯体症状，症状具有多变性，临床表现类似躯体化障碍，其症状涉及的部位不如躯体化障碍广泛和丰富，或者完全不伴发社会和家庭功能的损害，可以看作不典型的躯体化障碍。

3. 疑病症（hypochondriasis） 即疑病性神经症，特征是患者存在先占观念，坚持认为自己可能患有一种或多种严重的躯体疾病。患者对自身健康状况或身体的某一部分过分关注，其关注程度与实际健康状况很不相称，经常诉不适，并四处求医，但各种客观检查的结果正常和医师的解释均不能打消患者疑虑。虽然任何年龄都可患病，但很少在 50 岁以后首次发病，病程常为慢性波动性。很多患者，特别是轻症患者，仅在基层保健机构或非精神科的医疗机构就诊，转诊精神科常常招致不满；某些患者用症状左右或操纵家庭及社会关系，少数患者的社会功能几乎正常。

4. 躯体形式自主神经紊乱 是指一种由自主神经支配的器官系统发生躯体形式障碍所致的神经症样综合征。患者在自主神经兴奋症状（如脸红、出汗、颤抖、心悸等）的基础上，又发生了非特异性的、更具有个体特征和主观性的症状，如部位不确定的烧灼感、疼痛感、紧束感等，经检查均不能证明这些症状系相应的器官或系统发生障碍或紊乱所致，但患者坚持将这些症状归咎于某一器官或系统发生了严重的障碍，并为此痛苦，医生反复的解释与保证也无济于事。

5. 躯体形式疼痛障碍（somatoform pain disorder） 是一种不能用生理过程或躯体障碍予以合理解释的持续、严重的疼痛。情绪冲突或心理社会因素直接导致了疼痛的发生，经医学检查不能发现相应主诉的躯体病变。患者声称疼痛剧烈，但可能缺少器质性疼痛时所伴有的生理反应。发病高峰年龄为 30～50 岁，女性多见，病程迁延，常持续 6 个月以上，并使社会功能受损。

【治疗要点】

1. 心理治疗 心理治疗的目的在于让患者逐渐了解所患疾病的性质，改变错误的观念，解除或减轻精神因素的影响，使患者对自身健康状态有一个相对正确的评估。目前以支持性心理治疗为本病的治疗基础，同时辅以暗示治疗、工娱治疗。森田疗法对消除疑病观念可能有效，值得试用。

2. 药物治疗 应用精神药物进行对症治疗非常重要，由于患者的症状多样，常合并使用抗焦虑剂或抗抑郁剂。另外，对确实难以治疗的病例可以使用小剂量非典型抗精神病药物，如喹硫平、利培酮等，以提高疗效。

在治疗实践中，尚需注意医患关系。对患者的主诉和症状不要急于否认，需认真检查以确定是否存在躯体疾病，以免漏诊误诊、延误治疗。在查明病情的基础上，巧妙机敏地婉拒不必要的检查。

五、神经衰弱

神经衰弱（neurasthenia）是以精神易兴奋和脑力易疲劳为主要特点的一组神经症。其特点是脑力工作不能持久；情绪不稳定，易激惹、烦躁；睡眠障碍；不是继发于躯体或其他脑器质性疾病。

该病多数病例发病于 16~40 岁之间，男女性别发病有明显差异，女性高于男性。据全国流行病学调查，总患病率为 13.03‰。青壮年期发病较多，脑力工作者较常见，占门诊就诊神经症患者的半数以上。起病多缓慢，病程可迁延数年，症状呈波动性，时轻时重。预后一般良好，适当治疗能够恢复。

【病因与发病机制】

1. 神经系统功能过度紧张　是本病最常见的原因。神经衰弱患者的易感素质主要表现为中枢神经系统的两种特性：一是易兴奋性：即患者的反应阈值低，对微弱的刺激都易产生反应，因而敏感、警觉性增高；二是易消耗性：即患者的能量容易消耗，表现为易疲劳，很难长时间思考问题和集中注意力。这两种特性是相关的，因为敏感，即使很微弱的刺激也能引起反应，所以容易消耗能量，引起疲劳。

2. 长期的情绪紧张和思想矛盾　是诱发神经衰弱的重要原因。如事业的挫折、家庭矛盾、婚姻不顺利、亲人死亡以及人际关系紧张等，这些因素容易使人感到压抑、怨恨、委屈、悲观等负性情感而诱发本症。

3. 个性因素　高级神经活动属弱型或中间型的人，其性格往往表现为自卑、敏感、多疑、胆怯、急躁、主观、依赖、自制力差等，加之以上心理社会因素的长期影响，较无人格缺陷的人群更易发病。

发病机制尚未阐明，巴甫洛夫学派认为：在性格特征或躯体因素基础上，精神因素使中枢神经系统功能长期过度紧张，导致内在抑制功能活动削弱和兴奋相对亢进，从而出现易兴奋、易疲劳状态；也削弱了对皮质下自主神经中枢的控制与调节作用，而出现各种自主神经功能紊乱的症状。

【临床表现】

1. 精力易疲劳　为本病基本症状。患者常感精力不足，思维迟钝，工作不能持久、注意力不易集中，脑力劳动效率下降，做事丢三落四。

2. 精神易兴奋　患者对指向性思维感到吃力，而非指向性思维却很活跃，如看报纸、看电视时，不由自主的联想和回忆增多且杂乱，患者感到分心且无法控制，另一方面表现为对声光感觉过敏。

3. 情绪障碍　主要表现为烦恼，易激惹与紧张。患者常常感到现实问题困难重重，无法解决而烦恼；另一方面自控能力下降，遇事易激动，好发脾气，但事后又后悔或伤感、落泪。约 1/4 的患者有焦虑情绪。另外约 40% 患者在病程中出现短暂、轻度的抑郁情绪，但一般不产生自杀意念或企图。

4. 睡眠障碍　是患者主诉较多的症状。最常见有入睡困难，感到疲乏困倦，但上床后又无法入睡。其次为多梦、易醒或自感睡眠浅，有些缺乏真实的睡眠感。

5. 其他　患者可有紧张性疼痛，以头痛最多见，往往持续存在，但程度不严重。另外自主神经紊乱症状也较多见，可出现心动过速、心慌、胸闷、消化不良、尿频、多汗、厌食、便秘、月经不调、早泄或阳痿等。

【治疗要点】

1. 心理治疗

（1）认知疗法　神经衰弱多可找到一些心理冲突的原因，心理冲突的产生除与外界因素有关外，也与患者的心理素质有关。因此，促进患者的认知转变，尤其是帮助调整对生活的期望，减轻现实生活中的压力。

（2）放松疗法　指导患者运用各种放松方法，如瑜伽、生物反馈训练等，对帮助患者放松、缓解紧张有一定效果。

（3）森田疗法　是治疗本症较为有效的方法之一。神经衰弱患者部分有疑病素质，但求生愿望强烈，森田疗法利用这一精神活力，将患者注意点从自身引向外界，消除患者对自身感觉的过分关注，往往对消除症状有一定效果。

2. 药物治疗

（1）抗焦虑药　可先用地西泮、阿普唑仑、艾司唑仑；失眠严重者可给予劳拉西泮、三唑仑或催眠药。

（2）抗抑郁药　可选用小剂量三环类。

（3）中医中药　可在辨证论治的基础上选用中药方剂或中药治疗。

3. 工娱治疗和体疗　有助于改善脑神经活动的功能，如体育锻炼、太极拳、跳舞等。

4. 其他　可采用针灸、理疗等方法进行配合治疗。

六、分离（转换）性障碍

分离（转换）性障碍，以往也称癔症、歇斯底里，系由于明显心理因素引起的一种以解离症状和转换症状为主的精神症状。解离症状表现对自我身份识别和对过去记忆部分或完全丧失；转换症状表现为在遭遇无法解决的问题和冲突时所产生的不快心情，以转化为躯体症状的方式出现，但症状与患者的现实不相符，也无可证实的器质性病变。

该病的患病率报告不一。我国 1982 年 12 地区精神障碍流行病学调查普通人群本病患病率为 3.55‰，占神经症的 16%，首次发病年龄在 20 岁之前占 14%，20～30 岁占 49%，30～40 岁者占 37%，40 岁以后初发者少见。女性患病率高于男性，多大学者认为文化落后、经济状况差的地区患病率较高。绝大多数急性起病，病程短暂，预后良好。如病程持续超过 1 年，慢性化的可能较大。

【病因与发病机制】

1. 心理社会因素　国内非常重视心理因素在本病中的致病作用。常见的心理因素为家庭、工作、人际关系等，往往使患者感到委屈、气愤、羞愧、窘迫、恐惧等。这些精神刺激均直接致病或为第一次发病的因素。部分患者多次发病后可无明显诱发因素，而可能通过触景生情，联想呈自我暗示而生病。

2. 遗传因素　本病最早的遗传学研究是 Kraulis 在 1931 年完成的，1957 年 Ljingberg（1957 年进行了类似的研究）对 281 例患者的一级亲属进行研究，发现男性亲属的患病率为 2.4%，女性亲属的患病率为 6.4%，高于一般居民的患病率，表明本病与遗传有关。但 Slater 在 1961 年进行的孪生子研究（在 12 对单卵双生子中未见相同的发病者）不支持遗传的假说。Cloninger 等认为分离性障碍是一种多因素遗传疾病。

3. 个性因素　患者病情性格特点显著，与本病有明显关系。通常认为表演型人格表现为情感丰富、有表演色彩、富于幻想、暗示性高。1889 年法国医生提出分离性障碍的暗示性增高被视为其临床特点的观念，至今仍被医学界广泛接受。

4. 其他　脑外伤及某些躯体疾病可促成发病。

【临床表现】

1. 分离性障碍　又称解离性障碍，是较常见的临床类型，起病常与精神因素有关，病前往往有较明显的人格缺陷。表现为急骤发生的意识范围狭窄、具有发泄特点的情感暴发、选择性遗忘及自我身份识别障碍等。

（1）分离性遗忘　在没有器质性病变或损伤的基础上，突然丧失对某些事件的记忆，被遗忘的事件往往与患者的精神创伤有关，遗忘常具有选择性，也有部分患者表现为丧失全部记忆。

（2）分离性漫游　又称分离性神游症。发生在觉醒状态下，患者突然离开日常生活环境进行无目的和无计划的旅行。此时患者意识范围狭窄，但能保持基本的生活能力（如饮食起居、料理个人卫生）

和简单的社会交往能力（如购票、乘车、问路等）。有的患者忘掉以往的经历以新身份出现。短暂肤浅的接触看不出患者有明显的精神异常。漫游是突然的，持续几天，突然结束，清醒后有遗忘。

（3）分离性身份识别障碍　又称双重人格或多重人格，表现为两种或两种以上不同的人格，每种"人格"或"身份"均各有其独特的个性、行为和态度，完全独立，交替出现，互无联系。这种表现也称双重人格。若同一患者先后表现为两种以上的身份则称为多重人格。不同人格间的转换常很突然，对以往身份遗忘而以另一身份进行日常活动，每种人格都较完整，甚至可与患者的病前人格完全对立，首次发作常与精神创伤有关。

（4）分离性精神病　包括分离性木僵和分离性附体障碍。①分离性木僵：往往发生于精神创伤或创伤性体验后，呈木僵或亚木僵状态，但姿势、肌张力等无明显异常，一般数十分钟可自行醒转。②分离性附体障碍：发病时患者意识范围缩小，往往只限于当前环境的一两个方面，处于自我封闭状态。常见亡灵、神鬼附体，从言谈到举止都似被外界力量控制。处于出神状态的人，如果声称自己是和神或已死去的某人在说话，称为分离性附体状态。出神或附体是不由自主、非己所欲的，有别于迷信活动的神鬼附体。

（5）分离性情感暴发　常在与人争吵、情绪激动时突然发作，意识障碍较轻，表现为哭泣、叫喊、在地上打滚、捶胸顿足、撕衣毁物、扯头发或以头撞墙，言语行为有尽情发泄内心愤懑情绪的特点，在多人围观的场合发作尤为剧烈。一般历时数十分钟可安静下来，事后可有部分遗忘。

（6）分离性假性痴呆　①Ganser综合征：患者有轻度意识模糊，对提问可以理解，但经常给予近似的回答，如患者回答1＋1＝3，一双手有9个指头等。这类表现被Ganser首先描述，所以称为Ganser综合征。②童样痴呆：精神创伤后突然表现为儿童样的幼稚语言和动作，患者以幼儿自居，逢人就称"叔叔""阿姨"。

2. 转换性障碍　患者的躯体症状没有任何可以证实的相应的器质性改变，也常与生理或解剖学原理不符。旁人可以明确感到患者症状带有情绪性，如逃避冲突、对内心欲求或怨恨的指向等，但患者一概否认，有时还会伴有形式不同、数量不等的寻求他人关注的行为。转换性障碍表现为运动障碍与感觉障碍。

（1）运动障碍　包括异常运动、步态异常、肢体麻木、震颤、舞蹈样抽动和瘫痪。①分离性抽搐：表现为肌肉粗大阵挛或不规则抽动，肌阵挛则为一群肌肉的快速抽动，类似舞蹈样动作。②分离性肢体瘫痪：可表现为单瘫、截瘫或偏瘫，伴有肌张力增强或弛缓，无神经系统损害的体征，但病程持久者可有失用性肌萎缩。③分离性立行不能：患者双下肢可活动，但不能站立，扶起需人支撑，否则向一侧倾倒，但通常不会跌伤，也不能起步行走，或行走时双足并拢，或呈摇摆步态。④分离性失音症：患者想说话，但发不出声音，或只能用耳语或嘶哑的声音交谈。

（2）分离性感觉障碍　可表现为躯体感觉缺失、感觉过敏、感觉异常、视觉障碍和听觉障碍。①分离性感觉缺失：可以是半身感觉缺失、也可以表现为呈手套、袜套型感觉缺失，缺失的感觉可为痛觉、温觉、冷觉、触觉，且缺失范围与神经分布不一致。②分离性感觉过敏：皮肤对触摸特别敏感，很轻的抚摸都会感到疼痛不堪。③分离性感觉异常：是指患者在咽部检查无异常的情况下感觉到咽部异物感或梗阻感，称之为"癔症球"（globus hystericus）。④分离性视觉障碍：可表现为失明、管状视野、单眼复视等。常突然发生，可也经过治疗，突然恢复正常。患者虽有视觉丧失的主诉，但却惊人地保留着完好的活动能力。⑤分离性听觉障碍：多表现为突然听力丧失、电测听和听诱发电位检查正常。

3. 分离（转换）性障碍的特殊表现形式　集体性分离性障碍即分离性障碍的集体发作，多发生于常在一起生活的群体中，如学校、教堂、寺院等。首先为一人发病，围观和目睹者受到感染，在暗示和自我暗示下相继出现类似症状，短时内暴发流行。发作一般历时数天，症状相似，女性居多。将患者，特别是初发病例隔离起来进行对症治疗，可控制该病的流行。

【治疗要点】

1. 心理治疗 本病的症状是功能性的，因此，根本治疗应以心理治疗为主，包括暗示、催眠、解释性心理治疗等。暗示治疗时，应把注意的重点放在讨论促发症状的心理因素，利用暗示的治疗效应，减轻或消除患者的症状。也可借助药物进行催眠暗示治疗，使易暗示性增高，治疗效果更好。

2. 药物治疗 根据病情对症选用药物。如失眠、紧张可用抗焦虑药，情感暴发、朦胧状态可选用地西泮或抗精神病药注射，以尽快恢复意识状态。

3. 预防 分离性障碍是一类易复发的疾病，及时消除病因，使患者对疾病性质有正确的了解，正视自身存在的性格缺陷，改善人际关系，对于预防疾病有一定帮助。如果患者长期住院治疗或在家中休养，家属对于患者的非适应性行为经常给予迁就或不恰当强化，均对患者康复不利。

第三节　神经症患者的护理 📱微课

【护理诊断】

1. 认知缺乏 与对情境评价不当有关。

2. 有暴力行为的危险 与焦虑、恐惧、易激惹有关。

3. 焦虑 与焦虑症状，担心再次发作有关。

4. 恐惧 与惊恐发作有关。

5. 个人恢复能力障碍 与精力状态改变有关。

6. 营养失调：低于机体需要量 与焦虑症状导致的食欲差有关。

7. 自我认同紊乱 与人格转换有关。

8. 睡眠型态紊乱 与严重焦虑引起的生理症状有关。

9. 疼痛或躯体不适 与自主神经功能紊乱、神经症性障碍有关。

10. 潜在并发症：自杀、自伤行为 与情绪抑郁或在症状的影响下可能出现过激行为有关。

11. 舒适度减弱 与疑病症状有关。

12. 皮肤完整性受损 与分离（转换）性障碍瘫痪有关。

【护理措施】

1. 安全和生活护理

（1）安全护理　密切观察患者的情绪变化，对有抑郁情绪，有自伤、自杀行为倾向的患者，注意加强预防，做好其自伤、自杀行为的防范。加强安全检查，病房内应避免自杀工具的存在，避免患者接触刺激性和危险性物品，防止患者出现意外。一旦发现自杀、自伤等意外，应立即隔离保护患者，上报医生实施有效救护措施；做好自杀自伤后心理护理，制定针对性的防护措施，重点交班、重点防范。

（2）饮食护理　患者因紧张、焦虑、恐惧、抑郁等负性情绪以及胃肠不适、腹痛、腹胀、恶心、便秘等胃肠功能紊乱可能出现食欲减退、体重下降、消瘦等。应鼓励患者选择易于消化，富于营养，色、香、味俱全的可口食物。

（3）排泄护理　患者可能因药物副作用出现便秘，应鼓励患者多食蔬菜、水果，多喝水，多活动，观察大小便情况。对便秘超过 2～3 日的患者，可按医嘱给予缓泻剂或进行灌肠等处理。

（4）睡眠护理　睡眠障碍是神经症患者最为苦恼的症状之一。患者常有入睡困难、似睡非睡、易惊醒等，因而白天疲倦常卧于床上。护士应协助患者制定合理的作息计划，鼓励参加病区工娱活动和体育锻炼，减少白天卧床时间；创造良好的睡眠环境，安抚情绪，教会促进睡眠，必要时遵医嘱使用镇静催眠药。

2. 特殊护理

（1）焦虑患者的护理　加强与患者的沟通。护士态度和蔼，注意倾听患者心声，提问要简单，着重当前问题。对不太合作的患者，护士应耐心等候，给患者足够的时间以作调整，或择期再询问；患者愿意诉说时，及时给予鼓励，逐步深入，帮助患者识别焦虑情绪，共同找出负性情感发生前有关的事件，制定相应护理措施。

（2）强迫症患者的护理　注意观察患者症状，适当地控制患者的强迫行为，出现强迫动作时，护士可以用言语或行为帮助患者减少强迫动作的时间和次数，并转移其注意力缓解症状。

（3）惊恐发作患者的护理　①患者在惊恐发作时，护士应沉着冷静，防止将医护人员的焦虑传给患者，立即让患者脱离应激源或改换环境，有条不紊地治疗和护理。②护士陪伴在患者身边，直到发作缓解。护士态度和蔼，耐心倾听与安抚，对其表示理解、尊重。③应将患者和家属分开或隔离，以免相互影响。必要时设专人陪护。④鼓励患者按可控制和可接受的方式表达焦虑、激动，允许自我发泄；如患者表现为挑衅和敌意，要适当限制，针对可能出现的问题，预先制定相应的处理措施。⑤惊恐发作的间歇期教给患者关于惊恐障碍及其他生理影响的知识能够帮助患者战胜惊恐。患者理解什么是惊恐障碍和有多少人遭受惊恐障碍的痛苦，能够减轻症状；用内感性暴露的方法帮助患者减轻症状：首先让患者反复想象自己暴露在惊恐发作时的体验感觉中，如心悸或者头晕。其次，教会患者通过控制过度换气或体力活动（比如跑步、快步上楼以引起心动过速）减轻恐惧感。最后，让患者了解和体会这些感觉不一定会发展为完全性惊恐发作；教会患者能运用放松技巧进行自我控制；做好家属工作，争取家庭和社会的理解。

（4）神经衰弱患者的护理　缓解患者精神压力，帮助患者学会放松治疗，如听舒缓音乐、静坐、慢跑、练气功、打太极拳以及利用生物反馈等进行肌肉放松训练等。

（5）分离（转换）性障碍发作患者的护理　①分离（转换）性障碍发作及时采取保护措施，同时将患者和家属隔离。不过分关心，不表示轻视，不表现惊慌失措，避免他人围观，以免对患者造成暗示作用，加重症状。②分离（转换）性障碍相关的焦虑反应表现为挑衅和敌意时，须适当限制。如出现情感暴发或痉挛发作，应安置在单间病房，适当约束。③患者处于意识朦胧时，需加强生活护理和观察，防止发生意外，同时强化其原来身份，促使恢复自我定向。④分离（转换）性障碍性失明、失聪患者，应让其了解功能障碍是短暂的，在暗示治疗见效时，应加强功能训练。⑤在发作间隙教会患者放松技术，遵医嘱使用相应的治疗药物。

3. 用药护理
遵医嘱给予相应的治疗药物，控制症状发作。对于有严重强迫行为、严重疑病症的患者可用少量的抗精神病药。镇静催眠药物对所有具有失眠症状的神经症均有效，但需注意尽可能少量、短时用药，以免对药物使用产生依赖。督促患者完成药物治疗计划，注意观察药物疗效和不良反应。

4. 心理护理

（1）建立良好的护患关系　能使患者对医务人员产生信任，对治疗抱有信心。以真诚、理解的态度接触患者，当患者述说躯体不适时，不能简单地否认或评判，应耐心倾听。因为患者表现的躯体症状并非患者可以控制的，所以耐心倾听让患者感受到自己的痛苦能被护理人员所理解和接受，并得到心理的安慰。

（2）与患者共同探讨解决问题的方法　与患者讨论与疾病有关的应激源，帮助其认识这些应激源对个人健康的影响，改变应对应激的方式。重建正确的疾病概念和对疾病的态度，顺其自然，接受症状，转移注意力；鼓励参加力所能及的劳动。

（3）鼓励患者表达　如表达自己的情绪和不愉快的感受，将有助于释放其内心储积的焦虑能量，为护理创造帮助患者认识自身负性情绪的宣教时机，所以应认真倾听，鼓励患者正确的情感表达，当患者表达自己的想法和感受时，护士做出一定的反应，表示同情与理解，针对患者表达的问题，制定相应的护理措施。

（4）教会放松技术　交给患者应用意向引导、深呼吸或其他放松技术来逐步放松肌肉。

5. 家庭干预和社会功能训练

（1）通过宣教向家属讲解症状及疾病相关知识，帮助家属接受和理解患者的痛苦，减少因患者的怪异行为而感到的羞耻和难堪感受。

（2）鼓励家属参与治疗计划，帮助患者获得良好的社会及家庭支持系统。

（3）协助患者及家庭维持正常角色行为，帮助患者改善自我照顾能力，协调患者对社会环境和家庭的适应能力，鼓励患者努力学会自我调节，尽早摆脱依赖性。

（4）帮助患者分析现有的人际资源，鼓励患者扩大社会交往的范围，以最大限度地满足自身的心理需求。同时鼓励患者积极参加团体治疗，增加人际交往机会，以此获得情感上的支持，消除或减少寂寞、孤独感。

【健康指导】

帮助患者或家属正确了解疾病的知识，以免患者和家属担心疾病会演变成精神病或其他疾病，同时还应指导家属做好患者出院后的家庭治疗及护理。家庭是患者的主要社会支持系统，可帮助患者缓解压力，但也可能造成或加重患者压力。协助患者分析可能的家庭困扰，并对存在的困扰进行分析，寻求解决方法。

❤ 护爱生命

每天我们都要处理大量的人际关系，这些人际关系能够满足我们一系列心理和生理的需求。亲密的人际关系包括亲人、恋人、朋友关系。还有一些次要的人际关系，包括邻居、熟人和其他需要日常打交道的人。为了我们的身心健康，有必要学习如何建立和维护人际关系。维护人际关系首先要有良好的沟通。恰当的沟通会让关系更加紧密；出现冲突时，需要充分沟通才能真正克服困难。我们一方面要学会倾听对方的诉求，在人际关系中遇到问题时，也要用适当的方式表达出来。表达的方式有很多种，可以当面讨论，可以发信息、写信或者请他人代为转述。其次，建立边界。人际关系中的边界像是一个隐形的栏杆，它规定了哪些事情可以发生，哪些事情不可以发生。可以通过以下步骤建立人际边界：了解自己的权利；坚定的表达方式；学会拒绝；获得支持和帮助。

第四节　应激相关障碍及其护理

PPT

📖 导学情景

情景描述： 王某，女，38岁，已婚，工人，大专文化。平素身体健康，性格比较开朗。2周前，王某在买东西时和一陌生人发生了争执，随后被这个陌生人殴打。当时王女士突然躺在地上，呼之不应，周围人掐其人中后苏醒，醒后答话切题，能叙述事情发生的经过。提起被殴打之事显得紧张、恐惧，感到有人随时都可能会打她。自诉在脑海中不自主地出现被打的场面，晚上经常做噩梦。有时四肢发抖整天坐卧不安，精神紧张，无法操持家务及料理孩子。谈话时情绪低落，低着头，哭泣。思维联想可，未发现幻觉、妄想等精神病性症状。

临床诊断：急性应激障碍。

讨论：请问应对患者采取哪些有针对性的护理措施？

学前导语：应激相关障碍是一组在严重或持久的应激性生活事件作用下所致的精神障碍，主要有三种类型。对应激障碍主要以心理治疗为主，也可以通过个别治疗、团体治疗等，并建立起良好的社会支持系统。

应激相关障碍（stress related disorders）是一组主要由心理－社会（环境）因素引起异常心理反应所导致的精神障碍，也称为反应性精神障碍，包括急性应激性障碍、创伤后应激障碍和适应障碍。其共同特点为：①心理社会因素是发病的直接原因。②症状表现与心理社会因素的内容有关。③病程、预后与精神因素的消除有关。④病因大多为剧烈或持久的精神创伤因素，如战争、亲人突然死亡、经历重大灾害事故、罹患重大疾病、被强奸、失恋、家庭矛盾等。⑤一般预后良好，无人格方面的缺陷。

由于应激相关障碍的概念和诊断标准不一致，以及由于该疾病病程短暂、部分病例可自行缓解，因而对该病患病率的统计产生影响，导致不同国家报道的患病率存在一些差异。在我国，据 12 个地区精神疾病流行病学调查，应激相关障碍总患病率为 0.68‰（1984）。单从创伤后应激障碍来看，虽然普通人群 50% 以上的人一生中至少有一次曾暴露于创伤事件，但并不是所有的创伤幸存者都会发展为创伤后应激障碍（post－traumatic stress disorder，PTSD），普通人群中 PTSD 的患病率为 7%～12%。适应障碍的患病情况国外认为较为常见，但无精确的数字统计，据美国 Lowa 的报道，在收入精神机构的 2699 例患者中，有 5% 的患者以适应性反应入院。从患病年龄来看，应激相关障碍的患病年龄分布较广，从少年到老年均可见，尤以青壮年为多见。

【病因与发病机制】

引起应激相关障碍的病因有以下几个方面。

1. 社会环境因素 自然灾害和人为灾害，如战争、洪水、地震、车祸、风暴等严重威胁生命安全和财产巨大损失的灾害，都可引起应激相关障碍。

2. 严重的生活事件 主要包括失恋、分居、离婚、外遇、配偶患病或死亡等。家庭矛盾包括家庭几代成员之间的矛盾，家庭经济上的矛盾以及教育子女等方面的重大分歧等。

3. 个体因素 个体的人格特点、教育程度、智力水平、生活态度和信念以及社会文化背景等，对应激相关障碍的发生发展有着重要影响，如敏感、自我中心、固执等个人易感素质者易发生此病。还与个人当时的健康状态及造成内心冲突的严重程度有关。如慢性躯体疾病、月经期、产褥期、过度疲劳等，在遭受强烈刺激时，较易发生本病。

应激相关障碍的发病机制至今仍未完全阐明。一般认为机体在上述病因造成的应激状态时通过中枢神经系统、神经生化系统、神经内分泌系统、免疫系统等相互作用，影响机体内环境平衡，引起各器官功能障碍、组织结构变化，从而导致各类应激相关障碍的发生，出现一系列生理、心理的改变。生理方面表现为心率增快、呼吸急促。血压增高、肌肉紧张、出汗、尿频；认知方面表现为记忆力下降、注意力不集中；情感方面表现为情绪不稳、焦虑不安、紧张恐惧；行为方面表现为兴奋激越或意志行为减退。

【临床特点】

应激相关障碍分为急性应激障碍、创伤后应激障碍和适应障碍三大类。

1. 急性应激障碍（acute stress disorders，ASD） 又称为急性心因性反应，是指由于遭受急剧的、严重精神创伤性事件后或心理社会应激因素后，在数分钟或数小时之内所产生的短暂心理异常。表现为强烈恐惧体验的精神运动性兴奋，行为有一定的盲目性，或者为精神运动性抑制，甚至木僵。如果应激源消除，症状一般历时短暂，在几天至1周内完全恢复，预后良好，缓解完全。

急性应激障碍的临床表现形式丰富，变化多端。可表现为以下几个方面。

（1）以意识障碍为主的表现 多数患者初期表现为"茫然"或"麻木"，伴有一定程度的意识范围狭窄、意识清晰度下降、定向力障碍、言语缺乏条理、动作杂乱、对周围事物感知迟钝、可有人格解体、偶见冲动行为。患者事后对发病情况出现部分遗忘。

（2）以伴有情感迟钝的精神运动性抑制为主的表现 多数患者出现精神运动性抑制，表现为目光呆滞，表情茫然，呆若木鸡，情感迟钝，少语少动，行为退缩，日常生活不知料理，不知道洗脸梳头，不知道吃饭睡觉，需要家人提醒或再三督促，甚至可达到木僵或亚木僵状态，呼之不应，对外界刺激毫无反应。此型历时短暂，一般不超过1周，事后不能回忆应激性事件。

（3）以伴有强烈恐惧体验的精神运动性兴奋为主的表现 患者表现为激越兴奋、活动过多、心悸、面色苍白等。

（4）部分患者可伴有严重的情绪障碍，如焦虑、抑郁；也可同时伴有自主神经症状，如大汗、心悸、面色苍白。

以上症状可单独出现，也可混合出现，在不同患者的表现上有较大差异。急性应激障碍出现与否及严重程度取决于个体的易感性和应对方式，因为并非每个人在面临重大打击时都出现这一障碍。

2. 创伤后应激障碍（post - traumatic stress disorder，PTSD） 又称为延迟性心因性反应，指突发性、威胁性或灾难性生活事件导致个体延迟出现和长期持续存在的精神障碍。其临床表现以再度体验创伤为特征，并伴有情绪的易激惹和回避行为。简而言之，PTSD是一种创伤后心理失平衡状态。其核心症状有三组。

（1）闯入性症状 表现为无法控制的以各种形式重新回忆创伤经历和体验，这种反复的体验性症状让患者感觉非常痛苦，一方面很难控制症状发生的时间和次数，另一方面症状会引发个体强烈的痛苦感觉，就像患者再次经历创伤事件一样。闯入性症状主要有三种形式。

1）短暂"重演"性发作：即在无任何因素或相关物的影响下，创伤情景常常不由自主地出现在患者的联想和记忆中，或使患者出现错觉、幻觉，仿佛又完全置身创伤性事件发生时的情景，重新出现事件发生时会伴发的强烈情感反应和明显的生理反应，如心跳加快、出汗、面色苍白，持续的时间可从数秒钟到几天不等。此种短暂"重演"性发作的现象称为"闪回"。

2）暴露于创伤性事件相关联或类似的事件、情景或其他线索时，即会出现强烈的情感痛苦或生理反应。如事件发生的周年纪念日、相近的天气及各种场景因素都可能促发患者的心理与生理反应。

3）闯入性症状还表现在睡眠状态中以梦魇的形式出现，患者会在梦中反复重现创伤性事件或做噩梦。

（2）回避症状 即回避与创伤性事件有关的刺激，以及对一般事物的反应显得麻木，反映了患者试图在生理和情感上远离创伤。主要表现为以下几个方面。

1）回避表现：回避谈及与创伤有关的话题，回避可能勾起恐怖回忆的事情或环境，或不能回忆（遗忘）创伤性经历的某些重要方面。

2）麻木表现：患者整体上给人以木然、淡然的感受。表现为对周围环境的一般刺激反应迟钝，过去热衷的活动也没有兴趣，情感淡漠，与人疏远，有脱离他人或觉得他人很陌生的感受；难以体验和表达细腻的情感（例如：无法表达爱恋）；对未来失去憧憬，如很少考虑或计划学习、工作或婚姻等。

（3）警觉性增高症状　表现为自发性的高度警觉状态，反映患者长时间处于对创伤事件的"战斗"或"逃跑"状态。警觉性过高的症状在创伤暴露后的第一个月最为普遍，表现为睡眠障碍（难以入睡、易惊醒）；容易产生惊跳反应，如遇到类似的场面或刺激则易受惊吓，出现惊恐反应，如紧张、恐惧、心慌、心跳、面色苍白、出冷汗等；难以集中注意力等。

（4）临床表现　随年龄的不同有所差异，主要为年龄愈大，重现创伤性体验和易激惹症状越明显。成人大多主诉与创伤有关的噩梦、梦魇；儿童常常无法清楚叙述噩梦内容，仅表现为梦中惊醒，在梦中尖叫或主诉头痛、胃肠不适等躯体症状。

（5）少数患者可有人格改变或有神经症病史等附加因素，从而降低了对应激源的应对能力或加重疾病过程。

（6）症状通常在创伤后延迟出现，即经过一段无明显症状的间歇期后才发病、间歇期为数日至数月，甚至长达半年以上。症状一旦出现，即可持续数月至数年。大多数患者可自愈或治愈，少数患者由于病前人格缺陷或有神经症病史导致预后不良，迁延不愈或转化为持久的人格改变或社会功能缺损。

3. 适应障碍（adjustment disorder）　是因长期存在应激源或困难处境，加上患者有一定的人格缺陷，产生以烦恼、抑郁等情感障碍为主，同时有适应不良的行为障碍或生理功能障碍，并使社会功能受损的一种慢性心因性障碍。疾病的发生是对某一明显的生活变化或应激性生活事件所表现的不适反应，如更换新的工作、移居国外、离退休后等引起的生活适应性障碍，是一种短期和轻度的烦恼状态和情绪失调，常影响社会功能，但不出现精神病性症状。

根据临床症状不同，可分为以下几种类型。

（1）以焦虑、抑郁等情感障碍为主的抑郁型和焦虑型

1）抑郁型适应障碍：是成人中最常见的适应障碍表现。主要表现为无望感、哭泣、心境低落等，但比抑郁症轻。

2）焦虑型适应障碍：以惶惑不知所措、紧张不安、注意力不集中、胆小害怕和易激惹为主要表现，还可伴有心慌和震颤等躯体症状。

3）混合型适应障碍：表现为抑郁和焦虑的综合障碍。

（2）以适应不良行为为主的品行障碍和行为退缩型

1）品行障碍型适应障碍：表现为对他人利益的侵犯或不遵守社会准则和规章、违反社会公德，如逃学、偷窃、说谎、打架斗殴、毁坏公物等。

2）行为退缩型适应障碍：主要表现为孤僻离群、不注意卫生、生活无规律、尿床、幼稚语言或吸吮手指等。

以上类型均可出现生理功能障碍，如睡眠不佳、头痛、疲乏、食欲缺乏、胃肠不适等症状，同时可因适应不良的行为而影响到日常活动，导致社会功能受损。患者的临床表现可以某一类型为主要症状，也可以同时出现，如出现情感障碍合并品行障碍。部分患者表现为不典型的适应障碍，如社会退缩，但不伴有焦虑、抑郁心境；或社会功能突然下降，但无明显的焦虑、抑郁情绪。患者通常在应激性事件或生活改变发生后1个月内起病。病程较长，但一般不超过6个月。随着刺激的消除或者经过调整形成了新的适应，精神障碍随之缓解。

【治疗要点】

应激相关障碍的治疗，主要为心理治疗与药物治疗相结合。治疗的关键在于尽可能去除精神因素或脱离引起精神创伤的环境，转移或消除应激源。

1. 心理治疗　是主要的治疗手段。心理治疗能够改善患者症状，提高药物疗效，并能巩固治疗效果，促使患者早日康复。根据患者病情的特点，选择指导性咨询、支持性心理治疗、精神分析治疗、

认知行为治疗等方法。通过疏泄、解释、支持、鼓励、指导等手段，帮助患者摆脱痛苦，认识疾病，配合治疗，提高适应能力。

2. 药物治疗 精神症状明显的患者，需要用药物治疗进行对症处理，为心理治疗打好基础。对焦虑、恐惧不安者，可使用抗焦虑药；对抑郁症状突出者，可选用丙咪嗪、阿米替林或选择性5-羟色胺再摄取抑制剂（SSRIs）等抗抑郁药；对有妄想、幻觉、兴奋躁动者，可短期应用抗精神病药物。但要注意，药物剂量不宜过大，疗程应因人而异，一般治疗3~6个月。适当的药物可以使患者症状较快地获得缓解，便于心理治疗的开展。

3. 其他治疗 对于严重抑郁、有自杀自伤行为，或明显冲动、有伤人毁物行为的患者，可采用电抽搐治疗，以迅速控制症状，保证患者和周围人的安全。对于木僵、抑郁等进食较差的患者，可给予补充营养、纠正水和电解质平衡等支持疗法。

【护理诊断】

1. 创伤后综合征 与强烈的应激事件的刺激有关。

2. 急性意识障碍 与强烈的应激刺激、应对机制不良有关。

3. 有自杀自伤的危险 与应激事件引起的焦虑、抑郁情绪有关。

4. 有暴力行为的危险 与应激事件引起的兴奋状态、冲动行为有关。

5. 有外伤的危险 与意识范围狭窄、兴奋躁动、行为紊乱有关。

6. 迁居应激综合征 与居住环境改变有关。

7. 恐惧 与经历强烈的应激、反复出现闯入症状有关。

8. 焦虑 与长期面对应激事件、主观感觉不安、无法停止担心有关。

9. 睡眠型态紊乱 与应激事件导致的情绪不稳、主观感觉不安、无法停止担心、精神运动性兴奋有关。

10. 个人应对无效 与应激持续存在有关。

11. 环境认知障碍综合征 与应激引起的对周围环境认知的不正确有关。

【护理措施】

应激相关障碍的护理包括生理、心理和社会功能等多方面的综合护理措施，由于应激源不同、患者表现不同，因此不同类型的患者，其护理各有所侧重。对急性应激障碍的患者，护理的重点在于保障患者的安全，满足患者的基本生理需要及稳定患者情绪。对创伤后应激障碍患者的护理主要在疾病早期，以保障患者安全、消除情绪障碍为主，后期则以帮助其建立有效应对机制为主。对适应障碍患者的护理，主要在于帮助患者提高对应激的应对能力。

1. 脱离应激源 对有明确应激源的，首要的护理措施是尽快协助患者脱离引起精神创伤的环境，为患者提供安静、宽敞、温度适宜、安全的休息环境，减少各种不良环境对患者的影响。

2. 安全护理 急性应激障碍的患者常由于意识障碍、精神运动性兴奋、精神运动性抑制等症状导致跌倒、出走、伤人、自伤等安全问题。而创伤后应激障碍患者和适应障碍患者，常因情绪低落导致自杀、自伤行为。因此，对于以上患者须严加观察和护理，防止各种安全问题发生。具体措施有以下几种。

（1）评估患者意识障碍的程度，评估自杀自伤、暴力行为的危险度。

（2）密切观察患者，注意有无自杀自伤、暴力行为征兆出现。一旦发现患者有明显自杀自伤、暴力行为征兆时，立即采取措施，保证患者及周围人员安全。

（3）提供安全舒适的环境，将患者安置于易观察的房间，并保证房间内设施安全、光线明亮、空气流通。定期进行安全检查，清除各种危险物品，如刀剪、绳索、药物、玻璃等尖锐物品，杜绝不安全因素。

（4）对有自杀危险的患者，需加强沟通，掌握其病情、心理活动的变化，并利用各种机会，运用沟通技巧，鼓励患者表达思想、情感，争取动摇和消除患者的自杀意念。患者的活动需要在护理人员的视线中进行，必要时专人护理。尤其在夜间、清晨、节假日等容易发生自杀的时段，更要严加防范。

（5）当患者出现严重的精神运动性兴奋导致行为紊乱、冲动时，给予适当的保护性约束，以保证患者安全。

（6）对意识障碍患者加强观察和护理，限制其活动范围，防止丢失、跌伤或受其他患者的伤害。

3. 生理护理

（1）维持营养、水和电解质平衡　应激相关障碍患者常由于抑郁情绪不思进食，或者处于木僵、退缩状态而拒绝进食，导致患者营养状况较差。护理人员可先了解患者的饮食习惯，尽量满足其口味，以促进和提高食欲；或安排患者和其他患者一起集体进餐，或采用少量多餐的方式，也可以取得提高其食欲的效果。对抑郁、退缩或木僵状态的患者，必要时需专人耐心劝导并协助喂饭。如上述方法均未奏效，可按医嘱行鼻饲饮食或静脉补液，以保证患者营养供给。

（2）协助料理个人生活　木僵或退缩状态的应激相关障碍患者常丧失料理自己日常起居生活的能力，甚至穿衣、梳理、如厕都无法进行。因此，需要护理人员对患者的生活料理提供帮助。对于终日卧床，完全不能自理个人生活的患者，护理人员需要做好各项基础护理，包括口腔护理、皮肤护理、大小便护理等，以保证患者的基本生理需要得到满足。当患者的病情开始缓解，意志行为逐步增强时，应鼓励患者自行料理个人卫生。

4. 心理护理

（1）建立良好的护患关系　谈话时，要态度和蔼，注意倾听，提问简单扼要，着重当前的问题，给予简明的指导。鼓励患者回忆自己心理创伤所致应激障碍和适应障碍发作时的感受和应对方法，接纳患者的焦虑和抑郁感受，并讨论和教会应对应激障碍发作的简易方法。

（2）帮助患者纠正负性认知　当患者情绪稳定时，心理护理可进一步加深，采取认知治疗方法帮助患者分析和了解自己的心理状态，认识与情绪抑郁和适应障碍有关的心理因素，纠正自己的负性认知，并建立积极的应对策略。

1）首先帮助患者找到自己的负性自动思维。通过提问、指导患者想象或角色扮演来探寻其在负性情感反应和创伤之间起中介作用的歪曲认知，并要求患者归纳出其中一般规律，找出认知上的错误。

2）告诉患者其认知评价是如何导致不良情绪反应和行为表现的。

3）指导患者通过现实检验来发现自己产生的消极认知和信念并不符合实际并找出认知歪曲与负性情感的关系，从而矫正这些认知障碍。

（3）帮助患者学习应对技巧

1）教会患者管理焦虑的方法，以更好地应对应激。主要的方法有：放松训练（系统的肌肉放松）、呼吸训练（学习缓慢的腹式呼吸）、正性思维（用积极的想法替代消极的想法）、自信训练（学会表达感受、意见和愿望）、思维阻断法（默念"停"来消除令人痛苦的想法）。

2）帮助患者学习以问题解决法消除压力情景。

3）帮助患者学会处理应激的技能　①选择性忽视：有意不去注意自己的挫折和精神痛苦，对创伤性事件不去感知，不接触、不回忆。②选择性重视：重视自己的优点和成绩，学会肯定自己。③改变原有的价值系统：用一颗平常心去看待事物，不与他人作对比、不计较得失，接受自己的长处与缺点。④改变愿望满足的方式：放弃目前难以实现愿望的方法，采取其他方式满足愿望。⑤降低自己的期望值：将自己的期望值降低，使之更符合现实。⑥转移刺激：用运动、户外散步、听音乐、看电视、与人交谈等方式，转移对应激的注意力。

4）帮助患者运用社会支持系统应对应激：帮助患者知道有哪些人现在或过去能关心、支持自己，以帮助患者寻求适当的支持系统或社会资源；指导患者重新调整和建立社会支持，鼓励其调动一切可以利用的社会支持资源，减轻自己的应激反应，促进身心康复。

【健康教育】

帮助患者和家属学习疾病知识，使患者和家属对应激相关障碍的发生有正确的认识，消除模糊观念引起的焦虑、抑郁。帮助家属理解患者的痛苦和困境，做到既要关心和尊重患者，又不过分迁就或强制患者。指导家属协助患者合理安排工作、生活，恰当处理与患者的关系。

▪目标检测

答案解析

一、选择题

A1 型题

1. 下列关于焦虑症的叙述，正确的是（　　）
    A. 焦虑发作时先天的对可怕情景的条件反射
    B. 焦虑是害怕某些环境刺激所形成的条件反射
    C. 女性患病率明显低于男性
    D. 发作时紧张程度与现实环境相符
    E. 焦虑人格特质与遗传无关

2. 对焦虑症患者生命安全威胁最大的因素是（　　）
    A. 自杀、自伤倾向　　　　　　　　　B. 药物不良反应
    C. 暴力行为冲动　　　　　　　　　　D. 噎食
    E. 特殊治疗的并发症

3. 下列关于焦虑症患者的护理措施，不恰当的是（　　）
    A. 帮助患者认识症状
    B. 护士应接受患者的病态行为
    C. 关注患者过多不适的主诉
    D. 鼓励患者以语言表达的方式疏泄情绪
    E. 尽量满足患者的合理要求

4. 患者反复思索为什么1加1等于2，而不等于3，这属于（　　）
    A. 强迫怀疑　　　　　　B. 强迫性的穷思竭虑　　　　　　C. 强迫联想
    D. 强迫表象　　　　　　E. 强迫意向

5. 患者，女性，19岁。主诉因"怕脏反复洗手，双手变得粗糙皲裂，明知没必要却无法控制"来就诊。最佳的治疗方案是（　　）
    A. 药物治疗＋心理治疗　　　　　B. 落实护理计划　　　　　C. 减少和控制症状
    D. 减少诱发因素　　　　　E. 改善错误的认知

6. 患者，男性，70岁。2年前被诊断为焦虑症，常因小事发脾气。护士下列用语不当的是（　　）
    A. "您能谈谈您的焦虑感受吗？"
    B. "请您在我的指导下进行放松。"
    C. "您是因为胃炎可能癌变才觉得焦虑吗？"

D. "下面我给您介绍一下焦虑症的性质。"

E. "我们可以想一些办法来缓解身心不适。"

7. 对于强迫症患者，在其自愿参与下，要求患者在出现强迫动作前与护士主动沟通。该护理措施的主要目的是 （　）

    A. 建立护患关系
    B. 落实护理计划

    C. 减少和控制症状
    D. 减少诱发因素

    E. 改善错误的认知

8. 影响癔症患者发病最主要的因素是

    A. 器质性病变
    B. 心理因素
    C. 血型

    D. 年龄
    E. 经济状况

9. 下列关于癔症的描述，正确的是 （　）

    A. 人格衰退
    B. 仅见于女性

    C. 起病突然、症状多样，易复发
    D. 发病与精神因素无关

    E. 与病前性格无关

10. 下列哪项不属于癔症 （　）

    A. 分离性遗忘症
    B. 分离性身份障碍

    C. 转换性运动障碍
    D. 分离性身份障碍

    E. 思维障碍

X 型题

11. 神经症的护理诊断包括 （　）

    A. 焦虑
    B. 睡眠型态紊乱

    C. 部分自理能力缺陷
    D. 暴力行为的危险

    E. 知识缺乏

12. 对癔病的护理包括 （　）

    A. 避免过分关注患者症状，患者发作时他人不要紧张

    B. 须长期用药预防复发

    C. 向患者及家属讲解发病诱因，可能出现的症状不是器质性的

    D. 做好皮肤护理，按摩，翻身，防止褥疮发生

    E. 应用行为治疗预防复发

13. 神经症发病的心理因素包括 （　）

    A. 遗传因素
    B. 心理应激
    C. 人格因素

    D. 心理冲突
    E. 文化因素

14. 强迫性神经症护理诊断中，"焦虑"的相关因素包括 （　）

    A. 环境的改变
    B. 意识障碍

    C. 强迫的求治欲望
    D. 缺乏相关的疾病知识

    E. 强迫性思维和行为

15. 强迫性神经症中强迫观念包括 （　）

    A. 强迫意向
    B. 强迫性怀疑

    C. 强迫性回忆
    D. 强迫计数

    E. 强迫性穷思竭虑

二、综合问答题

1. 简述神经症患者的护理措施。
2. 简述应激相关障碍患者的护理措施。

（邓菲菲）

书网融合⋯⋯

　　重点回顾　　　　　微课　　　　　习题

第九章 心理因素相关生理障碍患者的护理

<table>
<tr><td rowspan="7" style="writing-mode: vertical-rl">学习目标</td><td>

知识目标：

1. **掌握** 进食障碍、睡眠障碍、性功能障碍的护理。

2. **熟悉** 进食障碍、睡眠障碍、性功能障碍的表现和治疗。

3. **了解** 进食障碍、睡眠障碍、性功能障碍的病因和发病机制。

技能目标：

熟练掌握进食障碍、睡眠障碍、性功能障碍的护理技术。

素质目标：

学会观察和记录患者病情变化并分析原因，在护理实践中尊重、理解、关爱患者。

</td></tr>
</table>

📖 导学情景

情景描述： 菲菲，女，19岁，大一学生，在发病前一年参加学校舞蹈队，假期中有一次到表姐家玩。试衣服，表姐说她变胖了，腿粗了。菲菲备受打击认为自己变胖了，很难看，影响体型和舞蹈的表现力，其实菲菲身材很苗条：163cm，45kg。她开始讨厌自己的身体，认为自己很胖，并暗暗减肥，随后开始主动节食，先是不吃肉类，最后不吃主食，只吃蔬菜及零食。吃过食物后经常刺激咽部引起呕吐，体重由45kg骤降至38kg。平时父母对其溺爱有加，菲菲性格任性，所以来自家里人的任何劝阻都无济于事。菲菲还是坚持持续减肥，随后发展到连蔬菜和零食都不吃的地步，只以大量的水和几块饼干充饥，随后又引吐，体重又在原来的基础上下降了4kg，变为34kg。身体出现进食后腹胀、恶心和厌食、尿量减少的症状，月经停止，头发开始脱落，怕冷，便秘，情感抑郁，身体极为虚弱，容易生气，多次出现轻生念头。入院后观察：皮肤弹性差，干燥粗糙，皮下脂肪少，脸颊细毛增多，乳房发育不良，毛发稀少，手足冰凉。菲菲已经有某种程度的精神衰弱倾向，情绪不稳定，心情压抑，总是想哭，晚上睡眠也不好。据了解菲菲是很时尚的女生，对娱乐界很是关注，在铺天盖地网络媒介的渲染下，菲菲坚信瘦即是美。菲菲的父母没有节食倾向。

情景分析： 根据病史和患病特点，患者诊断为神经性厌食。神经性厌食是进食障碍的一种类型。进食障碍通常发生在青少年和成年早期人群，尤其是女性群体。根据国内流行病学资料显示，患病率大约4%。因此要重视儿童早期教育，家庭、学校和社会协同，以利于个体认知能力、个体行为方式、价值观念、情感态度的健康成长和不良行为的纠正。

讨论： 请问患者有哪些主要的护理问题，应采取哪些有针对性的护理措施？

学前导语： 进食是为了保持体能和生命所进行之有序的摄入营养和能量的过程，是人类的基本生理功能之一。生理功能能否维持正常，直接受到个体心理社会因素的影响。进食障碍的基本特征是反常的进食行为和心理紊乱。患者往往合并一种或多种精神障碍，情绪低落、不稳，易冲动，甚至自杀等，护理工作者需要知晓进食障碍患者的主要护理问题、提出针对性的护理措施。当患者出现极端行为时，要及时劝说，向患者表示关心、鼓励和支持。

第一节　进食障碍患者的护理 📱微课

PPT

进食障碍（eating disorders）的基本特征是反常的进食行为和心理紊乱，根据 ICD-11 的定义，指由心理、社会文化、环境等因素作用下导致的以反常的进食行为和心理紊乱为主要特征，伴发显著体重改变和（或）生理功能紊乱的一组综合征。主要包括神经性厌食症、神经性贪食症和神经性呕吐。

👁 看一看

流行病学是进食障碍最大的研究障碍，由于患者不坦诚相告等偏倚，进食障碍的发病率和患病率等流行病学数据依据样本和统计方法不同而不同，我国尚缺乏有关进食障碍的全国范围流行病学调查研究。据有关资料显示，进食障碍的终生患病率约 5%。神经性厌食症的终生患病率有明显性别差异（女性 0.9%，男性 0.3%），而神经性贪食症无明显性别差异；神经性厌食症两个发病高峰期在 13~14 岁和 17~18 岁，而神经性贪食症晚于神经性厌食症，多在成年早期。一些研究提示 25 岁以后患病率会明显下降。

【病因与发病机制】

进食障碍的病因迄今仍不明确，可能与多种因素相关。

1. 生物学因素

（1）遗传因素　家系调查资料提示神经性厌食症患者的同胞中同病率是一般人群的 5~6 倍，单卵双生子的同病率高于双卵双生子。双生子调查结果支持遗传因素起一定作用的观点。

（2）神经生化因素　研究发现神经性厌食症患者的急性期大脑神经递质尤其尤其是 5-羟色胺、去甲肾上腺素和某些神经肽代谢紊乱，神经内分泌和免疫调节功能也存在异常。

2. 心理因素　患者存在某些病前性格，如内向拘谨、刻板固执、敏感多虑、抑郁强迫倾向、分裂人格等，过分追求完美。

3. 家庭因素　家庭因素在进食障碍的发生、发展、维持和康复中都可能起到重要作用。父母对孩子过度保护；孩子对父母过于依赖；父母冲突，孩子卷入其中，背负过重的负担；家庭模式僵化，无法适应孩子的发展；永远用对待婴儿的方式对待长大的孩子；家庭中有节食减肥者；家庭中存在过多谈论减肥和体型美的环境等，这些在发病中都起到一定作用。

4. 社会文化因素　该因素在进食障碍发病中占有极为重要的作用。由于现代社会的审美观念中，把女性的身材苗条作为自信、自我约束、成功的代表。所以青春期发育的女性在追求心理上的强大和独立时很容易将目标锁定在减肥上。而媒体大力宣传减肥的功效，鼓吹极致身材人人皆可拥有，也让追求完美、幻想极致的女孩更容易陷进去，从而促进了进食障碍的发生。

【临床表现】

根据 ICD-11，常见进食障碍的主要表现如下。

1. 神经性厌食症（anorexia nervosa）　是指有意节制饮食，导致体重明显低于正常标准的一种进食障碍。本病是以对肥胖的强烈恐惧和对体型体重的过度关注为核心症状，表现为：①患者严格限制饮食，甚至极端限制饮食，尤其排斥高能量饮食，致使体重降到明显低于正常的标准也仍然认为自己瘦得不够。②虽已严重消瘦，患者仍强烈地认为自己太胖，害怕体重增加，即使他人劝说也无效。③为避免发胖常主动采用一些方式（如严格限制饮食；强迫锻炼；进食后自己用手指催吐；使用泻药、利尿剂、减肥药等）故意减轻体重。④部分患者常用胃胀不适、食欲下降等理由来解释其限制饮食的行为。⑤患者常有营养不良，继发各种生理功能紊乱并出现一系列躯体并发症。⑥部分患者可有间歇发作性暴饮暴食。⑦大部分患者存在合并一种或多种精神障碍，表现为做事刻板、过分追求完美、恐惧、焦虑、情绪低落、易冲动，甚至自杀倾向。

2. 神经性贪食症（bulimia nervosa）　是指具有反复发作的不可抗拒的摄食欲望及多食或暴食行为的一种进食障碍。表现为：①患者常出现反复发作的一次进食大量食物，吃得又多又快，甚至来不及咀嚼，称为发作性暴食。②多数人喜欢选择食用高热量的松软甜食，如蛋糕、巧克力等，并有不能控制饮食的感觉，自己明知不对却无法控制。③患者往往过分关注自己的体重和体型，存在担心发胖的恐惧心理。④在发作期间，为避免体重增加，反复采用不适当的代偿行为（包括自我诱发呕吐、滥用泻药、间歇进食、食用厌食剂、过度运动等）。⑤长时间的暴食和代偿行为，导致患者出现脱水和水电解质紊乱，可有低血钾、低血钠、代谢性碱中毒、代谢性酸中毒、心律失常、胃肠道损伤、食道黏膜损伤、腹痛腹胀、头痛等。⑥部分患者往往是从合理地尝试减肥开始，患者全神贯注于减肥以及继续将身体看成是"肥胖的"，对体象的认识歪曲，继之突发暴食，体重常由于反复暴食和增加排泄而发生波动。⑦患者通常会有抑郁心理或因进食冲动而产生内疚感，常伴有情绪低落。

3. 神经性呕吐（psychogenic vomiting）　是指一组自发或故意诱发反复呕吐的一种进食障碍。表现为：①神经性呕吐不影响下次进食的食欲，常与心情不愉快、心理紧张、内心冲突有关，无器质性病变；②患者有害怕发胖或减轻体重的想法，但由于总的进食量不减少，所以体重无明显减轻；③部分患者具有癔症性人格，表现为自我中心、好表演、易受暗示等。

练一练

下列属于神经性厌食症患者临床症状核心的是（　　）

A. 限制进食

B. 过度运动

C. 对"肥胖"的强烈恐惧和对体型体重的过度关注

D. 抑郁情绪

答案解析

【治疗要点】

迄今为止，进食障碍尚无特殊的治疗方法，患者往往不认为自己的症状是病，同时往往合并人格缺陷，因此不配合治疗。目前主要是采取各种相应的治疗措施，本病多呈慢性病程，迁延多年不愈，需要医患双方均有毅力，进行长期治疗。

1. 支持治疗　首先加强营养，增加体重，恢复身体健康。体重太轻，明显营养不良者，应供给高热量饮料；呕吐、拒食者应给予静脉补充营养及纠正电解质紊乱，给予足够维持生命的能量，尽快解除生命威胁，恢复患者正常营养状态。这是进食障碍患者急性期重要的治疗步骤，不仅可以改善躯体状况，而且往往可以看到随着躯体状况的改善患者的情绪也会明显缓解。

2. 心理治疗　急性期过后，治疗方法主要以心理治疗为主。此类患者大部分存在着进食、体重和躯体形象的曲解认识，以及家庭、人际关系、社会适应方面的问题。通常采用认知治疗、行为治疗、家庭治疗等方法。认知治疗是探讨和了解患者的错误认知，深入了解患者的心理问题，帮助消除心理冲突，尤其是消除过分怕胖的观念，学会运用现实检验的方法加以改变，改变不良认知，提高治疗信心，合理安排饮食，培养良好的生活习惯。行为治疗是纠正不良进食行为，常采用系统脱敏疗法、标记奖励疗法等，调动患者的积极性，有效改善呕吐行为，逐步帮助患者建立规律的饮食习惯。家庭治疗主要是通过改变家庭成员之间的互动来促进症状的改善。尤其对于 18 岁以下和仍与父母同住的患者，家庭治疗应是治疗中必要的部分。

3. 药物治疗 无特效药物能治疗进食障碍，药物治疗只能对症治疗，改善症状，但不能解决根本问题。治疗主要针对患者的恐惧、易激惹、沮丧、焦虑、抑郁等不良情绪。针对患者的焦虑症状，尤其是面对食物时的担心和恐惧，可使用小剂量抗焦虑药，如劳拉西泮 0.25～0.5mg 饭前服用，严重者可使用氯硝西泮等长效苯二氮䓬类药物；针对抑郁症状可使用选择性羟色胺抑制剂（SSRI）类抗抑郁剂；针对体相障碍和超价观念可尝试使用小剂量的奥氮平等抗精神病药物；针对自伤、自杀及其他冲动性行为可短期应用苯二氮䓬类药物或小剂量的抗精神病药物。氟西汀对贪食症的进食冲动控制有效，剂量为 20～60mg/d，其他 SSRI 类药物也可试用。小剂量氟哌啶醇及其他抗精神病药对贪食症患者的自伤及其他冲动行为治疗可能有效。抑郁症状在神经性贪食患者中相当常见，可应用抗抑郁剂治疗。

【护理诊断】

1. 营养失调：低于机体需要量 与限制或拒绝进食有关，或存在清除行为有关。

2. 营养失调：高于机体需要量 与不可控制的暴食有关。

3. 体液不足 与摄入不足或过度运动、自引吐泻行为导致消耗过大有关。

4. 活动无耐力 与饮食不当引起的能量供给不足有关。

5. 有感染的危险 与营养不良导致机体抵抗力下降有关。

6. 体象改变 与对自身体象不满有关。

7. 焦虑 与无助感、对生活缺乏控制有关。

【护理措施】

1. 生理护理 保证营养，维持正常体重，向患者讲解低体重的危害，并解释治疗的目的，以取得患者的配合。首先评估患者的体重状况，以及患者对限制自己体重所采取的方法，包括自我诱吐、过度运动、使用泻药、利尿剂、减肥药等情况；评估和计算患者达到标准体重和正常营养状态所需的热量。与营养师和患者一起制定饮食计划和体重增长计划，确定目标体重和每日应摄入的最低限度热量以及进食时间，并根据患者的体重情况不断修改，鼓励患者按照计划进食。制定食谱时，各种营养素的搭配要均衡合理，以维持正常的新陈代谢，保持患者身体的营养需求。摄入热量一般从每天 800～1500kcal 开始，每周增加 200～500kcal，逐渐增加到女性 3500kcal/d，男性 4500kcal/d。每天所需食物分三次进食，中间可加 2～3 次甜食，达到保证热量又减轻饱胀感的目的。对于厌食严重者，进食进水速度尤其要注意，需从最小量开始，逐渐缓慢增量，食物性质也应按液体、半流质、软食、普食的顺序逐渐过渡，使患者肠胃道能逐渐适应，同时能减轻饱胀感。在体重恢复过程中要特别注意体重增加的速度，以每周增加 0.5～1kg 为宜，过快易导致急性胃扩张和急性心力衰竭。目标体重为标准的 85%～90%，以防患者过度关心体型，而拒绝治疗。食物种类宜选择低脂、低盐食物，并避免选用精加工食物，以防消化不良、水肿、血糖过高和便秘的发生，鼓励患者按计划进食。如果患者严重缺乏营养又拒绝进食，在劝其进食的基础上可辅以胃管鼻饲或胃肠外营养，以保证患者必要的进食量。每日使用固定体重计定时测量患者的体重，并密切观察和记录患者的生命体征、出入液量、心电图、实验室检查结果（电解质、酸碱度、血红蛋白等）直至上述项目指标趋于平稳为止。同时评估皮肤和黏膜的色泽、弹性和完整性。如有异常，及时向主管医生汇报。进食时和进食后需严密观察患者，以防患者过度运动或采取诱吐、导泻等清除行为。

2. 心理护理

（1）纠正患者的体象障碍 与患者建立相互信任的关系，向患者表示关心和支持，使患者有被接纳感。评估患者对肥胖的感受和态度，鼓励患者表达对自己体象的看法，包括喜欢和不喜欢的方面和对体象改变的感受，以及重要关系人物的看法和态度对自己的影响。

（2）帮助患者重建正常的进食行为模式　帮助患者正确理解体型与食物的关系，制定宣教计划，帮助患者认识营养相关问题，例如减肥、节食等是增加暴食发生的因素以及长期节食对生理功能的不良影响等。患者进餐时，要对进食的时长加以限制，一般要求不超过 30 分钟，以确保患者的进食速度；并且护士要陪伴进食，直至餐后一小时，以确保患者按量摄入食物，无诱吐、导泻行为发生。对于患者餐后的异常行为，如长时间沐浴或其他过度活动等要进行限制。当患者体重增加或主动进食时，及时给予鼓励和奖励，如体重减轻或拒绝进食、过度运动、诱吐时，要及时表示反对和取消奖励作为惩罚。利用此正强化和负强化的方法，帮助患者恢复正常的饮食行为模式。

（3）对于贪食症患者，制定限制饮食的计划，并运用正强化和负强化的方法鼓励患者实行计划；对于食物的限制，在符合患者以往饮食习惯的前提下，逐步限制高脂、高糖食物和进食量，以使患者易于接受，能逐步建立规律适量的饮食习惯。同时教患者采取一些自控技术，如定点就餐、有人在场时就餐；记录每次进食量，以监控自己的进食次数和进食量；想暴食时，用散步、看电视或读书等方式分散注意力，以减少进食次数；尽量不测体重、不计算摄入量，以免因担心肥胖而节食；有意识地逐渐延长贪食 - 呕吐周期。

（4）其他心理问题的护理　注重对患者情绪反应的评估，如有无抑郁、有无自杀的危险和滥用药物的情况，根据情况进行相应的心理护理。

3. 家庭护理干预　帮助家庭找到对患者疾病造成影响的不良因素并帮助家庭消除这些不良因素。对患者家庭进行宣教，帮助他们关注患者的病情，并鼓励家属参与家庭治疗和集体治疗，对于因家庭矛盾冲突而患病的患者，尤其有重要意义。

❓ 想一想

护士对进食障碍患者应进行哪些心理护理？

答案解析

💗 护爱生命

随着工业化、城镇化、人口老龄化进程加快，我国居民生产生活方式和疾病谱不断发生变化。我国居民健康知识知晓率偏低，吸烟、过量饮酒、缺乏锻炼、不合理膳食等不健康生活方式比较普遍。为积极有效应对当前突出的健康问题，国务院印发了《关于实施健康中国行动的意见》，制定出台"健康中国行动"有关文件，实施十年全民疾病预防和健康促进行动。坚持以人民为中心的发展思想，坚持改革创新，贯彻新时代卫生与健康工作方针，强化政府、社会、个人责任，加快推动卫生健康工作理念、服务方式从以治病为中心转变为以人民健康为中心，建立健全健康教育体系，普及健康知识，引导群众建立正确健康观，加强早期干预，形成有利于健康的生活方式、生态环境和社会环境，延长健康寿命，为全方位、全周期保障人民健康、建设健康中国奠定坚实基础。

第二节　睡眠障碍患者的护理

PPT

睡眠是一种周期性的可逆的静息现象，它与醒觉交替进行，且与昼夜节律相一致，这种昼夜节律的变化是人体生物体系的重要功能之一，它为个体提供了恰当的生理及心理环境，使人们在夜里有良好的休息，在白天能进行适当的活动。如果正常睡眠的启动和调节过程发生障碍，就会产生各种睡眠障碍。

常见的睡眠障碍包括失眠症、嗜睡症、发作性睡病、睡行症、夜惊、梦魇。

【病因与发病机制】

造成睡眠障碍可能与多种因素有关。

1. 生物学因素

（1）遗传因素　患睡行症的父母，其子女患病率要比一般儿童高，据调查资料显示睡行症患儿中10%～20%有阳性家族史，特别是单卵双生子的同病率高于双卵双生子。

（2）年龄因素　儿童期的梦魇与其情绪发展的特殊阶段有关。老年期可有睡眠时间的缩短甚至失眠。睡行症随着年龄的增长而逐渐停止，表明其发作与大脑皮质的发育延迟有关。

（3）环境因素　如更换睡眠场所、声音嘈杂、光线刺激等。

2. 心理应激因素　最常见，一般情况如一过性的过度兴奋、焦虑、精神紧张、近期亲人离丧、躯体不适，以及睡眠环境的改变、起居无常、频繁调换工作班次、跨越时区的时差反应等均可引起一过性或短期失眠。而曾经失眠患者常常是过分关注自己的入睡困难，担心失眠，担心因失眠而影响次日的工作，结果越想尽快入睡就越兴奋，担心和焦虑使他们更清醒以致难以入睡，这种过度的睡眠防御性思维造成的焦虑是睡眠障碍迁延不愈的重要原因。

3. 药物因素　常见的有咖啡因、茶碱、甲状腺素、可卡因、皮质激素和抗震颤麻痹药。某些药物的副作用对睡眠有干扰作用，如拟肾上腺素类药物常引起头痛、焦虑、震颤等。有镇静作用的药物产生的觉醒－睡眠节律失调。撤药反应引起的反跳性失眠等。

4. 精神障碍因素　精神疾病伴发的症状。躁狂症因昼夜兴奋不安而少眠或不眠。焦虑障碍患者常常入睡困难，抑郁症导致的是早醒。

【临床表现】

常见睡眠障碍的主要表现如下。

1. 失眠症（insomnia）　是指睡眠的始发和维持发生障碍致使睡眠的质和量不能满足个体正常需要的一种状况，是最常见的睡眠障碍。失眠的表现有多种形式，主要包括难以入睡、睡眠不深、易醒、多梦早醒、醒后不易再睡、醒后不适感、疲乏、困倦、精神萎靡，注意力减退，思考困难，反应迟钝。其中，患者最常见的主诉是难以入睡，其次是早醒和维持睡眠困难。失眠可引起患者焦虑、抑郁或恐怖心理，形成失眠→担心→焦虑→失眠的恶性循环，反复强化而导致迁延难愈。

2. 嗜睡症（hypersomnia）　是指不存在睡眠量不足的情况下出现睡眠过多，或醒来时至完全觉醒状态的过渡时间相对延长。过多的睡眠既不是由于睡眠不足、药物、酒精、躯体疾病所致，也不是某种精神障碍，而是常与心理因素有关。表现为白天睡眠过多。在安静或单调环境下，经常困乏思睡，并不分场合甚至在十分清醒的情况下，也出现不同程度、不可抗拒的入睡。过多的睡眠引起显著的痛苦或社交、职业或其他重要功能的受损。常见的损害是认知和记忆功能障碍，表现为记忆减退，思维能力下降，学习新鲜事物出现困难，甚至意外事故发生率增多。这些问题常使患者情绪低落，甚至被别人误认为懒惰、不求上进，造成严重的心理压力。

3. 发作性睡病　是指一种原因不明的睡眠障碍，主要表现为长期警醒程度降低和不可抗拒的发作性睡眠。大多数患者常伴有一种或数种其他症状，包括猝倒症、睡前幻觉或睡瘫，故又称为发作性睡病四联症。本病最基本的症状是白天有不可抗拒的短暂的睡眠发作，发作时常在1~2分钟内进入睡眠状态，时间一般持续数分钟至十余分钟。睡眠发作前常有不可抗拒的困倦感，部分患者可无发作先兆，从相对清醒状态突然陷入睡眠。每天均可发作数次，发作后自然醒转或被他人唤醒，清醒后常有持续数小时的精神振奋。发作性睡病在单调的环境下容易发作，但典型病例者可在任何活动中入睡，如进食、说话、行走中等。因此，睡眠发作的后果有时候很严重，如发生在开车、操作机器时可能会造成人员伤亡。

4. 睡行症（sleep walking disorder）　　俗称梦游症，是指一种在睡眠过程尚未清醒时起床在室内或户外行走，或做一些简单活动的睡眠和清醒的混合状态。患者在入睡后出现从床上起来四处走动，常双目向前凝视，一般不说话，询问也不回答。患者还可有一些复杂的行为，如能避开前方的障碍物，能劈柴、倒水、开抽屉等。但难以被唤醒，常持续数分钟到数十分钟，自行上床或被人领回床上，再度入睡。待次日醒来，对睡行经过完全遗忘。通常出现在睡眠的前1/3段的深睡期，多发生于生长发育期的儿童，以11～12岁为最多。发作时脑电图可出现高波幅慢波。但在白天及夜间不发作时脑电图正常。

5. 夜惊（sleep terror）　　是一种常见于儿童的睡眠障碍，主要为反复出现从睡眠中突然醒来并惊叫，通常发生在睡眠前1/3阶段。儿童在睡眠中突然惊叫、哭喊伴有惊恐表情和动作两眼直视，手足乱动，心率增快、呼吸急促、大汗淋漓、瞳孔扩大等自主神经兴奋症状。通常在夜间睡眠后较短时间内发作，每次发作持续1～10分钟。难以唤醒，当时意识呈朦胧状态。醒后有意识和定向障碍，不能说出梦境内容，对发作不能回忆，或即使能回忆，也极有限。本病多见于男性儿童，患病率1%～5%，以5～7岁为最多，至青年期消失，偶有成年病例。

6. 梦魇（nightmare disorder）　　是指在睡眠过程中被噩梦所惊醒，梦境内容通常涉及对生存、安全的恐怖事件。患者醒后对梦境中的恐惧内容能清晰回忆，伴心跳加快和出汗，但患者能很快清醒，恢复定向力。部分患者难以再次入睡，有的患者一晚上会反复出现几次梦魇。由于夜间睡眠受扰，患者白天可出现头晕、注意力不集中、易激惹等症状，使工作及生活能力受到影响。梦魇多发生在睡眠后期的REM期。有近一半的成年人曾有过梦魇经历，其中女性多于男性，在儿童中则无性别差异。该症一般初发于3～6岁，随着年龄增长而患病率逐渐减少。

【治疗要点】

1. 失眠症　　需要医患共同努力，密切配合。主要方面有病因的解决、对失眠的正确理解、坚持治疗计划、树立治疗信心。

（1）认知疗法　　不少患者对睡眠有较高期望，预期焦虑明显，他们过分关注自己的睡眠，夸大地认为自己睡眠时间不足，致使脑力、体力无法充分恢复。施行认知疗法时，帮助患者对失眠引起的症状及苦恼有一个客观的正确的理解和认识，以减少焦虑情绪。

（2）行为治疗　　在患者对失眠有正确认识的基础上建立一套能促进良好睡眠的行为方式，建立正常的觉醒－睡眠节律。养成良好的生活习惯，要按时休息，无论夜间睡眠如何，早晨尽可能按时起床，不要睡懒觉，减少卧床时间，提高睡眠质量和效率。白天不睡或少睡，午睡时间要控制，不要过长，不要扰乱人体的生物钟。加强体育锻炼，减少精神刺激，保持身心健康。睡眠前尽量不要想问题，并做好个人卫生工作。调适睡眠环境，排除不利于睡眠的各种因素其中常见的有居住条件、温度、光线、音响、气味和蚊鼠干扰等。

（3）药物治疗　　药物治疗前，要查明原因。有的失眠患者与躯体疾病有关；而有的则是由精神疾病引起的。用药必须要有针对性，并要在医生指导下进行。要正确使用镇静催眠药物。镇静催眠药物是一类对中枢神经系统起抑制作用而致镇静和催眠的药物，由于失眠的原因很复杂，不能擅自随意使用，而应在专业医生指导下服用。药物治疗作为辅助治疗方法，可短期使用，避免长期用药。服用的患者不要因怕成瘾而拒绝，也不能因习以为常而完全依赖它。根据失眠的不同情况选用不同的药物，对伴有明显焦虑或抑郁者可使用抗焦虑或抗抑郁的药物。

2. 嗜睡症

（1）病因治疗　　尽可能地寻找病因，以便解除和根治病因。

（2）行为治疗　　白天有意识地安排患者短时小睡，可减少嗜睡发作的频率，使其逐渐养成良好的生活习惯。

（3）药物治疗　可以适当给予小剂量中枢精神兴奋剂，如哌甲酯、苯丙胺、匹莫林等，药物从小剂量开始，症状改善后及时停药。

3. 发作性睡病　发作性睡病尚无特效疗法，主要的治疗方法是减少症状发作，常用药物为中枢神经兴奋剂，如哌甲酯、苯丙胺、右旋安非他命和匹莫林。还可用其他抑制 REM 睡眠的药物，如抗抑郁药。对家属和患者的健康宣教是治疗中的另一个重要内容，让患者及家属了解疾病的性质，做好终生带病生活的思想准备，尽量减少使疾病加重的因素，如睡眠不足、饮酒等，以及建立生活的规律性、白天按时午睡等，都可使患者减少发作的次数。另外应尽量避免参加可能发生危险的活动，防止意外事故的发生。

4. 睡行症　由于发作时患者意识不清，有发生意外的可能性，所以首先要清除危险品，防范危险保证安全。儿童患者一般不需特殊治疗，大多数于 15 岁前后自愈。成年及症状较严重的患者可考虑干预措施，如使用镇静催眠类药物或抗抑郁剂。

5. 夜惊　安排儿童的生活要有规律，避免白天过度劳累、过于兴奋。睡前不讲紧张兴奋的故事、不看惊险恐惧的影片，不用威胁的方式哄儿童入睡。睡前让儿童充分放松，在轻松愉快的心情下安然入睡。必要时也可用小剂量苯二氮䓬类药物。

6. 梦魇　一般不需要特殊治疗。发作频繁者，应了解其心理因素，予以心理治疗。应进一步检查有无心血管系统疾病、哮喘和消化道疾病。必要时可服用小剂量苯二氮䓬类药物。

【护理诊断】

1. 睡眠型态紊乱　与社会心理因素刺激、焦虑、睡眠环境改变、药物影响等有关。

2. 疲乏　与失眠、异常睡眠引起的不适状态有关。

3. 焦虑　与睡眠型态紊乱有关。

4. 恐惧　与异常睡眠引起的幻觉、梦魇有关。

5. 绝望　与长期处于失眠或异常睡眠状态有关。

6. 有受伤的危险　与异常睡眠引起的意识模糊状态有关。

7. 个人应对无效　与长期处于失眠及异常睡眠或与家庭的关心有关。

【护理措施】

1. 对失眠患者的护理　对失眠患者的护理重在心理护理，通过各种心理护理措施，帮助患者认识失眠，纠正不良睡眠习惯，重建规律、有质量的睡眠模式。

（1）消除诱因

1）建立信任的护患关系：对于由于心理因素，不愉快情绪导致的失眠，心理护理的重点在于建立良好的护患关系，加强护患间的理解和沟通，了解患者深层次的心理问题。

2）支持性心理护理：运用支持性心理护理，帮助患者认识心理刺激、不良情绪对睡眠的影响，使患者学会自行调节情绪，正确面对心理因素，消除失眠诱因。

3）认知疗法：失眠患者由于过分担心失眠，常常造成焦虑，结果愈加睡不着，形成恶性循环，这也是失眠的诱因之一。对这样的患者，需要使用认知疗法，帮助其了解睡眠的基本知识，如睡眠的生理规律、睡眠质量的高低不在于睡眠时间的长短、失眠的原因和根源，并帮助患者达到以下几点：①对睡眠保持符合实际的期望；②不把白天发生的不愉快都归咎于失眠；③不试图强迫自己入睡，不给睡眠施加压力；④一夜睡不好后不要悲观；⑤学会承受睡眠缺失的后果。引导患者认识睡眠，以正确的态度对待失眠，消除对失眠的顾虑，解除心理负担、纠正恶性循环状态。

（2）睡眠卫生宣教　教会患者自我处理失眠的各种措施，包括：生活规律，三餐、睡眠、工作的时间尽量固定；睡前两小时避免易兴奋的活动，如看刺激紧张的电视节目、长久谈话、进食等，避用浓茶、咖啡、巧克力、可乐等让人兴奋的食品；白天多在户外活动，接受太阳光照；用熟悉的物品或习惯帮助入睡，如听音乐、用固定的被褥等；使用睡前诱导放松的方法，包括腹式呼吸、肌肉松弛法等，使患者学会有意识地控制自身的心理生理活动，降低唤醒水平；营造最佳的睡眠环境；避免光线过亮或直射面部；维持适当的温度和湿度；保持空气流通；避免噪声干扰；选择合适的寝具；镇静催眠药物的正确应用。

（3）重建规律、有质量的睡眠模式

1）刺激控制训练：属于行为疗法的一种，主要是帮助失眠者减少与睡眠无关的行为和建立规律性睡眠-觉醒模式的手段。具体方法为要求患者做到以下几点：①把床当作睡眠的专用场所；②感到想睡觉才上床，而不是一累就上床；③不在床上从事与睡眠无关的活动，如看书等；④睡不着或无法再入睡（无觉醒后20分钟）时，立刻起床到另一房间，直到睡意袭来再回到床上；⑤无论夜间睡眠质量如何，都必须按时起床，避免白天睡觉。这些方法看似容易，但患者由于各种客观或主观因素往往不能完全做到，因此需要护士有规律地随访、督促和指导。

2）睡眠定量疗法：也是行为疗法的一种。失眠患者常常是在床上待很长时间，希望能弥补些失去的睡眠，但结果往往适得其反。因此睡眠定量疗法的主要目的是教导失眠者减少在床上的非睡眠时间，限制待在床上的时间，在于拥有有效的入睡时间。具体方法为：如果患者每晚在床上时间是9小时，但实际睡眠时间为5.5小时，即通过推迟上床或提前起床来减少患者在床上的时间至5.5小时，然后将患者上床睡眠的时间每周增加15分钟，每晨固定时间起床，以保证在床上的时间至少有85%~90%用于睡眠。这种方法可使轻度患者不断改善，获得较好睡眠，但这种方法的代价是睡眠时间的相对减少，另外也需要对患者进行随访。

2. 对其他睡眠障碍患者的护理　对嗜睡、发作性睡眠、睡行症等睡眠障碍患者的护理主要在于保证患者发作时的安全、如何消除或减轻发病的诱发因素以减少发作次数以及消除患者和家属的恐惧心理。

（1）保证患者安全　对家属和患者进行健康宣教，帮助其对该病的认识，增强他们的安全意识，有效防范意外的发生。对于睡行症患者，要保证夜间睡眠环境的安全，如给门窗加锁，防止患者睡行时外出、走失；清除环境中的障碍物，防止患者绊倒、摔伤；收好各种危险物品，防止患者伤害自己和他人。嗜睡、发作性睡眠患者要避免从事可能因睡眠障碍而导致意外的各种工作或活动，如高空作业、开车、进行带危险性的操作等。

（2）消除心理恐惧　多数患者和家属对异常睡眠、发作性睡病等都带有恐惧心理，甚至带有迷信的看法，影响他们生活的往往不是疾病本身，而是他们因为对疾病不了解所产生的惧怕、恐慌心理。因此对此类患者及其家属，要进行详尽的健康宣教，帮助他们认识该病的实质、特点及发生原因，以纠正其对该病的错误认识，消除恐惧、害怕心理。同时又要客观面对该病，做好终生带病生活的思想准备。

（3）减少发作次数　帮助患者及家属认识和探索疾病的诱发因素，尽量减少可能诱使疾病发作的因素，如睡眠不足、饮酒等。另外，建立生活规律性，减少心理压力，避免过度疲劳和高度紧张，白天定时小睡等，都可使患者减少发作的次数。发作频繁者，可在医生指导下服用相应药物，也可达到减少发作的目的。

第三节　性功能障碍患者的护理

性功能障碍是指一组在性活动过程中的某些阶段发生的性生理功能障碍，表现为个体不能有效地

PPT

参与其所期望的性活动，不能产生满意性交所必需的生理反应和（或）体会不到相应的快感。当性功能出现障碍时，既有心理因素在作怪，也有生理上的原因在使然。性功能障碍症状的表现必须是持续存在或反复存在。至于偶尔的、一过性的性功能出现的问题不能诊断为性功能障碍。

【病因与发病机制】

造成性功能障碍可能与多种因素有关。

1. 家庭环境因素　夫妻关系紧张，感情不和，家庭关系及功能系统紊乱，缺乏相互尊重、理解、支持、和谐的家庭气氛，夫妻间存在着气愤、敌意的负性情绪，使相互间缺乏性吸引力。

2. 社会文化因素　由于童年的家庭教育、偏僻落后的生存环境、宗教影响，使个体对性行为存在偏见。认为性行为是罪恶的、肮脏的、见不得人的，从而易发生心理抑制，出现性功能障碍。

3. 缺乏性技术　缺乏性交前的准备活动及深入的体验交流与密切配合，匆匆行事，毫无快感。

4. 操作性焦虑　由于初次性交失败，或有被虐待、被强奸及其他性创伤的体验，使个体一步入性交环境就紧张害怕、焦虑不安，从而建立不良的条件反射，引发性功能障碍。

5. 非正常性行为　一方过去有婚外性行为历史或具有同性恋倾向。

6. 其他　因脑器质性疾病、躯体疾病长期服药、某些精神疾病、乙醇（酒精）或药物成瘾、吸食毒品可引起性功能障碍。

【临床表现】

1. 性欲减弱（sexual hypoactivity）　指成人持续存在性兴趣和性活动的降低，甚至丧失，也称为性冷淡。表现为性欲望、性爱好及有关的性思考或性幻想缺乏。性欲减退的病因是多方面的，包括心理学的、生物学的以及心理和生物学相互作用的结果。心理因素较为重要可能的原因有婚姻生活的不协调造成夫妻感情不和，转而产生对性生活、性行为厌恶、反感的负性情绪；婚外性行为所造成的疏离或负罪感；害怕性传播疾病而对性生活产生的恐惧情绪；童年期不正确的性观念、不良性经历的影响以及生活中长期、沉重的应激压力造成的持续疲劳状态等诸多原因都可能导致性欲低下。许多慢性疾病伴随着痛苦沮丧的负性情绪也可影响性欲。当个体持续或反复出现性欲下降或缺乏3个月，且排除年龄、躯体等因素造成的个体差异时，即可诊断性欲减弱。

2. 阳痿（impotence）　又称勃起功能障碍或勃起不能，指成年男性在性活动的场合下有性欲，但难以产生或维持满意的性交所需要的阴茎勃起或勃起不充分或历时短暂以至不能插入阴道完成性交过程，但是在其他情况下如手淫、睡梦中、早晨醒来等时候可以勃起。患者为此常感沮丧、悲观，有挫败感，并因此影响夫妻关系。阳痿有各种各样的表现，一生中从未在性交时达到过勃起的叫原发性或终生性阳痿，仅仅在某种情况下才出现这类问题的称为继发性阳痿。原发性阳痿往往与躯体因素有关，治疗非常困难；继发性阳痿往往与性环境、性伴侣、性行为时的情绪状况、性的创伤经历等心理社会因素有关。大部分男性都经历过偶尔暂时的勃起障碍，常见于疲劳、心情不好、酗酒等。只有持续不少于一年且在手淫、性交或晨醒时阴茎均不能充分勃起者，才诊断为阳痿。

3. 早泄（premature ejaculation）　指持续地发生性交时射精过早导致性交不满意，或阴茎未插入阴道时就射精。早泄往往发生于性冲动过强、性行为过于匆忙、过于紧张、性环境缺乏安全感等。偶尔出现早泄属于正常现象。诊断应符合非器质性性功能障碍的诊断标准；不能推迟射精以充分享受做爱，并至少有下列1项：①射精发生在进入阴道前或刚刚进入阴道后。②在阴茎尚未充分勃起进入阴道的情况下射精。③并非因性行为节制，继发阳痿或早泄。

4. 阴冷（female failure of genital response）　指成年女性有性欲，但难以产生或维持满意的性交倾向，有的病程迁延不愈，有的可能发展成性欲低下。诊断标准是女性符合非器质性性功能障碍的诊断，性交时生殖器反应不良，如阴道湿润差和阴唇缺乏适当的膨胀，并至少有下列1项：①在做爱初期（阴道性交前）有阴道湿润，但不能持续到使阴茎舒适地进入。②在所有性交场合，都没有阴道湿润。③某些情况下可以产生正常的阴道湿润（如和某个性伙伴或手淫过程中，或不打算性交时）。

5. 性交疼痛（dyspareunia）　指性交引起男性或女性生殖器疼痛。这种情况不是由于局部病变引起，也不是阴道干燥或阴道痉挛引起。常见于童年期错误性知识潜移默化的影响，强烈的性压抑、性罪恶、性耻辱感导致焦虑情绪的影响，以及人际关系的麻烦、工作压力的重负、性对象缺乏性魅力等。诊断应符合非器质性性功能障碍的诊断标准，男性在性生活过程中感到疼痛或不舒服，女性在阴道性交的全过程或在阴茎插入很深时发生的疼痛，不能归因于阴道痉挛或阴道湿润差。鉴别诊断常常需要与泌尿科或妇产科的疾病相区别，临床上常常在上述两科就诊后方可下诊断。

【治疗要点】

（1）男女双方的感情基础和婚姻关系和谐，是治疗性功能障碍成功的关键。

（2）性感集中训练　适用于大多数性功能障碍的治疗，是性功能障碍治疗的主要办法。性感集中训练时，患者暂时停止性交，在完全放松的情绪状态下，由医生指导进行训练，提高与触摸有关的身体感觉能力，从非性感区向性感区过渡，同时开展语言交流，消除对性的忧虑。

（3）药物治疗　针对不同的性功能障碍，采用相应的药物进行治疗，西地那非（万艾可）类等药物治疗阳痿有效。

（4）预防　增加对性相关知识的了解，加强体育锻炼，增加配偶间的沟通交流，积极治疗躯体疾病，减少服用对性功能有影响的药物等措施，避免接受不良性功能观念影响及服用所谓改善性活动药物，均能有效预防性功能障碍的发生。

【护理诊断】

1. 无效性性生活型态　与对生活应激缺乏有效应对及与性伴侣关系紧张等因素有关。

2. 性功能障碍　与价值观冲突、对相关知识缺乏或误解、有过性创伤经历等因素有关。

3. 焦虑和抑郁　与长期不能获得满意性生活、个人应对无效有关。

4. 知识缺乏　与缺乏相关性知识有关。

5. 个人应对无效　与缺乏相关性知识、支持系统不得力、焦虑、抑郁有关。

【护理措施】

1. 心理护理　帮助患者确认影响其性功能的因素有哪些，帮助患者理解生活压力与性功能障碍的关系。与患者讨论如何改变其应对压力的方式，以及怎样变通解决问题的方法。可建议患者寻求个体心理治疗，与伴侣一起治疗或咨询性治疗师。

2. 生活护理　加强锻炼，规律的锻炼能增加耐力和持久性，提升心境，强化自尊。患者可以做一些能减轻日常压力的活动，这样能聚焦并享受性体验。改善交流，分享感受与偏好及了解彼此的喜好，增进彼此的信任和亲近。减轻体重，采用地中海式饮食以及多吃富含黄酮类的食物。保持规律的性生活，不要过多的手淫。

3. 健康教育　帮助患者寻找增加性生活满意度的方法，如自慰、在性生活前沐浴、相互爱抚等增加性生活情趣的技巧，降低患者对性生活的焦虑恐惧。接受性教育，加强对性知识的了解，纠正错误的性观念及同房方法。向患者讲解有关性解剖和性行为的基础知识，帮助患者正确认识和理解性生活，降低患者的无能感和焦虑程度，并指导用药，用药后出现不良反应及时就医，患病期间要定期复诊，以便调整治疗方案。

目标检测

答案解析

一、选择题

A1 型题

1. 神经性厌食症主要发生于（　　）

    A. 中年女性　　　　　　　　　　　　　　B. 青少年男性

    C. 青少年女性　　　　　　　　　　　　　D. 青年女性

2. 下列属于神经性厌食症患者临床症状核心的是（　　）

    A. 限制进食　　　　　　　　　　　　　　B. 过度运动

    C. 对"肥胖"的强烈恐惧和对体型体重的过度关注　　　D. 抑郁情绪

3. 在神经性厌食症的发病中起重要作用的因素是（　　）

    A. 社会文化因素　　　　　　　　　　　　B. 家庭心理因素

    C. 追求完美无缺　　　　　　　　　　　　D. 遗传因素

4. 下列哪项属于治疗神经性厌食症的重要方法（　　）

    A. 心理治疗　　　　　　　　　　　　　　B. 药物治疗

    C. 增加进食次数　　　　　　　　　　　　D. 改变环境

5. 下列哪项不属于嗜睡病的临床表现（　　）

    A. 几乎每天白天都嗜睡　　　　　　　　　B. 影响职业与社会功能

    C. 觉醒困难持续 1 个月　　　　　　　　　D. 短暂睡眠发作每周 3 次

6. 神经性贪食症患者的暴食行为，每周至少发作（　　）

    A. 1 次　　　　　　　　　　　　　　　　B. 2 次

    C. 3 次　　　　　　　　　　　　　　　　D. 4 次

7. 神经性厌食症的特征性症状是（　　）

    A. 无故意控制进食的欲望　　　　　　　　B. 比平时体重减轻30%

    C. 不伴有间发性暴食　　　　　　　　　　D. 故意节制食量

8. 护理诊断进食障碍患者"营养失调"的相关因素不包括（　　）

    A. 每日活动过度　　　　　　　　　　　　B. 缺乏正确的营养知识

    C. 肠道吸收代谢障碍　　　　　　　　　　D. 便秘

9. 下列治疗失眠症不适合的是（　　）

    A. 强调定时作息　　　　　　　　　　　　B. 睡前使用镇静剂

    C. 睡前避免饮用浓茶　　　　　　　　　　D. 白天使用兴奋剂

10. 进食障碍不包括（　　）

    A. 神经性厌食症　　　　　　　　　　　　B. 神经性贪食症

    C. 儿童异食癖　　　　　　　　　　　　　D. 神经性呕吐

X 型题

11. 属于进食障碍的是（　　）

    A. 神经性厌食症　　　　B. 儿童异嗜癖　　　　C. 神经性贪食症

    D. 神经性呕吐　　　　　E. 儿童期拒食

12. 神经性呕吐患者的个性特点为（　　）

    A. 自我中心　　　　　　B. 易受暗示　　　　　　C. 易感情用事

    D. 完美主义者　　　　　E. 追求成就感

13. 下列属于睡眠障碍的是（　　）

    A. 失眠症　　　　　　　B. 过度嗜睡症　　　　　C. 睡行症

    D. 醒觉　　　　　　　　E. 夜惊症

14. 下列哪些疾病有对"肥胖"的恐惧（　　）

    A. 儿童恐惧症　　　　　B. 神经性厌食症　　　　C. 神经性呕吐

    D. 神经性贪食症　　　　E. 强迫症

15. 暴食行为可见于下列哪些疾病（　　）

    A. 失眠症　　　　　　　B. 神经性厌食　　　　　C. 神经性贪食

    D. 精神分裂症　　　　　E. 抑郁症

16. 神经性厌食症的药物治疗可选用（　　）

    A. 三环类抗抑郁剂　　　B. SSRI 类抗抑郁剂　　C. 抗精神病药

    D. 中枢兴奋药　　　　　E. 心理治疗

二、综合问答题

1. 简述进食障碍的主要护理诊断和护理措施。

2. 简述睡眠障碍的护理要点。

（郑敏娟）

书网融合······

    重点回顾　　　　　　　微课　　　　　　　　习题

第十章　人格障碍与性心理障碍患者的护理

学习目标

知识目标：

1. **掌握**　人格障碍和性心理障碍的护理。
2. **熟悉**　人格障碍和性心理障碍的表现和治疗。
3. **了解**　人格障碍和性心理障碍的病因和发病机制。

技能目标：

熟练掌握人格障碍和性心理障碍的护理技术。

素质目标：

学会观察和记录患者病情变化并分析原因，在护理实践中尊重、理解、关爱患者。

📖 导学情景

情景描述：患者王先生，母亲为精神分裂症患者。自幼缺乏母爱，由祖母抚养。8岁上小学，学习成绩一般，21岁到工厂上班。从小性格内向，不愿与人交往，倔强、固执、争强好胜，易发火。他26岁结婚，妻子为小学教师，性格开朗、好交朋友，工作责任心强，关心爱护学生。婚后二人感情尚好，妻子由于工作等原因提出过两年后再要孩子，王先生表示同意，但内心有些想法。工作责任心强的妻子，常提前上班或晚下班，对此王先生产生怀疑，认为妻子作风不好，与单位领导有不正当关系。为此，经常争吵，毁物，跟踪妻子，遇到妻子与男同志打招呼、交谈，则认为"她与外人有不正当关系"，在妻子回家后，即行讯问，若回答含糊，则大吵大闹，甚至做出冲动行为。事后他也后悔，知道对妻子的怀疑毫无根据，应当相信爱人。遇到一点不顺心的事，则大发脾气，无法控制。诊断：偏执型人格障碍。

情景分析：根据病史和患病特点，患者诊断为偏执型人格障碍。偏执型人格障碍是人格障碍的一种类型。人格障碍通常开始于童年或青少年，很多患者一直持续到成年甚至终生。因此要重视儿童早期教育，家庭、学校和社会协同，以利于人格的健康成长和不良行为的纠正。

讨论：请问患者有哪些主要的护理问题，应采取哪些有针对性的护理措施？

学前导语：人格障碍的基本特征是人格发展的内在不协调。患者往往有暴力行为的危险、偏执观念、社交障碍等，护理工作者需要知晓人格障碍患者的主要护理问题、针对性的护理措施。当患者出现冲动行为时，要及时劝说，可采取保护性隔离，必要时加以约束。

第一节　人格障碍患者的护理 e微课

PPT

人格障碍（personality disorder）的基本特征是人格发展的内在不协调，根据ICD-11的定义，指对广泛的人际和社会处境产生的固定反应，他们与在特定的文化背景中一般人的感知、思维、情感，特别是在待人方式上有极为突出或明显偏离。人格障碍主要表现为持久的心理、行为模式社会适应不良，突显在情感、情绪反应、本能欲望和行为方式等方面的异常，而思维和智能活动并无异常。这些行为模式相对稳定，对行为及心理功能的多个环节均有影响。他们常常，但并非总是伴有不同程度的主观的苦恼及社会功能与行为方面的问题。

值得注意的是，人格障碍和人格改变不能混为一谈。一般而言，二者出现的时间及方式上均有不同。人格障碍是发育过程中的状况，在儿童或青春期出现，延续到成年，并不是继发于其他精神障碍或者脑部疾病。人格改变通常出现在成年期，在严重或持久的应急、环境剥夺、严重的精神疾病或脑部损害后发生。

👁 看一看

人格，又称个性，是个体在社会与生活环境中一贯表现出的行为模式。个体心理活动各方面（认知、情感、意志行为）的特点，主要是情感活动及意志行为方面所表现的特点，构成了一个人的个性或人格。人格特征就是不论时空变化仍保持相对稳定的思维、认知、反应和交往方式。其规律性的基本特征：稳定性、整体性、独特性、倾向性、意志特征与行为方式的选择性、认知能力特征。

【病因与发病机制】

人格障碍的病因迄今仍不明确，一般认为是在素质基础上受环境因素影响的结果。

1. 生物学因素

（1）遗传因素　家系调查资料提示先证者亲属中人格障碍的发生率与血缘关系呈正比，血缘关系越近，发生率越高。双生子与寄养子调查结果都支持遗传因素起一定作用的观点。

（2）脑发育因素　研究发现情绪不稳定型性格障碍的人有较多的神经系统软体征，神经心理学测验也提示轻微脑功能损害。研究发现常有攻击行为的男人中，57%具有异常脑电图，且多表现在前颞区，可能与网状激活系统或边缘系统有关。

（3）染色体异常　47，XYY综合征和47，XXY综合征患者中人格障碍的患病率非常高。

2. 心理因素　童年时期生活经历对个体人格的形成具有重要作用。重大精神创伤或刺激，如父母离异、家庭关系紧张、家庭教育方式不当等对儿童人格的发育有着不利的影响，并可最终导致人格障碍。

3. 社会因素　在人格障碍的形成上占有极为重要的地位。儿童的大脑发育未成熟，有较大可塑性，强烈的精神刺激会给儿童的个性发育带来严重影响，不合理教养可导致人格的病态发展，缺乏家庭正确教养或父母的爱是发生人格障碍的重要原因。健康的社会是避免发生精神破裂的屏障，恶劣的社会风气和不合理的社会体制可影响儿童的心身健康，导致人格障碍。

【临床表现】

根据ICD-11，常见人格障碍的主要表现如下。

1. 偏执型人格障碍（paranoid personality disorder）　以猜疑和偏执为特点。始于成年早期，男性多于女性。表现为：①对周围的人或事物敏感、多疑、不信任，把别人的好意当恶意。②无端怀疑别人要欺骗、利用或伤害自己，或有针对自己的阴谋，而过分警惕与抱有敌意。③遇挫折或失败时，则推诿客观，埋怨、怪罪他人，夸大对方缺点或失误，强调自己有理，易与他人发生争辩、对抗。④易有病理性嫉妒观念，怀疑恋人有新欢或伴侣不忠。⑤易记恨，对自认为受到轻视、侮辱、不公平待遇等耿耿于怀，而有强烈的敌意，甚至有回击、报复之心。⑥易感委屈。⑦评价自己过高，自命不凡。总感自己怀才不遇、不被重视、受压制、被迫害，甚至上告、上访，不达目的不肯罢休，对他人的过错不能宽容，固执地追求不合理的权力或利益。⑧忽视或不相信与己想法不符的客观证据，因而很难用道理或事实来改变患者的想法。

2. 分裂型人格障碍（schizotypal personality disorder）　以观念、行为、外貌装饰奇特、情感冷漠、人际关系明显缺陷为特点。男性略多于女性。表现为：①面部表情呆板，对人冷漠，对批评和表扬无动于衷，缺乏情感体验，甚至不通人情。②常不修边幅，服饰奇特，行为古怪，不能顺应世俗，目的不明确或行为不合事宜。③性格明显内向或孤独、被动、退缩，与家庭和社会疏远，独来独往，除生活或工作中必须接触的人外，基本不与他人主动交往，缺少知心朋友。④言语结构松散、离题，用词不妥，模棱两可，繁简失当，但非智能障碍，系由文化程度所致。⑤爱幻想，别出心裁，脱离现实，有奇异信念（如相信心灵感应、特异功能、第六感觉等）。⑥可有猜疑、牵连、偏执观念及奇异感知体验，如一过性错觉或幻觉等。

3. 社交紊乱型人格障碍（dissocial personality disorder）　也称反社会型人格障碍（antisocial personality disorder），以行为不符合社会规范，经常违法乱纪，对人冷酷无情为特点。男性多于女性。主要表现为价值观念取向与常人不同，缺乏法纪观念。如：①经常旷课、旷工，不能维持持久工作或学习。②对家庭亲属缺乏爱和责任心，不抚养子女或不赡养父母，待人冷酷无情。③经常撒谎、欺骗，以获私利或取乐。④缺乏自我控制，易激惹、冲动，并有攻击行为，如斗殴。⑤无道德观念，对善恶是非缺乏正确判断，不吸取教训，无内疚感。⑥极端自私，以自我为中心，往往是损人利己或损人不利己，以恶作剧为乐，无羞耻感，故使其家属、亲友、同事、邻居感到痛苦或憎恨。本组患者往往在少儿期就出现品行问题，如：经常说谎、逃学、吸烟、酗酒、外宿不归、欺侮弱小；经常斗殴、赌博、偷窃、故意破坏他人或公共财物，无视家教、校规、社会道德礼仪，甚至出现性犯罪行为，或曾被学校除名或被公安机关管教等。以上各种特征中应当强调的是综合症状，即由总体人格构成而不是由某一单独行为决定。

4. 情绪不稳型人格障碍（emotionally unstable personality disorder）　ICD－11 将冲动型和边缘型人格障碍合并称为情绪不稳型人格障碍。此类人格障碍有一个突出的倾向，即行为不计后果，伴有情感不稳定。事先进行计划的能力差，强烈爆发的愤怒常导致暴力行为。

（1）冲动型人格障碍（impulsive personality disorder）　以情感爆发，伴明显行为冲动为特征。男性明显高于女性。常表现为：①人际关系强烈而不稳定，时好时坏，几乎没有持久的朋友。②激情发作时，对他人可做出攻击行为，也可自杀、自伤。③在日常生活和工作中同样表现出冲动性，缺乏目的性，缺乏计划和安排，做事虎头蛇尾，很难坚持，需长时间才完成的某一件事。④情感不稳，易激惹，易与他人发生冲突，可因点滴小事爆发强烈的愤怒情绪和攻击行为，难以自控，事前难以预测，发作后对自己的行为虽懊悔，但不能防止再发。

（2）边缘型人格障碍（borderline personality disorder）　是一种人际关系、自我意识和情感的不稳定，并有明显的冲动性的普遍模式，可有自伤行为，也可出现一过性的精神病性症状，而这种情况应该是在童年或青春期就开始的，不是成年以后才出现的。边缘型人格障碍有四个方面的特征，即"不稳定的人际关系，不稳定的情绪，不稳定的自我意象和明显的冲动性"。边缘型人格障碍的突出表现是人际关系、情绪、自我意象的不稳定和行为的冲动性，持久的空虚、孤独感及一些短暂的精神症状，这种所有的"不稳定表现"的"稳定不变"的模式就是边缘型人格障碍的基本特点。

5. 表演型人格障碍（histrionic personality disorder）　既往称为癔症性人格障碍，以过分感情用事或夸张言行以吸引他人注意为特点。此种人格障碍以中青年女性多见。表现为：①爱表现自己，行为夸张、做作，犹如演戏，经常需要别人注意，为此常哗众取宠、危言耸听，或在外貌和行为方面表现过分。②情感体验较肤浅，情感反应强烈易变，常感情用事，按自己的喜好判断事物好坏。③常渴望表扬和同情，经不起批评，爱撒娇，任性、急躁，胸襟较狭隘。④爱幻想，不切合实际，夸大其词，可掺杂幻想情节，缺乏具体真实细节，难以核实或令人相信。⑤自我中心，主观性强，强求别人符合其需要或意愿，不如意时则强烈不满，甚至立即使对方难堪。⑥暗示性强，意志较薄弱，容易受他人影响或诱惑。⑦喜欢寻求刺激而过分地参加各种社交活动，甚至于卖弄风情，喜爱挑逗，给人以轻浮的感觉。

6. 强迫型人格障碍（compulsive personality disorder） 以过分的谨小慎微、严格要求与完美主义，及内心的不安全感为特征。男性发病率是女性的 2 倍。常表现为：①对任何事物都要求过严，循规蹈矩，按部就班，否则感到焦虑不安，并影响其工作效率。②常有不安全感，往往穷思竭虑或反复考虑，对计划实施反复检查、核对，唯恐有疏忽或差错。③拘泥细节，甚至对生活小节也要程序化，有的好洁成癖，若不按照要求做就感到不安，甚至重做。④主观、固执，要求别人也要按照他的方式办事，否则即感不愉快，往往对他人做事不放心。⑤遇到需要解决问题时常犹豫不决，推迟或避免做出决定。⑥过分沉溺于职责义务与道德规范，责任感过强，过分投入工作，业余爱好较少，缺少社交友谊往来，工作后常缺乏愉快和满足的内心体验，相反常有悔恨和内疚。⑦常过分节俭，甚至吝啬。

7. 其他类型 如依赖性人格障碍（dependent personality disorder）、焦虑性人格障碍（anxious personality disorder）等。焦虑性人格障碍特征是一贯感到紧张、提心吊胆、不安全和自卑，总是需要被人喜欢和接纳，对拒绝和批评过分敏感，因习惯性地夸大日常处境中的潜在危险，所以有回避某些活动的倾向。依赖性人格障碍的特征是依赖、不能独立解决问题，怕被人遗弃，常感到自己无助、无能和缺乏精力。

练一练

与违法犯罪关系最为密切的人格障碍类型是（　　）

A. 偏执型人格障碍　　　B. 分裂型人格障碍　　　C. 反社会型人格障碍
D. 表演型人格障碍　　　E. 强迫型人格障碍

答案解析

【治疗要点】

迄今为止，人格障碍尚无特殊的治疗方法，采取各种相应的治疗措施，仅能改善或限制其不良行为，并且需要医患双方均有毅力，进行长期治疗。

1. 心理治疗 心理治疗对人格障碍很有帮助，通过深入接触，同障碍者建立良好关系，帮助其认识自己的个性缺陷，进而使其明白个性是可以改变的，鼓励他们重建健全的行为模式。可采用分析治疗、认知疗法、行为治疗、家庭治疗等不同的心理治疗方法，治疗形式上可以实施个别治疗或小组治疗。心理治疗的有效取决于在治疗前能否真正建立一种患者 - 治疗者的信任关系，同时治疗过程中家庭成员的行为会对患者的行为与心理产生重要影响，因此家庭成员的介入对治疗也是十分必要的。

2. 药物治疗 无特效药物能治疗人格障碍，药物治疗只能对症治疗，改善症状，但不能解决根本问题。治疗主要针对冲动、攻击行为、情绪不稳等极端行为。对冲动性人格障碍伴有脑电图改变者可试用苯妥英钠或卡马西平；反社会性人格障碍出现兴奋躁动时，可给予抗精神病药；对具有焦虑表现者可用抗焦虑药物等。药物治疗一般不主张长期和常规使用。

【护理诊断】

1. 有暴力行为的危险 与缺乏自我控制、情绪不稳、易激惹、冲动有关。

2. 偏执观念 与无道德观念、对善恶是非缺乏正确判断有关。

3. 个人调适不良 与缺乏信任感、操纵行为有关。

4. 自我概念紊乱 与自卑、不安全感、社交改变有关。

5. 社交障碍 与社会行为和社会价值不被接受，与无责任、爱心及冲动行为有关。

【护理措施】

1. 安全护理 提供安全、安静的环境，避免各种激惹因素，安定患者的情绪，有药物滥用者应观察其行为反应和戒断症状，并提供急性解毒药，保证患者的用药安全。按规定定时巡视病房，及时发现病情变化，并做好护理记录。同时，护士也应注意自己的安全，做好自我保护。

2. 生活护理 根据患者的病情确定护理等级、饮食种类，合理地安排患者的生活起居。同时应向患者详细介绍病室情况及各种规章制度。加强患者的生活管理，按时让患者休息、服药，熟记患者的面貌，督促患者参加集体活动，培养患者养成良好的卫生习惯。

3. 心理护理

（1）主动接触患者，体现对患者的尊重和关怀，了解其心声，理解其感受，满足其合理需求，以取得信赖。

（2）在良好护患关系基础上，适时地以诚恳的态度明确地告知患者，不能接纳其反社会行为，与患者讨论、分析不良行为对人对己的危害性，并鼓励其改进。

（3）要求患者尊重他人的人格和人权，不能只考虑满足个人需要，学会凡事要为别人着想，逐步做到能根据实际情况适当延迟满足个人的欲望。

（4）创造条件让其表现个人的合理行为。当理想的行为出现时，及时给予鼓励和肯定，逐步学会适当的人际交往和培养正向情感。

（5）帮助患者建立正确的价值观和人生观，树立信心，努力纠正自身的个性缺陷。帮助患者练习和增进社交技巧，如会谈技巧、交友技巧等，增进人际关系。

4. 特殊护理

（1）与患者商讨制定行为限制的条例，告知违规的后果，增强其自控能力，防止发生冲动行为。

（2）鼓励患者用语言表达愤怒和敌意，指导患者用社会所能接受的方式表达内心感受。

（3）当患者出现暴力行为先兆时，应有相当数量的工作人员出现在患者周围，展示力量以暗示患者要克制自己的行为。

（4）当患者出现冲动行为时，要及时用简明的言语、坚定的语调劝说患者，可采取保护性隔离，必要时加以约束；按医嘱给予镇静药物；向患者讲解目前所作处理的必要性；对于暴力行为，工作人员必须采取坚决和一致的态度，以及相应的护理措施。

5. 康复治疗和护理 提供适宜的环境，制定特定的规则和限制，定期召开会议，开展集体治疗，使患者学习按规范进行日常生活、人际交往、参加工作、劳动等，以利于建立起新的行为模式。

? 想一想

护士对人格障碍患者应进行哪些心理护理？

答案解析

【健康指导】

1. 生活指导 一般来说，与人格障碍形成密切相关的品行障碍，在童年或少年阶段即可出现，并贯穿整个生命过程，因此，预防尤为重要。应重视儿童早期教育，家庭、幼儿园、学校要对孩子的不良行为及时纠正；社会应大力开展心理健康知识的宣传，实现家庭和睦，使孩子在民主和谐的家庭气氛中健康成长；学校教育要提倡团结友爱、互相帮助；社会要创造一个良好的人际关系和生活氛围，从而有利于孩子人格的健康成长和不良行为的纠正。

2. 疾病知识指导　人格障碍的特点决定了患者行为方式的改变非常缓慢。治疗及护理的目标应注重长期目标。短期目标必须与现实情况相符合。若治疗期间未达到目标，应将情况介绍给家属和社会相关机构，使治疗能继续下去。

💜 **护爱生命**

"加强社会心理服务体系建设，培育自尊自信、理性平和、积极向上的社会心态。"目前我国社会心理服务体系建设的主要问题包括：改变心理学各学科普遍存在的重学术研究、轻成果应用和知识普及的局面，在鼓励理论研究的同时注重学科知识的普及和成果的应用，培育应用人才，不断提高各心理学分支学科服务社会大众、服务行业和领域的能力；改变心理学分支学科独立发展、彼此割据的局面，避免各学科过分分化导致碎片化，整合心理学资源，解决现实问题，为社会服务；改变心理学偏重个人、人际的微观视角，关注中观、宏观层面的心理群体问题、社会心态问题，探索社会心态培育的机制。

第二节　性心理障碍患者的护理

PPT

性心理障碍又称性变态，泛指以两性性行为的心理和行为明显偏离正常，并以这类性偏离作为性兴奋、性满足的主要或唯一方式为主要特征的一组精神障碍。特征是：有变换自身性别的强烈欲望（性身份障碍）；采用与常人不同的异常性行为满足性欲（性偏好障碍）；不引起一般人们性兴奋的人物或情景，对患者有强烈的性兴奋作用（性指向障碍）。除此之外，与之无关的精神活动均无明显障碍。不包括单纯性欲减退、性欲亢进及性生理功能障碍。

【病因与发病机制】

性心理障碍表现形式多种多样，关于其形成原因目前并无一致看法。

1. 生物学因素　有研究认为遗传和体质上的细微差别可能对性心理产生影响，也有研究认为胎儿时期的雄激素水平影响到成人后大脑对性活动的控制能力，但迄今对生物学原因不能得到大家公认的确切证明和结论。

2. 心理因素　心理因素可能在性心理障碍的病因学中占主导地位，弗洛伊德认为性变态与其性心理发展过程中遇到挫折走向歧途有关。父母对子女的性教育失当与社会不良影响也具有重要意义。出于自身的喜好和期待，有些父母有意无意地引导孩子向异性发展，如将男孩打扮成女孩或将女孩打扮成男孩。自幼生长于异性的包围圈中容易导致儿童心理朝异性化方向发展。

3. 社会因素　儿童早期的不良性刺激或经验可能影响性心理发育，正常的异性恋遭受阻挠、与配偶或异性相互关系（尤其是性关系）困难或不满意以及淫秽、色情物品都可能导致性行为偏离。

【临床表现】

1. 性身份障碍　主要指易性症，患者对自身性别的认定与解剖生理上的性别特征呈持续性厌恶的态度，并有改变本身性别的解剖生理特征以达到转换性别的强烈愿望（如使用手术或异性激素），其性爱倾向为纯粹同性恋。

易性症患者少见，其发病率约为1/10万。其中又以男性多见，男女之比约为3：1。

易性症患者往往为自己的性别而深感痛苦，为自己不是异性感到遗憾。病情严重者渴望自己是异性或坚持自己是异性。男性患者期望自己长成女人，明确表示阴茎和睾丸令人厌恶或即将消失。男性患者约有 1/3 结婚，即使结婚，离婚比例亦较高。而女性患者明确表明厌恶女装并坚持穿男装，否定自己的女性解剖结构，有的表示即将长出阴茎，不愿意乳房发育或月经来潮，有的偷偷地甚至公开地上男厕所并取立位排尿。

2. 性偏好障碍

（1）恋物症　在受到强烈性欲和性兴奋的联想驱使下，反复收集异性使用的某种物品。几乎仅见于男性。所恋物品均系异性身体接触的东西，如胸罩、内裤、鞋袜、月经带、饰物等。通过抚摸闻嗅这类物品，并伴有手淫获得性满足，所恋物品成了性刺激的重要来源或获得性满足的基本条件（对刺激生殖器官的性器具的爱好不属恋物症）。一般说来，他们对未曾使用过的物品兴趣不大，往往喜欢用过的甚至是很脏的东西，且一般并不试图接近物品的主人，对异性本身并无特殊的兴趣，一般不会出现攻击行为。这些表现至少已持续 6 个月才下诊断。

（2）异装症　是恋物症的一种特殊形式，表现为对异性衣着特别喜爱，反复出现穿戴异性服饰的强烈欲望并付诸行动，由此可引起性兴奋。当这种行为受抑制时可引起明显的不安情绪。几乎仅见于男性，患者并不要求改变自身性别的解剖生理特征。这种表现至少已持续 6 个月。

（3）露阴症　反复多次在陌生异性面前暴露自己的生殖器，伴有性唤起或手淫，以达到性兴奋的目的，但没有性侵犯行为施加于对方。这种表现至少已存在 6 个月。几乎仅见于男性，多发生在青春期。如在中老年首次出现，应疑及器质性原因。

（4）窥阴症　反复窥视异性裸体或亲昵行为或他人的性活动，以满足引起性兴奋的强烈欲望，可当场手淫或事后回忆窥视景象并手淫，以获得性满足。没有暴露自己的愿望，也没有与受窥视者发生性交的愿望。除窥视行为本身，一般不会有进一步的攻击和伤害行为。几乎仅见于男性。观看色情影片、录像、画册等获得性的满足，不属于本诊断。

（5）摩擦症　男性患者在拥挤场合或乘对方不备之际，伺机以身体某一部分（常通过反复地靠拢异性，紧密接触和摩擦自己的阴茎）接触和摩擦女性身体的某一部分，以达到性兴奋的目的。没有暴露自己生殖器的愿望，也没有与摩擦对象性交的要求。这种行为至少已存在 6 个月。

（6）性施虐与性受虐症　以向性爱对象施加虐待或接受对方虐待的一种性活动的异常偏好，作为性兴奋的主要手段。其手段为鞭打、绳勒、撕割对方躯体等，甚至可造成伤残或死亡。提供这种行为者为性施虐症。以接受虐待行为来达到性兴奋者为性受虐症。这种行为至少已持续 6 个月才下诊断。

（7）混合型性偏好障碍　最常见的组合是恋物症、易装症及施虐—受虐症。应根据对性偏爱的不同类型，以及对个人的重要性依次列出各种并列的亚型。

3. 性指向障碍　或称性取向障碍，是指与各种性发育和性定向有关的心理及行为问题，其性爱本身不一定异常，但某些个体的性发育和性定向问题因个人不希望如此或犹豫不决而伴发心理障碍，表现为感到焦虑、抑郁及内心痛苦，并试图寻求治疗加以改变。根据 ICD 及 DSM 的诊断分类系统，单纯的性指向问题一般不视为一种障碍，在这两大系统中都剔除了"同性恋"和"双性恋"这样的诊断名称，而仅仅作为"个人在努力与性伙伴建立有效关系时遇到困难"的问题之一。

【**治疗要点**】

1. 性心理教育

（1）儿童期性别角色教育　性别角色的健康指导，应从四个方面着手：给予正确的角色期盼和性别角色装扮，使子女能根据自己的服式、颜色等装扮来识别性角色；要予以正确的性别角色行为引导，根据儿童性别特点开展有益于性别形成的游戏活动，从小形成与性别角色相适应的男子汉与姑娘行为；给予相应性别角色的知识教育（性知识、性道德）和心理诱导；家长要认真扮好自身的性别角色，给子女做好榜样。

（2）性知识教育　青少年时期性知识教育是至关重要的课题。青少年甚至大学生的性知识目前主要来源于科普书刊和文艺宣传，极少得到父母及社会的关注和指导。针对不同年龄段青少年，应进行有关性生理、性心理、性解剖、恋爱婚姻等方面的知识教育。

（3）性道德教育　性道德是指规定每个人性行为的道德规范。性道德标准应具备自愿、无伤及爱的原则。具备性道德观念，可以正确控制生理本能表现出的性要求，可以使自己的恋爱及以后的家庭组成沿着健康、美好的方向发展。

2. 性心理咨询与治疗

（1）评估　首先应排除器质性原因。医生应克服同患者谈性问题时的羞怯，语言应接近患者，恰如其分，避免用生僻的专业术语或较庸俗的语言，应详细了解患者的一般情况、个人史及性问题的过去史（早期性体验、性知识学习史、过去与现在的性行为及夫妻关系）。

（2）治疗　①行为治疗的方法以指导和练习为主，治疗时常需要将伴侣请来，单独或成双进行治疗。对于心理动力学因素上较清楚的性心理障碍行为，建议进行围绕着冲突和改变结构的心理治疗。②对伴有攻击行为或伴有较强的自我伤害的性心理障碍者，可进行激素治疗（所谓的一时性药物阉割）。对青少年或年轻人的性心理障碍行为不适于激素治疗。③对易性症，患者一般期望接受激素治疗，或用手术改变性别，其他的治疗建议多被强烈地拒绝。用性激素进行治疗（一般男患者用雌二醇，女患者用睾酮），可使患者感到卸掉了负担。手术改变性别如今已有了肯定的评价。一些人手术后有令人满意的发展过程，另一些人术后效果不理想或带来不幸的后果。

【护理诊断】

1. 性生活型态改变　与社会普遍公认的性观念偏离有关。

2. 有暴力行为的危险　与性施虐等异常性心理有关。

3. 个人应对无效　与性别认同与实际现实性别差异有关。

4. 社交障碍　与性心理异常导致的羞愧、自卑等心理有关。

【护理措施】

性心理障碍者，以变态性行为获得快感。这些行为有悖于道德和法律观念。因此，多具有隐匿性。即使本人感觉到是一种病态，也不积极求医。有的导致犯罪，受到法律的制裁。有的被配偶或亲人发现后，强迫去就医，因这种行为被揭露，所以常表现为抑郁、焦虑、自责心境等。护理要点主要有以下几个方面。

1. 安全护理　性变态患者多自卑及唯唯诺诺，不敢主动与护士接触。在与患者的接触过程中，护士既要大方，又要严格要求，要求患者在住院期间克制自己病态行为，不能侵犯周围患者，遵守法律及道德规范。

2. 生活护理　合理地安排患者饮食及睡眠，在治疗期间应适当安排患者参加工娱治疗，注意观察患者病情变化，一旦发现患者出现性变态行为应立即报告医生给予及时处理。

3. 心理护理　对于性变态行为，只要患者愿意治疗，护士首先要向患者宣传法制观念，要让患者明白，性变态行为是违法行为，破坏社会风俗道德，而且触犯法律；其次要告诉患者想取得治疗的成功，还必须有毅力，对治疗是否有决心和信心是治疗成败的关键。另外还要引导性变态者向正常性行为的方向发展，如对于同性恋者要设法解决或消除对异性恋的障碍，使其性对象从同性身上转向异性，使对异性发生性兴趣，逐渐亲近，直至结婚。帮助患者分析造成自己性变态的根源，向患者宣讲社会伦理道德规范，并加以正确引导及解释。

4. 特殊护理　针对护理对象的抑郁、焦虑、自责心境等，做出恰当的护理诊断，制定可行的护理计划（短期目标和长期目标）、护理措施，并及时评价结果，从中找出新的问题等。这一护理过程是一个动态的长期过程。

5. 健康教育 性心理障碍者不能长久住院，因此护士要向其家属及亲人宣教有关护理（心理护理、行为护理）知识，以巩固疗效。

目标检测

答案解析

一、选择题

A1 型题

1. 以下有关分裂样人格障碍的说法哪一项是正确的 （　　）

    A. 性格明显内向，回避社交，多离群独处

    B. 易激惹，冲动，并有攻击行为

    C. 比较关注别人对他的看法

    D. 以自我为中心，强求别人满足其需要或意愿

    E. 常合并智能障碍

2. 对异性衣着特别喜爱，反复穿戴异性服饰由此引起性兴奋，最恰当的诊断应为 （　　）

    A. 异装症　　　　　　　　B. 易性症　　　　　　　　C. 同性恋

    D. 恋物症　　　　　　　　E. 摩擦症

3. 以下有关人格障碍的说法哪一项是错误的 （　　）

    A. 人格障碍一般始于未成年期

    B. 人格障碍一般没有明确的起病时间，一旦形成就会一直持续到成年乃至终生

    C. 人格障碍可能是精神疾病发生的素质因素之一

    D. 部分人格障碍患者其症状程度在成年后有所减轻

    E. 一个人原本人格正常，在遭受严重的生活事件之后个性偏离正常，也可以称为人格障碍

4. 以下关于个性的叙述哪一项是错误的 （　　）

    A. 个性的形成与先天的遗传因素和后天的环境因素都有关系

    B. 个性是个体心理特征的总和

    C. 个性一旦形成就不会改变

    D. 童年生活经历对个性的形成有重要作用

    E. 个性是一个人固定的行为模式以及在日常活动中处事待人的习惯方式

5. 以下不属于性偏好障碍的是 （　　）

    A. 露阴症　　　　　　　　B. 恋物症　　　　　　　　C. 易性症

    D. 摩擦症　　　　　　　　E. 性施虐症与性受虐症

6. 以下有关性心理障碍患者的说法，哪一项是正确的 （　　）

    A. 性心理障碍患者多有人格障碍

    B. 性心理障碍患者多数性欲低下，甚至不能进行正常的性生活，家庭关系往往不和谐

    C. 性心理障碍患者发生违法行为，可不追究其责任

    D. 性心理障碍患者对社会适应能力差

    E. 性心理障碍患者对自己的行为缺乏充分的辨认能力

7. 关于表演型人格障碍的特征，下述哪一项是错误的 （　　）

A. 感情用事，表情丰富但矫揉造作，爱发脾气

B. 暗示性强

C. 爱表现自己，行为夸张、做作，渴望别人注意

D. 穷思竭虑，经常思考一些在旁人看来毫无意义的事情

E. 卖弄风情，喜爱挑逗，给人以轻浮的感觉

8. 与违法犯罪关系最为密切的人格障碍类型是（　　）

A. 偏执型人格障碍　　　　　　　　　B. 分裂样人格障碍

C. 反社会型人格障碍　　　　　　　　D. 表演型人格障碍

E. 强迫型人格障碍

X 型题

9. 关于易性症，以下说法正确的有（　　）

A. 以女性多见，男女之比约为 1∶3

B. 易性症患者为自己的性别而深感痛苦，为自己不是异性感到遗憾

C. 易性症患者有改变本身性别的解剖生理特征以达到转换性别的强烈愿望

D. 易性症患者性爱倾向为纯粹同性恋

E. 易性症是一种性偏好障碍

10. 以下有关同性恋的说法，哪些是正确的（　　）

A. 同性恋者自幼年起，就表现出某些同性恋倾向，如喜欢同异性玩耍、穿异性服装等

B. 有同性恋行为的两个人中，一般只有一个是真正的同性恋者，另一个为异性恋者

C. 总体而言，同性恋的关系不如异性恋稳定

D. 同性恋的行为不符合社会的主流文化，在我国仍视其为病态

E. 男性同性恋行为中处于主动地位的一方和女性同性恋处于被动地位的一方，常常是真正的同性恋者

11. 关于反社会型人格障碍，以下哪些说法是正确的（　　）

A. 行为不符合社会规范，甚至违法乱纪

B. 对家庭亲属缺乏爱和责任心，待人冷酷无情

C. 缺少道德观念

D. 极端自私与以自我为中心，以恶作剧为乐

E. 罪行特别严重、作案手段残酷、犯罪情节恶劣的犯人均属于反社会性人格障碍

12. 有关冲动型人格障碍，以下哪些说法是正确的（　　）

A. 情绪不稳，易与他人发生争执和冲突，冲动后对自己的行为毫无悔意

B. 做事往往事先没有计划或不能预见可能发生什么事情

C. 情感暴发时对他人可有暴力攻击，对自己可有自杀、自伤行为

D. 间歇期正常

E. 男性明显多于女性

13. 关于人格障碍的治疗，以下说法正确的有（　　）

A. 抗精神病药物有可能改变人格结构，从而治疗人格障碍

B. 具有攻击行为的人格障碍者，可以给予少量碳酸锂或其他心境稳定剂

C. 总体而言，人格障碍的治疗效果较好

D. 人格障碍治疗的目的之一是帮助患者建立良好的行为模式，纠正不良习惯

　　E. 对于人格障碍患者，心理治疗和教育、训练非常重要

14. 关于人格障碍的形成原因，以下哪些说法是正确的（　　）

　　A. 人格障碍患者亲属中人格障碍的发生率较高，提示遗传因素与人格障碍的形成有关

　　B. 有些学者认为人格障碍的患者存在大脑发育成熟延迟，导致冲动控制和社会意识成熟延迟

　　C. 幼儿心理发育过程中重大精神刺激对幼儿人格的发育有不利影响

　　D. 教养方式不当是人格障碍形成的重要因素

　　E. 不良的生活环境和社会风气是人格障碍形成的重要因素

15. 关于偏执性人格障碍特点，以下哪些说法是正确的（　　）

　　A. 敏感、多疑、心胸狭窄，容易害羞，自尊心过强，人际关系往往反应过度，容易与他人发生争辩、对抗

　　B. 经常无端怀疑别人要伤害、欺骗或利用自己

　　C. 自我评价低，自卑

　　D. 遇到挫折或失败时，推诿客观，将自己的失败归咎于他人

　　E. 易怀疑配偶和情侣的忠诚，常限制对方和异性的交往

16. 下列有关强迫型人格障碍的说法，哪些说法是正确的（　　）

　　A. 对任何事物都要求过高、过严，常拘泥于细节

　　B. 女性多于男性

　　C. 常有不安全感，常反复检查，唯恐疏忽或差错

　　D. 主观、固执、对别人做事不放心

　　E. 强迫症患者病前都有强迫性人格障碍

二、综合问答题

1. 简述反社会型人格障碍的主要护理诊断和护理措施。
2. 简述性心理障碍的护理要点。

（张中会）

书网融合……

重点回顾　　微课　　习题

第十一章　儿童少年期精神障碍患者的护理

学习目标

知识目标：

1. **掌握**　儿童少年期精神障碍的护理。
2. **熟悉**　儿童少年期精神障碍的表现和治疗。
3. **了解**　儿童少年期精神障碍的病因和发病机制。

技能目标：

熟练掌握儿童少年期精神障碍的护理技术。

素质目标：

学会观察和记录患者病情变化并分析原因，在护理实践中尊重、理解、关爱患者。

儿童少年期是生长发育的重要阶段，如在本时期受各种因素影响，导致心理、生理发育异常，则会出现儿童少年期精神障碍。临床常见的心理发育障碍主要包括：精神发育迟滞、言语和语言发育障碍、广泛性发育障碍三类；儿童少年行为和情绪障碍以注意缺陷与多动障碍、品行障碍、抽动障碍和特发于儿童少年期的情感障碍多见。本章简要介绍常见儿童少年期精神障碍的临床特点和护理。

📖 导学情景

情景描述： 患者马同学，男性，小学二年级学生。因学习成绩差就诊。患者1岁半开始学会走路，2岁开始学会喊"爸爸，妈妈"，4岁时进幼儿园，自我照顾能力比其他同龄儿童差。患者7岁入小学，老师发现患者上课时能安静听课，但反应慢，记忆力差，经常不能独自完成课堂作业，小学语文、数学最多考十几分，在班级学习成绩倒数。在家里也需要母亲辅导才能完成家庭作业。在家性格温顺，能从事打扫卫生、叠被子等简单家务。患者系第一胎，母孕期正常，分娩时发生脐带绕颈。过去无重大疾病史。父母非近亲结婚。无精神和神经疾病家族史。躯体检查无阳性体征。精神检查时合作，安静，能认真回答问题，语言表达简短。韦氏儿童智力测验智商64，言语智商60，操作智商62。

诊断： 精神发育迟滞。

情景分析： 根据病史和患病特点，患者诊断为精神发育迟滞。精神发育迟滞是儿童少年期精神障碍的一个类型。儿童少年期受各种因素影响，导致儿童心理、生理发育异常，则会出现儿童少年期精神障碍。因此要重视优生优育及儿童的早期教育，家庭、学校和社会协同，以利于儿童的健康成长和不良行为的纠正。

讨论： 请问患者有哪些主要的护理问题，应采取哪些有针对性的护理措施？

学前导语： 精神发育迟滞的基本特征是精神发育迟滞或受阻，患者表现出智力明显低下和社会适应能力缺陷。护理工作者需要知晓儿童少年期精神障碍患者的主要护理问题、针对性的护理措施。当患者因智力低下而出现危险行为时，要及时阻止，可采取保护性隔离，必要时加以约束。

第一节　精神发育迟滞患者的护理

精神发育迟滞是指个体在发育阶段（通常指 18 岁以前），受生物、心理、社会环境等各种不良因素影响，导致精神发育迟滞或受阻，以智力明显低下和社会适应能力缺陷为主要临床特征的一组疾病。

👁 看一看

智力也叫智能，是人们认识客观事物并运用知识解决实际问题的能力。智力包括多个方面，如观察力、记忆力、想象力、分析判断能力、思维能力、应变能力等。智力的高低通常用智力商数来表示，用以标示智力发展水平。

【病因与发病机制】

精神发育迟滞的病因复杂，按照儿童少年生长发育的顺序可以概括为以下几种。

1. 遗传及先天性因素　染色体、基因异常和先天性颅脑畸形等。

2. 围生期有害因素　妊娠期各种感染、药物、中毒、放射线、妊娠糖尿病、高血压；产期脑损伤、产程延长、脐带绕颈、前置胎盘；母亲妊娠年龄偏大、吸烟、饮酒、长期心理应激等。

3. 出生后因素　出生后中枢神经系统感染、核黄疸、新生儿肝炎、败血症、颅脑损伤、营养不良、中毒。

4. 社会心理因素　儿童少年在发育期社会隔离，不能正常接受社会教育。

以上因素都可以引起儿童大脑功能受损、中枢神经系统发育障碍，诱发本病。

【临床表现】

精神发育迟滞的临床表现与智力缺陷密切相关。根据 ICD-11，使用适当的标准化智商（IQ）测验，WHO 将精神发育迟滞分为以下四个等级。

1. 轻度　IQ 值在 50~69 之间，成年后心理年龄可达到正常人的 9~12 岁。患者躯体功能无异常，在幼儿期较同龄儿童相比即出现词汇不丰富，理解能力和分析能力差，抽象思维不发达，适应社会能力差等智力发育延迟表现。在就读小学表现更为明显，可在自身努力下勉强完成小学学业。轻度精神发育迟滞患者虽对语言的理解和使用能力不佳，但可完成日常的语言交流；生活可自理，经训练可完成简单的非技术性社会工作，约占全部精神发育迟滞患者的 85%。

2. 中度　IQ 值在 35~49 之间，成年后心理年龄处于正常人的 6~9 岁。少数患者出现躯体发育缺陷、神经系统异常。患者在幼儿期即表现出言语发育差，不能建立抽象概念，无法完成小学学业。患者成年后不能完全独立生活，经指导能够进行简单的家务劳动，但质量差、效率低，生活可部分自理，约占精神发育迟滞患者的 10%。

3. 重度　IQ 值在 20~34 之间，成年后心理年龄处于正常人的 3~6 岁，患者具有明显的躯体及运动功能发育迟缓，常合并脑部损害。言语发育明显障碍，训练后可会简单的词句，但不能理解言语，无法交流、学习，不能进行生产劳动。运动功能发育受限，社会适应能力明显缺陷，无法自理，占精神发育迟滞患者的 3%~4%。

4. 极重度　IQ 值在 20 以下，成年后心理年龄处于正常人的 3 岁以下，患者无语言能力，无法接受训练，既不会说话也不理解别人的话，仅以尖叫、哭闹等来表示需求，感知觉明显减退，不会回避危险，不认识亲人及周围环境。完全缺乏生活自理能力，终生需别人照料，多数患者合并严重脑部损害及躯体畸形，常早年夭折，占精神发育迟滞患者的 1% ~ 3%。

练一练

精神发育迟滞患者学习成绩差是因为（　　）

A. 智力发育低下　　　B. 注意缺陷　　　C. 活动过度

D. 品行障碍　　　E. 言语异常

答案解析

【治疗要点】

精神发育迟滞的预后不良，故应以预防为主。坚持以教育训练为主、药物治疗为辅的治疗原则，早期发现、早期诊断、早期训练治疗，才能取得更好的疗效。如患者病因明确，在特殊教育训练同时，采取对因治疗可减缓病情发展；如不明确则采用对症治疗，根据患者症状用药，有利于控制病情。

【护理诊断】

1. 有受伤危险　与低智能不能回避危险、认知功能障碍有关。

2. 生活自理能力缺陷　与智力发展水平低下、认知功能障碍有关。

3. 营养失调　与智力水平低下所致贪食、食欲减退及消化不良等有关。

4. 社交障碍　与智能低下、丧失语言能力及缺乏社会行为能力等有关。

5. 角色冲突　与智能低下，需要照顾增多有关。

6. 语言沟通障碍　与语言发育障碍和听力障碍有关。

【护理措施】

1. 安全护理　患者的居住环境应简单实用，门窗应具有相应的安全措施，随时检查室内是否存在锐器、火柴、药品等具有危险隐患的物品及设施，禁止其进行翻越攀爬、嬉戏打闹等具有危险的活动。

2. 生活护理　评估患者的生活功能，按轻重程度分别进行生活能力的训练，由简至繁，充分重复强化，帮助患者保持现存的自理能力。轻度患者生活可自理，中、重度以上患者生活自理困难，理解能力不佳，需长期监护照料。护理人员必须密切观察患者的进食、睡眠及大小便情况，及时针对所出现的问题进行护理干预。

3. 教育培训　教育训练是精神发育迟滞患者的主要治疗方法，效果确切。此项工作与患者家庭、医疗部门、教育及社会福利部门均密切相关，是一项社会性问题。应设立专门机构、学校，在专业人员的指导下进行针对性的训练和教育。

（1）生活自理能力训练　轻度患者生活可自理，中、重度以上患者生活自理困难，理解能力不佳，需长期监护照料。首先培养患者自我生活服务，如洗脸、穿衣、吃饭等日常活动，逐渐进入社会生活服务劳动技术的培养。根据心理上、生理上和疾病上的不同表现，在实际的日常劳动中进行使用工具的教育，进而到职业技术教育，最后按照每个人的特点选择职业指导。

（2）品德教育　因患者较低的认识水平和较差的分析能力，使其不能预见行为所产生的后果，会出现不自觉或不符合社会要求的行为和活动，甚至出现犯罪行为。因此必须注重患者的品德教育。既要尊重患者又要严格要求，将集体与个别教育相结合，注意患者的生理、心理特点，充分了解每位患者的缺陷，对不同情况不同处理，保护患者的自尊心，严格区分缺陷行为和不道德行为，对患者尽量少批评，少惩罚，多给予表扬和鼓励。

（3）保证营养　保证患者的营养供给，创造良好的用餐环境，防止不能控制食量的患者暴食，以免出现消化不良，纠正患儿偏食行为，必要时协助进餐，预防营养不良。

（4）排泄护理　患者因疾病影响，无法自行管理排泄，护理人员须观察其排泄情况，防止尿潴留、尿失禁、腹泻、便秘和肠梗阻等异常。

（5）睡眠护理　因疾病影响，患者可能出现睡眠节律颠倒，夜间常吵闹难以入睡，护士须做好睡眠护理。

4. 技能训练　须学校教师、家长、临床心理治疗师以及职业治疗师相互配合进行。从简单内容开始，逐渐增加其复杂性，着重培养患者的独立生活能力，以利日后能自食其力。主要包括：培养自我照顾生活能力的个性化训练；提高语言交流能力的音乐训练；培养社交技巧和情绪稳定性的集体训练。

【健康指导】

（1）避免近亲结婚，加强孕期保健，注意妊娠期间营养，戒烟、戒酒、绝对禁止摄入毒品，避免服用可能致畸药品，避免接触有害化学物质，避免接触放射线；预防病毒及原虫感染；防止中枢神经系统疾病。

（2）帮助家长了解正常儿童心理发育规律，对儿童的动作、行为、语言进行早期观察。对于高风险儿童采取早期干预，帮助家长判断孩子是不是与同龄儿童有比较大的差异，如果发现落后，则需做智力测验。

（3）指导家庭成员认识患者的症状，掌握疾病的性质，减少对疾病的恐惧心理和对孩子的自责感、内疚感。帮助患者保持生活功能的训练方法。

（4）指导家庭成员了解患者所服药物的名称、剂量、服药方法，药物的常见不良反应，以及坚持治疗的重要意义。

PPT

第二节　儿童孤独症患者的护理

儿童孤独症（childhood autism），发病于婴幼儿期，是一种以社会交往和语言发育障碍为主要表现的广泛性发育障碍，其活动内容和兴趣狭窄，多存在刻板、重复行为。此病以男孩多见，大多数患者还伴有不同程度的智力发育落后。

【病因与发病机制】

孤独症的病因尚未阐明，可能与以下几个方面有关。

（1）遗传因素　本病的遗传度在90%以上。

（2）围产期各种并发症　如产伤、宫内窒息等。

（3）免疫系统异常。

（4）神经生化因素。

【临床表现】

1. 社会交往障碍　为本病的核心症状，患儿表现为极度孤独，在婴儿期即出现回避父母与他人眼光接触，与父母关系不密切，表情贫乏，对拥抱、爱抚缺乏期待甚至予以拒绝；情感淡漠，对说话声、环境缺乏兴趣，也不与外界接触。不能与他人建立正常的人际关系。

2. 语言交流障碍　患儿语言发育显著落后于同龄儿童，通常在4～5岁才开始说单词、简单的句子，大约半数的患儿在5岁时仍缄默不语，少数甚至终生不语。有的患儿表现为不正常的言语形式，如语言支离破碎或模仿他人语言，不会使用你、我、他等人称代词，缺乏抑扬顿挫和感情，不会主动找人交流，说话语句平淡，以动作、喊叫或哭嚷来表达自身需求，常常出现刻板语言或模仿语言。

3. 兴趣狭窄、行为刻板 患儿缺乏对于正常儿童所热衷的游戏、玩具的兴趣，对非玩具性的物品，如瓶盖或观察转动的电风扇等表现出极大的兴趣甚至迷恋，可以持续数十分钟、甚至几个小时而没有厌倦感。患儿固执地要求保持日常活动程序不变，如每天吃同样的饭菜，出门走同样的路线，在固定时间和地点解大小便，上床睡觉的时间、所盖的被子都要保持不变。若这些活动被制止或行为模式被改变，患儿会表示出明显的不愉快和焦虑情绪，甚至出现反抗行为、发脾气。患者可有重复刻板动作，如反复拍手、转圈、用舌舔墙壁、踩脚等。

4. 智能障碍 约有 1/2 的孤独症儿童出现中度以上智力缺陷（智商 < 50），1/4 为轻度智力缺陷（智商为 50 ~ 69），1/4 智力正常（智商 > 70）。本病的智能障碍以智力的各方面发展不平衡为特征，一般表现为操作性智商高于语言智商。个别患儿在智力低下的背景中表现出某些特殊能力，如对数字的计算力、对音乐的敏感度等。

5. 其他症状 多数患儿有注意缺陷和多动症状，约 1/4 患儿伴有癫痫发作，约 1/5 患儿合并抽动症状。还可出现强迫、自伤、攻击破坏行为，违拗、作态、拔毛行为、偏食、拒食、怪癖，视觉、听觉迟钝或过分敏感，对疼痛和外界的刺激麻木，而对狗叫声和光线敏感。

【诊断】

儿童孤独症的诊断主要根据病史及临床表现。若 3 岁前起病，具有社会交往障碍、言语发育障碍、兴趣狭窄和行为方式刻板等临床表现，排除其他疾病后即可诊断。

【治疗要点】

儿童孤独症尚无特效治疗方法，目前以教育和训练为主，目标是促进患者语言发育，提高社会交往能力，掌握基本生活技能和学习技能。配合行为治疗采取：①强化训练：以高强度、个体化、系统化正性强化为主，促进孤独症儿童各项能力发展。②儿童治疗教育课程训练：根据孤独症儿童能力和行为的特点设计个体化的训练内容，对患儿语言、交流以及感知觉运动等各方面所存在的缺陷有针对性地进行教育，核心是增进孤独症儿童对环境、教育和训练内容的理解和服从。③人际关系训练：包括 Greenspan 建立的地板时光疗法和 Gutstein 建立的人际关系发展干预（RDI）疗法。另外，针对患儿的情绪和行为症状，给予药物治疗，有利于维护患儿自身或他人安全、顺利实施教育训练及心理治疗。药物治疗应遵从小剂量、短疗程原则。

【护理诊断】

1. 营养失调：低于机体需要量 与自理缺陷、行为刻板相关。

2. 有自伤的危险 与认知功能障碍相关。

3. 有暴力行为的危险 与情绪不稳相关。

4. 社交孤立 与语言沟通障碍相关。

5. 进食、卫生自理缺陷 与神经精神发育异常、认知功能障碍相关。

6. 语言沟通障碍 与语言发育障碍相关。

7. 执行治疗缺陷（家庭） 与监护人缺乏疾病知识相关。

【护理措施】

1. 生活护理 评估患儿的生活自理能力，满足其正常生活需求，按病情进行进食、排泄、个人卫生等方面的照顾护理。保证患儿的营养和摄入量，合理安排作息时间，培养良好的生活规律。

2. 安全护理 提供安全、安静的治疗环境，保护患儿的安全。护理人员应密切观察可能出现暴力行为的患儿，掌握其暴力行为发生的特点及先兆，及时处理，避免伤害自身及他人。对已出现兴奋躁动者，给予保护性护理措施，减少不良刺激，积极治疗，尽量缩短兴奋过程，预防并发症。加强巡视，在护理过程中，护理人员一定要保持耐心、态度和蔼，避免激惹患儿，以减少对患儿的不良刺激。

3. 教育训练 包括父母训练和老师训练，以强化保护因素，消除不利因素，增强患儿的社交能力，减少应激，避免负性强化等生活技能训练为主。

（1）生活技能训练 根据患儿智力以及现有的生活技能状况，制定明确可行的训练计划，并将计划分成具体训练步骤。如穿衣分为披衣、穿袖、扣纽扣、翻衣领、整理等几个步骤，要求重复强化，直至患儿能根据指令完成规定动作。对患儿的进步及时给予正面反馈，鼓励其坚持完成训练内容。

（2）语言能力训练 语言交流障碍是孤独症的特征症状之一，影响患儿的社会适应能力。将语言训练融入日常生活，边做边学，从认物、命名，到表述，由简至繁，来锻炼患儿用语言表达自己的需要。经常带领患儿接触社会、自然环境，使其在感知事物中强化语言功能，扩大语言范围。

（3）人际交往能力训练 社会交往训练可改善患儿对社会的适应能力，训练包括以下几个方面：①训练注意：眼神对视训练与情感表现相应行为训练。如父母见到患儿立即热情地拥抱亲吻他，给予亲切、温暖的语言，即使孩子根本不注意父母亲的言语，也要努力地对着他们的耳朵低声说话，当患儿出现执行命令的行动时，立刻给予鼓励。②姿势性语言的学习和表情动作的理解：帮助患儿学习姿势性语言，如点头、摇头等，给患儿做出示范，要求其模仿，然后反复训练，直到能理解为止。此后可利用实际动作或画片训练患儿理解身体动作及表情，并对患儿的正确回答及时予以强化，逐渐减少提示，直到正确辨别和理解为止。③提高语言交往能力：观察和关心患儿的兴趣、爱好，做他感兴趣的事给他看，待患儿能参加集体游戏时，游戏内容要逐渐注入购物、乘车等日常活动，让患儿扮演不同角色，掌握各种角色的行为方式，学习各种社会规范，使他们逐渐学会如何与他人交往，完成日常活动，之后逐渐延长，反复强化此训练，将使患儿能主动与他人建立关系，改善交往。

（4）行为矫正训练 利用阴性、阳性强化法，系统脱敏法，作业疗法等方法，从简单到复杂，针对不同行为，采取不同的矫正方法。①发脾气、尖叫和自伤行为矫正：尽快找出原因，或带患儿离开原环境，或采取不理睬的态度；待患儿情绪平息后，给予关心和爱抚，对他停止发脾气和尖叫加以表扬，当患儿出现自伤行为时，立即给予制止，并利用情景或利用患儿提出要求时进行语言训练，使患儿在想满足某种要求时，能用语言表达自己的愿望。利用游戏改善交往。②孤独行为矫正：父母应熟悉患儿的兴趣和爱好需要，尽量融入孩子们的生活中，让患儿逐步接受大人的帮助，逐步接受外面的世界，同时进行语言训练和社会交往训练，以帮助患儿走出孤独。

【健康指导】

? 想一想

护士对孤独症患儿应进行哪些安全护理？

答案解析

（1）对患儿家属进行疾病知识的宣教和针对患儿训练的培训，让父母了解本病的性质，消除他们的恐惧心理和忧郁情绪。

（2）指导家长按照医嘱护理患儿的进食、排泄、如厕、洗漱和穿着、服药、活动、安全。

（3）传授有关药物知识、药物副反应知识，服药后检查口腔，确保服药到肚。不能随意停药或更换其他精神科药物，发现问题及时处理；实施家庭心理支持治疗。

（4）让父母正视现实，理智接纳患儿，并传授行为矫正、语言训练的方法，使家长能独立操作、掌握基本的训练技巧。

第三节　注意缺陷与多动障碍患者的护理

注意缺陷与多动障碍（attention deficit and hyperactive disorder，ADHD），又称多动症，是儿童期常见的行为问题，主要表现为与年龄不相称的注意力不集中和注意持续时间短暂；不分场合的过度活动或情绪冲动；常伴有认知障碍、学习困难或品行障碍；大多数患儿的智力正常。

【病因与发病机制】

本病的病因与发病机制尚不清楚，可能与以下因素有关：①遗传因素，本病具有家族聚集现象。②患儿母亲在孕期或围产期有较多并发症和大量吸烟或酗酒史。③铅中毒。④中枢神经系统成熟延迟或大脑皮层觉醒不足，神经递质及酶的异常。⑤社会、家庭和心理因素。

【临床表现】

1. 注意障碍　是本病的最主要症状。患儿的注意力易受环境的影响而分散，注意力集中的时间短暂、易分散。其本质为主动注意减弱而被动注意增强，所以即使是非常感兴趣的事情，患儿也很难长时间投入。

2. 活动过多和冲动　为本病的特征性表现。患儿自幼儿早期，就表现出活动过多，随着生长发育在不同阶段表现可出现不同。在学龄期，因课堂约束较多，表现更为明显。患儿的具体表现为不论在家或在学校都格外兴奋，不能安静听课，小动作多，坐不住，常干扰别人。情绪不稳定，容易过度兴奋，也容易因受挫折而情绪低沉或表现出攻击行为。

3. 神经和精神的发育异常　部分患儿可能出现精细动作、协调动作、空间位置觉等发育较差，如翻掌、对指运动、系鞋带和扣纽扣不灵活，视－听转换困难、听觉综合困难、空间位置感觉障碍等神经系统体征。少数伴有言语发育迟滞、言语异常等。

4. 学习困难　本症患儿智力正常，其学业不良多由注意力不集中和活动过多而致。

5. 品行障碍　约1/2患儿合并品行障碍，表现为攻击性行为，如辱骂、打人、性攻击、虐待动物等，或一些不符合道德规范及社会准则的行为。

【诊断】

若患者在7岁前开始出现明显的注意缺陷和活动过多，并在学校、家庭和其他公共场合都有这些临床表现，病程持续6个月以上，对社会功能（如学习成绩、人际交往）产生不良影响，则可诊断。

【治疗要点】

1. 药物治疗　首选药物为中枢神经兴奋剂，如哌甲酯或匹莫林。患儿抽动症状较重则小剂量使用抗抑郁剂，如患儿抽动症状严重或合并抽动秽语综合征可采用中枢兴奋剂与抗精神病药物合用的方式。

2. 心理治疗　主要有行为治疗和认知行为治疗。行为治疗利用操作性条件反射的原理，及时对患儿的行为予以正性或负性强化使患儿学会适当的社交技能，用新的有效的行为来替代不适当的行为模式。认知行为治疗主要针对大龄患儿的冲动性问题，帮助其学习如何解决问题，预估后果，克制自己的行为，识别自己的行为是否恰当。

3. 针对父母的教育训练　主要对家长的心理教育和教养技巧训练。采用单个家庭或小组的形式。内容包括：给父母提供良好的支持性环境，让他们学会解决家庭问题的技巧，学会与孩子共同制定明确的奖惩协议，有效地避免与孩子之间的矛盾和冲突，掌握正确使用阳性强化方式鼓励孩子的良好行为。

【护理诊断】

1. 社交障碍　与注意障碍、活动过度有关。

2. 知识缺乏　与智力下降及监护人缺乏疾病知识有关。

3. 进食、卫生自理缺陷　与注意缺陷、活动过度有关。

4. 有对自己、他人施行暴力行为的危险　与患儿情绪不稳、易冲动有关。

5. 营养失调：低于机体需要量　与活动过度有关。

【护理措施】

1. 安全和生活护理　创造安全舒适的环境，为患儿提供喜爱的游戏设施，保证患儿的营养供应，做好个人卫生及二便护理。

2. 心理护理　关爱患儿，与其建立良好关系，提高其自尊心、价值感，并争取家长及老师的主动配合。

3. 特殊护理

（1）密切观察病情变化，防止患儿因精细协调动作笨拙而造成损伤，防止由于冲动行为发生毁物、自伤和伤人的行为。

（2）指导患儿进行躯体训练，逐步控制冲动和攻击行为，使其听从指挥，增强自尊心和自信心。

（3）进行社会化的技能训练，如让多动症儿童与有同情心的伙伴多接触，参加某些运动队的活动。

【健康指导】

使家长和老师明确患儿所患疾病的性质，避免歧视、粗暴对待、打骂患儿。严格管理，建立简单的规矩，培养良好的习惯，如一心不能二用，吃饭时不能做其他事情，写作业时不能玩耍等。培养其有始有终的良好习惯。在训练中要有耐心，不断给予强化鼓励。加强家庭、学校的联系，共同教育。

PPT

第四节　青少年品行障碍患者的护理

品行障碍（Conduct disorders）指儿童少年期反复出现的持久的反社会性行为、攻击性行为和对立违抗性行为，这些异常行为严重违反了相应年龄的社会规范，较之正常儿童的调皮或少年的逆反行为更为严重。国内调查发现患病率为 1.45% ~ 7.35%，男性高于女性，男女之比为 9∶1，患病高峰年龄为 13 岁。

【病因与发病机制】

品行障碍由生物学因素、家庭因素和社会因素相互作用所致。本病的病因与以下因素有关。

1. 生物学因素　包括遗传、雄激素水平高、中枢 5 - HT 水平低、围生期损伤、智商低、父母有违法犯罪行为等。

2. 不良的家庭因素　包括不和睦家庭环境、教育方法不当等。

3. 社会因素　经常接触暴力或黄色媒体宣传，接受周围人不正确的道德观和价值观，结交有酗酒、抽烟、打架、偷窃等行为的同伴等。

【临床表现】

1. 反社会行为　患者具有不符合社会准则和道德规范的行为。表现为有猥亵行为，或强迫他人发生性关系。在家中或外面盗窃大量钱物，或勒索、抢劫他人，或入室抢劫钱财。对他人进行躯体虐待或伤害。经常逃学，有时擅自离家出走或逃跑，或不顾父母的禁令在外过夜。

2. 攻击性行为　表现为对他人的财产或人身进行攻击。采用折磨、打骂、威胁或长期骚扰等手段欺负他人：故意损坏公共财物、他人财产，虐待动物；虐待小动物、残疾人或弱小的人。女性患者常表现为言语性攻击，男性则表现为躯体性攻击。

3. 对立违抗性行为　对成人、特别是家长的规定或要求不服从、违抗或者挑衅行为。经常说谎，怨恨他人或心存报复；自私，好支配和指责他人，缺乏同情心，缺乏人际关系的协调性和友谊感；好发脾气，难以接受批评，好为自己辩护。

4. 合并问题　常合并注意缺陷与多动障碍、抑郁或焦虑，也可伴有发育障碍，如言语表达和接受能力差、阅读困难、智商偏低等。患儿一般以自我为中心，好指责和支配别人，故意惹人注意，自私自利，缺乏同情心。

【诊断】

若患者在 10 岁以下，仅有对立违抗性行为，而没有反社会及攻击性行为，则诊断为对立违抗性障碍。若同时具有反社会、攻击性和对立违抗性行为的临床表现且持续 6 个月以上，对社会功能产生不良影响，排除其他疾病，则可诊断为反社会性品行障碍。

【治疗要点与预后】

品行障碍患者的治疗原则是心理治疗为主，联合药物治疗。心理治疗包括家庭治疗、行为治疗、认知疗法；针对患者的情绪、行为问题可以采用对症药物控制。少部分患者预后较好，大多数预后不良。部分患者的行为问题会一直持续到成年，给就业、婚姻、人际关系等方面带来很大困难，其中约半数患者会出现违法犯罪行为或反社会人格障碍。

【护理诊断】

1. 儿童的社会退缩行为　与焦虑、社交技能缺乏有关。

2. 有对他人施行暴力行为的风险　与冒险、情感易激动有关。

3. 有照顾者角色紧张的风险　与家庭破裂或不当的教育方式有关。

【护理措施】

（1）对儿童的退缩行为，要减少或消除其焦虑情绪，灌输社交技能，逐步增加社交活动量，形成良好的社交行为模式。

（2）对品行障碍和攻击行为等，可采取：①不理睬的方法，使患儿感到得不到注意而减少攻击行为。也可让患儿观察其他有攻击行为的儿童被惩罚或禁止，或将这类儿童置身于无攻击行为的儿童之中，由此减少其攻击行为。②鼓励患儿参加合作游戏或集体游戏，强化良性行为。③遵医嘱进行行为治疗，如：正向强化法，即在良性行为之后加以强化，促进其适应社会和亲社会行为，消除不良行为。

（3）心理护理以耐心、关爱、同情的态度与患儿建立良好的护患关系，取得患儿的信任与合作。帮助患儿建立正确的人生观和价值观，努力转变其不正确的观念。

【健康指导】

讲解疾病的性质，使患儿和家长对病态的行为有正确的认识。掌握正确的教育方式，包括父母训练（提高家长的识别和处理能力，正确认识疾病，如何协调家庭关系等）和老师训练（协助家长观察患儿表现，强化在家庭中所取得的成绩，提高老师识别和处理问题的能力等），强化保护因素，消除不利因素，如增强患儿的社交能力，减少患儿的应激，避免负性强化，限制看电视、玩电子游戏，尤应限制与暴力、物质滥用、性行为有关的内容等。

第五节　儿童少年期情绪障碍患者的护理

PPT

儿童少年期情绪障碍（emotional disorders of childhood and adolescence）是指特发于童年时期的焦虑、恐惧、羞怯或强迫等异常情绪，患儿自身感到痛苦或影响日常生活和学习，病程多呈短暂性。国内调查显示各类情绪问题的发生率为 17.7%，女性较男性为多，城市患病率高于农村。

【病因与发病机制】

引起儿童情绪障碍的因素较多，遗传易感素质（如幼儿期敏感、胆怯或过分依赖、易于焦虑等）、家庭教养方式不当（如对儿童过分保护、过分放纵，过于苛求或严厉惩罚等）、家庭结构缺陷（如父母离异、单亲家庭、儿童由其他人抚养等）、学习或生活条件改变（如由普通学校转入重点学校或班级，使学习成绩下滑；家庭经济状况遇到危机等）、躯体疾病或者一些心理应激因素等，均可使儿童容易产生情绪问题。

【临床表现】

1. 儿童分离性焦虑障碍（separation anxiety disorder of childhood）　是指儿童与其依恋的对象分离时所产生的一种过度焦虑情绪，依恋对象一般为其母亲、父亲、祖父母或其他抚养者。多起病于 6 岁以前，患儿表现为过分担心与自己的依恋对象分离，或害怕自己在与依恋对象分离后可能遇到各种伤害，甚至再也无法相见。患有分离性焦虑障碍的儿童一旦离开家或自己熟悉的地方，就会感到浑身不舒服或极度不安，如害怕在学校、不愿去朋友家过夜等。当与其依恋的人分离后，他们会被一种强烈的、极度的恐惧所占据，即害怕其依恋的人患上疾病或发生事故。除此之外此类儿童还害怕一些动物、怪兽或他认为对其自身或家人有危险的情境。焦虑状态常常伴有生理功能改变与症状，如多汗、心跳加快、皮肤苍白、小便次数增多、头痛、睡眠障碍等。

2. 儿童恐惧症（phobic disorder of childhood）　指儿童不同发育阶段特定的异常恐惧情绪。表现为对日常生活的一般客观事物和情境产生过分的恐惧情绪。另外，在不同的年龄阶段，此类儿童所恐惧的对象和内容也不同，如幼儿期主要是害怕与亲人分离，害怕陌生环境和陌生人，害怕某些昆虫和动物，害怕黑暗，害怕闪电雷击，害怕凶恶面孔的怪人等，而青春期则是对社会情境的恐惧。

3. 儿童社交焦虑障碍（social phobia of childhood）　指对新环境或陌生人产生恐惧、焦虑情绪和回避行为。在新环境中，或与陌生人，包括同龄人交往时，持续性紧张不安，过分害羞，过分关注自己的行为；进入新环境时过分纠缠父母、尾随父母、与父母寸步不离，或哭喊、发脾气、退缩、冷漠。但是患儿与家人或熟悉者在一起时社交关系良好。

4. 儿童强迫症（obsession compulsive neurosis）　儿童强迫症较为常见，表现为反复的、刻板的强迫观念或强迫动作，此类患儿大约占儿童心理门诊的 10%。思维起源于自我，强迫性回忆及强迫性穷思竭虑对此类儿童生活与学习影响很大，患儿可以反复回忆一些无关紧要的任何事情，如听过的歌曲或者看过的事情、为什么"书"叫书等在强迫行为方面，较多表现为强迫洗涤、强迫检查和强迫计数等；一般而言，此类儿童的反强迫症状不是特别明显。

【诊断】

临床表现符合上述四组之一，持续 1 个月以上，严重干扰患儿的生活、学习和社交活动的程度，排除其他原因所致的焦虑和恐惧症状以后即可诊断。

【治疗要点】

儿童少年期情绪障碍的治疗原则以心理治疗为主，药物治疗为辅。

1. 心理治疗

（1）支持性心理治疗　通过耐心倾听患儿的诉说，同情患儿的痛苦体验，消除顾虑，以帮助患儿控制感到不安全和失败的心情；也要帮助患儿消除各种不利因素，如适应环境困难或适应较慢的儿童，要防止太多环境的变迁，并且要让他们有足够长的时间去适应。对有焦虑倾向的父母，要帮助他们认识父母自己的个性缺陷可能对儿童产生的不良影响。

（2）行为治疗　以巴甫洛夫经典条件反射原理及班杜拉的行为学习理论为指导，来消除或纠正患儿的异常或不良行为。包括系统脱敏法、阳性强化法、冲击疗法和示范法等。

（3）家庭治疗　改变父母不良的教养模式，改善其不良的生活习惯，加强和孩子的沟通和交流，多给孩子情感上的鼓励和支持。

2. 药物治疗　通过使用一些药物可以减轻患儿痛苦，为心理治疗创造一定的条件。常用药有：抗焦虑药如地西泮，抗抑郁药如氟西汀、帕罗西汀、舍曲林等。以上药物副作用有口干、多汗、震颤、视物模糊等；开始使用时应小剂量并缓慢逐渐加量，病情缓解后应逐渐减药，不宜长期用药。

多数患儿病程短暂，不会持续到成人期，预后较好。

【护理诊断】

1. 有暴力行为的危险　与缺乏自我控制、情绪不稳、易激惹、冲动有关。

2. 焦虑　与父母分离有关。

3. 恐惧　与对客观事物的恐惧有关。

4. 社交障碍　与社会行为和社会价值不被接受，与无责任、爱心及冲动行为有关。

5. 知识缺乏　与家庭破裂或不当的教育方式有关。

【护理措施】

1. 安全护理　提供安全、安静的环境，避免各种激惹因素，安定患儿的情绪。

2. 生活护理　协助患儿摄入足够的营养；保证充足睡眠；密切观察生命体征；鼓励、陪伴患儿参加作业劳动、体育、文艺等群体活动，让患儿感受到与他人受到同等尊重，自己未被遗弃，并通过集体活动感染和学习到他人的良好行为。

3. 心理护理　主动接触患儿，体现对患儿的尊重和关怀，了解其心声，理解其感受，满足其合理需求，以取得信赖。在良好护患关系基础上，耐心倾听患儿的诉说，对他们表示同情、关心、鼓励，逐步训练儿童去适应环境，增强他们的信心并逐渐克服心理障碍。帮助患儿建立正确的价值观和人生观，树立信心，努力纠正自身的个性缺陷。帮助患儿练习和增进社交技巧，如会谈技巧、交友技巧等，增进人际关系。

4. 康复治疗和护理　提供适宜的环境，制定特定的规则和限制，定期召开会议，开展集体治疗，使患儿学习按规范进行日常生活、人际交往、参加工作、劳动等，以利于建立起新的行为模式。

【健康指导】

向患儿家长宣传有关儿童精神卫生知识，使其掌握教育孩子的正确方法，不要以离别来要挟孩子，对待孩子惧怕上学不要打骂和责怪，不要在他人面前训斥孩子，切忌将患儿独自关闭在家中与社会隔绝。对孩子的微小进步要给予充分肯定，锻炼孩子的独立社交能力，切忌过分的爱护和恐吓。

💜 **护爱生命**

"孩子们成长得更好，是我们最大的心愿"。少年儿童的健康成长和全面发展，是习近平总书记心中最温柔的牵挂。少年强则国强，少年进步则国进步。当代中国少年儿童既是实现第一个百年奋斗目标的经历者、见证者，更是实现第二个百年奋斗目标、建设社会主义现代化强国的主力军。为儿童少年的健康成长保驾护航更是我们护理人的使命担当。

护理人员在儿童少年心理服务中需要重视以下问题：重预防，注重优生优育及产前检查的宣传倡导，减少先天因素导致的儿童少年心理障碍发病；重家庭，注重培养父母对家庭教育的认识，减少因社会家庭因素致病。同时护理人员对儿童少年期精神障碍患儿给予耐心、细心的照料和心理护理，使之更好地改善病情并回归社会。

目标检测

答案解析

一、选择题

A1 型题

1. 下列不属于儿童多动症临床表现的是（ ）

    A. 活动过度   B. 注意力分散   C. 适应困难

    D. 动作敏捷   E. 冲动

2. 多动症患儿学习成绩差是因为（ ）

    A. 智力发育低下   B. 注意缺陷和多动   C. 父母教养方式不当

    D. 品行障碍   E. 言语异常

3. 以下哪一项不是诊断多动症的必需条件（ ）

    A. 发生在各种场合的注意缺陷和活动过多   B. 起病于 7 岁前

    C. 对社会功能产生不良影响   D. 学习困难

    E. 病程至少持续 6 个月

4. 多动症采用的治疗方法是（ ）

    A. 针对父母的教育和训练   B. 心理治疗

    C. 药物治疗   D. 躯体训练

    E. B + C

5. 多动症的心理治疗方式主要是（ ）

    A. 支持性心理治疗   B. 精神分析   C. 行为治疗和认知行为治疗

    D. 集体心理治疗   E. 特殊教育

6. 多动症药物治疗首选（ ）

    A. 匹莫林   B. 苯丙胺   C. 可乐定

    D. 氯米帕明   E. 哌醋甲酯

7. 下列哪些不属于轻度品行障碍的临床表现（ ）

    A. 说谎   B. 退缩   C. 斗殴

    D. 逃学   E. 心存报复

8. 不符合品行障碍的诊断条件的是（ ）

    A. 有反社会、攻击和对立违抗行为   B. 日常生活或社会功能受到损害

    C. 主要为 18 岁以下儿童或少年   D. 预后良好

    E. 无特殊药物

X 型题

9. 关于精神发育迟滞，以下说法正确的有（ ）

    A. 精神发育迟滞患者的临床表现与智力缺陷密切相关

    B. 精神发育迟滞患者分析能力及抽象思维差

    C. 精神发育迟滞患者因无法集中注意力而学习能力不佳

    D. 精神发育迟滞患者无法完成生活劳动

    E. 轻度精神发育迟滞患者能够完成小学课程

10. 以下有关儿童孤独症的说法，哪些是正确的 （　　）

    A. 本病多发于男性且具有遗传性

    B. 本病的核心症状为社会交往障碍

    C. 患者具有语言交流障碍，常常出现刻板语言或模仿语言

    D. 患者要求每天吃同样的饭菜，出门走同样的路线，在固定时间和地点解大小便，上床睡觉的时间、所盖的被子都要保持不变

    E. 本病患者无智力缺陷

11. 关于注意缺陷与多动障碍，以下哪些说法是正确的 （　　）

    A. 本病的最主要症状是注意障碍

    B. 活动过多和冲动为本病的特征性表现

    C. 部分患儿可能出现精细动作、协调动作、空间位置觉等发育较差

    D. 本症患儿学习困难因智力缺陷及注意力不集中和活动过多而致

    E. 部分本症患儿会出现攻击性行为，如辱骂、打人、性攻击、虐待动物等，或一些不符合道德规范及社会准则的行为

12. 有关青少年品行障碍，以下哪些说法是正确的 （　　）

    A. 本病发病男性高于女性

    B. 患者具有反社会行为，不符合社会准则和道德规范的行为

    C. 攻击性行为，采用折磨、打骂、威胁或长期骚扰等手段欺负他人；故意损坏公共财物、他人财产，虐待动物

    D. 对立违抗性行为

    E. 常合并注意缺陷与多动障碍、抑郁或焦虑，也可伴有发育障碍

13. 关于儿童少年期情绪障碍的治疗，以下说法正确的有 （　　）

    A. 药物治疗为主

    B. 使用抗焦虑药，减轻患儿痛苦

    C. 以心理治疗为主，药物治疗为辅

    D. 心理治疗包括支持性心理治疗、行为治疗和家庭治疗

    E. 总体而言，儿童少年期情绪障碍的预后较好

二、综合问答题

1. 简述儿童孤独症的主要护理诊断和护理措施。

2. 简述品行障碍的护理要点。

（王若男）

书网融合……

| 重点回顾 | 微课 | 习题 |

第十二章 精神科治疗的观察与护理

📖 导学情景

情景描述： 王某，男，47岁，患双相情感障碍，目前表现为无精神病性症状的躁狂发作，正在服用碳酸锂，每日1.0g。2周后，患者出现恶心、呕吐、腹泻、嗜睡、乏力、视物模糊、双手明显震颤等症状。

情景分析： 根据病史和患病特点，患者可能出现了锂中毒。锂中毒的症状有共济失调、肢体运动协调障碍、肌肉抽动、言语不清和意识模糊等。如果使用锂盐的患者出现反复呕吐和腹泻，手细颤变为粗颤、无力，且困倦或烦躁不安和轻度意识障碍时，护士应第一时间考虑锂盐中毒，并立即采取停药措施，报告主管医生急查血锂浓度。

讨论： 评估患者目前的情况，分析其可能出现了什么问题？为解决此问题，护士可对该患者采取哪些护理措施？

学前导语： 碳酸锂是锂盐的一种口服制剂，为最常用的心境稳定剂。临床常用于治疗躁狂症和双向情感障碍，是目前的首选药物。但是由于锂盐的中毒剂量与治疗剂量十分接近，故在用药过程中要密切监测药物的不良反应，有条件的可监测患者的血锂浓度，以调整药量。精神药物的作用广泛，多数精神药物引起的不良反应在服药后1~4周出现，不良反应的严重程度与药量的多少、增减药物的速度、个体对药物的敏感性等因素密切相关。因此，在患者用药的过程中，护士要密切观察其用药候补的反应，若发现不良反应，及时报告医生并采取相应的措施。

PPT

第一节 精神障碍的药物治疗与护理

精神障碍的药物治疗是指通过应用精神药物对患者紊乱的大脑神经化学过程进行调整，达到控制或改变病态行为、思维和心境，预防复发的一种治疗手段。近年来，各类新型精神药物不断应用于临床，使精神疾病治疗又迈上了新台阶。由于这些药物服用方便、疗效可靠、降低了复发率，成为当今治疗精神疾病的重要手段。

精神药物主要是作用于中枢神经系统，能够改善患者病态行为、思维或心境的药物。精神药物分类方法多种多样，按临床作用特点一般分为以下几类：①抗精神病药（antipsychotie drug），主要用于治疗和预防精神分裂症和其他有精神病性症状的精神障碍；②抗抑郁药（antidepressants drug），主要用于治疗和预防各种抑郁障碍；③心境稳定剂（mood stabilizers），又称抗躁狂药（antimanic drug），主要用于治疗躁狂症，以及预防躁狂或抑郁发作；④抗焦虑药（antianxiety drug），主要用于治疗和减轻紧张、焦虑和失眠。

一、抗精神病药

抗精神病药主要用于治疗精神分裂症、预防其复发，还可用于其他有精神病性症状的精神障碍。这类药物通常能有效地控制精神疾病患者的精神运动性兴奋、幻觉、妄想、敌对情绪、思维障碍和异常行为等精神症状，还可以改善活力低下和社会退缩等精神分裂症阴性症状，但对患者的认知功能没有明显的治疗作用。按其药理作用可分为典型抗精神病药（第一代，传统）和非典型抗精神病药（第二代，新型）。

（一）抗精神病药物的分类

1. 典型抗精神病药　典型抗精神病药又称传统抗精神病药，主要与多巴胺 2 受体（D2 受体）结合，竞争性地抑制多巴胺功能，通过减弱多巴胺中脑 - 边缘通路的过度活动，进而改善精神分裂症的幻觉、妄想、兴奋等阳性症状；但是，在治疗中它同时也可抑制黑质 - 纹状体和下丘脑 - 漏斗结节部位多巴胺传导而产生锥体外系副反应和催乳素水平升高。代表药物如氯丙嗪、氟哌啶醇等。

👁**看一看**

第一代抗精神病药物可进一步分为低、中、高效价三类。低效价类以氯丙嗪为代表，镇静作用强、抗胆碱能作用明显、对心血管和肝脏毒性较大、维体外系副作用较小、治疗剂量较大；中效价类和高效价类分别以奋乃静和氟哌啶醇为代表，抗幻觉妄想作用突出、镇静作用较弱、对心血管和肝脏毒性小、锥体外系副作用较大、治疗剂量较小。

2. 非典型抗精神病药　非典型抗精神病药又称新型抗精神病药，此类药物除了作用于 D2 受体外，还对 5 - 羟色胺受体（5 - HT 受体）有明显的阻断作用，可以间接降低中脑 - 皮质和黑质 - 纹状体多巴胺通路中的 5 - HT 活性，增加多巴胺的传递，从而逆转这些药物的 D2 拮抗作用，改善精神分裂症的思维贫乏、情感淡漠、社交活动退缩等阴性症状，降低锥体外系等不良反应，代表药物如氯氮平、利培酮、奥氮平等。此类药物作用广泛，不良反应小，因而患者的依从性高。

（二）抗精神病药的治疗原则

1. 适应证　临床上主要用于治疗精神分裂症、预防精神分裂症的复发、分裂情感障碍、躁狂发作、偏执性精神障碍以及其他伴有精神病性症状的器质性及非器质性精神障碍。

2. 禁忌证　严重的全身感染、心血管疾病、肝脏疾病、肾脏疾病患者禁用。甲状腺功能减退和肾上腺皮质功能减退、重症肌无力、昏迷、血液病、闭角型青光眼、既往同种药物过敏史者也禁用。白细胞过低、老年人、儿童、孕妇及哺乳期妇女慎用。

3. 选药原则　对于药物的选择主要考虑靶症状、各类药物药理学特点、常见不良反应、患者的个体差异等因素。还要结合患者的精神症状、年龄、躯体状况、既往用药情况合理选择用药。通常在药物的选择上采取以下原则：①用药前首先排除禁忌证，做好常规体格和神经系统的检查以及血常规、血生化和心电图等辅助检查。②切忌频繁更换药物。当使用一种药物无效,更换另一种药物时,应注意前一种药物是否用足了剂量或用足了时间。通常认为药物足量维持 4～6 周后,无效才考虑换药。③单一用药和联合用药。治疗精神分裂症时尽可能单一用药,一般不主张联合用药,以免增加药物不良反应。疗效不满意可换用化学结构或作用机制不同的其他抗精神病药,换药时应缓慢。疗效不好需要两药联用时,尽量选择作用机制不同的两种药物,且分别降低药物剂量。

4. 用法与用量　对于治疗依从性较好的患者,一般采用口服给药。口服用药时,通常从小剂量开始,采用逐渐加量法,一般 1～2 周逐渐加至有效治疗剂量。急性症状在有效剂量治疗 2～4 周后可开始改善。药物的治疗剂量应遵循个体化原则。老年、儿童应酌减,一般为成人剂量的 1/3。对于不合作的患者,常采用注射给药法。注射给药应短期应用,注射时应固定好患者的体位,避免折针等意外发生,一般采用深部肌内注射。采用深部肌内注射,氯丙嗪每次剂量为 50mg,根据需要每天 1～2 次,逐渐增加剂量,如无严重不良反应,一周内加至治疗剂量每日 300～600mg。由于这类药物对人体局部组织有强烈的刺激作用,注射 3～5 次局部可产生硬块,因此不宜长期注射,病情稍加控制后改为口服用药。

5. 疗程　精神分裂症的治疗分为急性期治疗,至少需 6～8 周;巩固期治疗,精神病性症状缓解后仍要以急性期有效剂量巩固治疗至少 6 个月;维持期治疗,一般不少于 2～5 年。多次发病或缓解不全的精神分裂症患者建议终身服药。

(三) 临床常用的抗精神病药

1. 氯丙嗪 (又称冬眠灵)　氯丙嗪是临床上应用最早的抗精神病药,1952 年开始应用于临床治疗精神分裂症和躁狂症。其特点是起效快、抗精神病作用显著、镇静作用强。主要用于治疗急、慢性精神分裂症,心境障碍的躁狂发作,尤其对精神运动性兴奋、幻觉、妄想、思维障碍、躁狂性兴奋、行为离奇等精神症状疗效显著。氯丙嗪可引起全身多个系统的不良反应,尤以锥体外系不良反应最为突出。

2. 氟哌啶醇　典型抗精神病药,口服吸收快,药理作用与氯丙嗪相同。主要特点为抗精神病作用强,疗效好,显效快。主要用于精神分裂症的治疗。对于患者阳性症状的治疗疗效显著,常用于治疗不协调精神运动兴奋、幻觉、妄想、思维联想障碍、敌对情绪、攻击行为等。不良反应以锥体外系反应最为常见,长期使用可引起迟发性运动障碍。

3. 氯氮平　非典型抗精神病药,口服吸收快,药理作用广泛,具有多受体阻断作用。对精神分裂症的阳性症状、阴性症状均有较好的疗效,而较少引起锥体外系反应,适用于急、慢性精神分裂症。最严重的不良反应是易引起白细胞减少。

4. 利培酮　非典型抗精神病药,口服吸收迅速、完全,适用于急、慢性精神分裂症,可改善阳性症状、阴性症状、情感症状和认知功能,对激越、攻击行为、睡眠障碍效果也较好。但是利培酮易引起高催乳素血症,体重增加,锥体外系副作用。

5. 喹硫平　喹硫平的化学结构类似于氯氮平,它能明显改善精神分裂症的阳性症状,而且对老年患者的疗效好,耐受性好。同时,还可以缓解阿尔茨海默症患者伴随的精神和行为症状,对精神分裂症阴性症状的治疗疗效与利培酮、奥氮平相当。

(四) 不良反应及处理

大多数抗精神病药会产生不同程度的不良反应,尤其是长期使用或大剂量使用时,更易出现药物的不良反应。不良反应除了与药物的药理作用相关外,还与患者的年龄、性别、遗传因素、体质等有关。常见的不良反应有以下几个方面。

1. 锥体外系不良反应 (extrapyramidal symptom,EPS)　是传统抗精神病药物治疗最常见的神经系统不良反应,发生率为 50%～70%。典型抗精神病药锥体外系不良反应的发生率较高,而非典型抗精神病药的锥体外系不良反应发生率相对较低。临床上主要有以下四种表现。

（1）急性肌张力障碍（acute dystonia）　多出现在治疗早期，一般出现于开始用药的1周内或药物加量时，男性和儿童较女性更常见。以颈肌、眼肌或下颌肌受累最多见。急性颈肌张力障碍表现为斜颈、颈后倾、头后仰、呈角弓反张状。眼肌因上肢肌力量大而呈眼球上翻，转不下来，称为"动眼危象"。下颌肌紧张使嘴巴张开不能合拢，吐舌，面部怪相和扭曲。当急性肌张力障碍出现时，患者极为恐惧和紧张，常大汗淋漓，可伴有焦虑、烦躁、恐惧等情绪表现，也可出现瞳孔扩大，心率增快、出汗等自主神经症状。患者若有服用抗精神病药物史，有助于确立诊断。

处理措施：立即安抚患者，遵医嘱给予抗胆碱能药物、抗组胺类药物或苯二氮䓬类药物治疗，如肌内注射东莨菪碱0.3mg，一般20分钟见效，必要时30分钟后重复注射。有时需要减少药物剂量，或换用锥体外系反应低的药物。

（2）静坐不能（akathisia）　在治疗1~2周后出现，发生率50%，其中以氟哌啶醇发生率最高（用药1周内发生率高达75%）。患者表现为无法控制的激越不安、不能静坐、心神不宁又难以描述清楚，反复走动或原地踏步，显得烦躁不安。重者可出现冲动性自杀企图。易误诊为精神病性激越或病情加重，故错误地增加抗精神病药剂量，从而使症状进一步恶化。

处理措施：轻者可安抚患者，转移其注意力，重者遵医嘱减少抗精神病药物的剂量，或遵医嘱使用苯二氮䓬类药如阿普唑仑每次0.8~1.6mg，每日3次。或加服β受体阻滞剂如普萘洛尔10mg。同时减少抗精神病药的剂量。

（3）类帕金森综合征（pseudo parkinsonism）　也称为药源性帕金森综合征，最为常见。发生率高达56%，以女性及老年患者发生率较高。多在治疗1个月后出现。其表现完全类似于帕金森病患者，患者最初表现为静止性震颤，以上肢远端多见，如手部的节律性震颤呈"搓丸样"动作；其次表现为肌张力增高，出现肌肉僵直，面部表情肌呈现出"面具样脸"，走路呈"慌张步态"，严重者可出现协调运动丧失、吞咽困难、构音障碍、佝偻姿势等。

处理措施：若患者病情稳定，可减量用药；也可服用抗胆碱能药物如盐酸苯海索，剂量范围为2~12mg/d。

（4）迟发性运动障碍　多发生于持续用药几年后，用药时间越长发生率越高，以不自主的、有节律的刻板式运动为特征，尤其以口、唇、舌、面部等不自主运动最为突出，临床上称为口、舌、颊三联征（BML综合征）。

处理措施：目前尚无有效治疗药物，关键在于预防，使用最低有效剂量或换用不易出现锥体外系反应的药物，如氯氮平。

2. 其他神经系统不良反应

（1）恶性综合征（NMS）　是一种少见的极为严重的不良反应。抗精神病药物中几乎所有的药物均可引起NMS，最常见于氟哌啶醇、氯丙嗪和奋乃静等药物治疗时。更换抗精神病药物的种类或加量、合并用药及合并躯体疾病等因素，可能是恶性综合征的发生、发展有关。男女无差异，各年龄均可发生，发生率虽为1%左右，但死亡率高达20%以上。临床特征是高热、肌强直、自主神经功能不稳定和不同程度的意识障碍，可迅速并发感染、心衰、休克而死亡。

恶性综合征的症状持续越久死亡率就越高，因此必须尽早作出诊断，立即停用抗精神病药和其他可疑药物，予抗休克、抗感染、纠正电解质紊乱、物理降温等对症治。

处理：恶性综合征的症状持续越久死亡率就越高，因此必须尽早作出诊断，及早发现、及时处理是治疗原则。发现后需遵医嘱立即停用抗精神病药物，给予支持性治疗和对症处理。调节水、电解质及酸碱平衡，给氧，保持呼吸道通畅，必要时人工辅助呼吸，物理降温，保持适当体位，防止压疮的发生，保证充足的营养。

（2）癫痫发作　抗精神病药物往往能降低抽搐阈值从而诱发癫痫，多见于氯氮平、氯丙嗪和硫利达嗪治疗时。

处理：加药宜缓慢，必要时应减药、停药或换药。

3. 心血管系统不良反应　体位性低血压最为常见，多发生于抗精神病药治疗的初期，肌内注射半小时或口服 1 小时后即可出现降压反应，尤以注射给药发生率最高，以氯丙嗪、氯氮平、奥氮平常见。年老体弱、基础血压偏低者、药物剂量增加过快等因素均易引发体位性低血压的出现。临床特征为患者突然改变体位时出现头晕、眼花、心率增快、面色苍白、血压下降等症状，重者可出现休克。

处理措施：①轻者立即将患者取平卧位或头低足高位，松解领扣或裤带，症状即可缓解，密切观察生命体征，随时监测血压的变化。②严重反应者，应立即通知医生采取急救措施，遵医嘱使用升压药，去甲肾上腺素 1～2mg，加入 5% 葡萄糖溶液 200～500ml，静脉滴注，禁用肾上腺素，因肾上腺素兼有 β 受体激动作用，使外周血管扩张，加重低血压。③患者意识恢复后，护士应及时做好心理疏导和安抚工作，尽可能消除患者的负性体验。同时做好健康教育，嘱其增加抗精神病药剂量时要缓慢，大剂量口服或注射药物后，卧床休息 1～2 小时。变换体位时，特别是起床、如厕时，动作要缓慢，如感觉头晕，应及时平卧休息，以防意外发生。

心血管其他常见不良反应有心悸（心动过速）、心律不齐、心电图改变，多为可逆性，减药或停药后可恢复正常。应密切观察患者生命体征、定期检查心电图，发现异常告知医生立即予对症处理。

4. 代谢和内分泌的不良反应

（1）催乳素分泌增加　催乳素分泌增加多见，引起女性患者初乳分泌和乳房肿胀，这类不良反应也可见于男性患者。此外，女性患者服药后常有排卵及月经周期的改变，出现闭经和月经期延长，男性患者还可引起性欲减退、阳痿和精子减少等性功能障碍。一般不需要处理，停药后可恢复。

（2）体重增加　体重增加比较常见，尤其是长期治疗时更为明显。非典型性抗精神病药如奥氮平、氯氮平、利培酮等所致的体重增加是由于药物直接作用于与进食有关的中枢神经受体所致。大多数抗精神病药可能是由于药源性高催乳素血症引起的胰岛素敏感改变，以及性腺、肾上腺激素分泌失调而引起体重增加。

处理措施：预防为主，合理选用抗精神病药物，如患者偏肥胖或已出现代谢方面的问题应尽量选用对代谢影响小的药物，同时要定期监测体重、血糖、血脂，指导患者调整饮食结构、改善生活方式、增加运动，当体重增加大于基础体重的 10% 时，建议考虑更换治疗方案必要时更换药物，如果患者出现快速的体重增加、血脂血糖异常等，建议到内分泌专科处理。

5. 过度镇静　镇静作用常发生在抗精神病治疗早期，临床表现为乏力、嗜睡头晕、活动减少等。典型抗精神病药物如氯丙嗪、奋乃静，非典型抗精神病药物如氯氮平、奥氮平均可出现过度镇静现象。

处理措施：出现上述情况时，可指导患者将每日大部分的剂量分在睡前服用，严重者可减少药物的剂量，尽量避免有危险的操作活动。

6. 自主神经的不良反应　因抗精神病药阻断 M 受体所致。可引起口干、视物模糊、便秘、排尿困难，严重者可引起尿潴留，尤其是抗精神病药物合并抗胆碱能药物及三环类抗抑郁药物治疗时更易发生。

处理措施：一般不需要特殊处理，护士应注意观察患者的排便及排尿情况，及时润肠通便，尿潴留经诱导仍不能排出者，可肌内注射新斯的明 1mg。

7. 消化系统不良反应

（1）胃肠道不良反应　临床表现为口干、恶心、呕吐、上腹饱满、食欲缺乏、腹泻、便秘。多出现在服用抗精神病药物的初期。多数患者在治疗中可自行消失，反应严重者，减药或停药后可自行恢复。

（2）肝脏不良反应　注意观察患者有无肝功能损害，若出现单项转氨酶升高，酌情减量，保肝治疗；若程度较重或引起黄疸，立即停药，积极治疗。

8. 其他不良反应

（1）白细胞减少症　此种不良反应较少发生，氯氮平发生率最高。严重者会有生命危险。患者主要表现为乏力、疲倦、头晕、发热等全身症状，伴随有轻重不等的继发性感染，如咽炎、支气管炎等。故用药前和用药后应定期做白细胞计数检查，注意预防感染。

（2）过敏反应　常见的有皮疹、接触性皮炎，严重者可出现剥脱性皮炎，应立即停药并积极处理。

（3）过量中毒　过量服用抗精神病药物往往会出现中毒症状，主要表现为嗜睡、进行性意识障碍甚至昏迷，脑电图显示突出的慢波。常伴有严重低血压、心动过速以及心律失常。除一般的对症抢救措施外，还可以应用哌甲酯 10mg 肌内注射或静脉滴注。

✎ **练一练**

当患者服用氟哌啶醇后出现类帕金森综合征不良反应时，医生可能会给予下列哪种药物治疗（　　）

A. 劳拉西泮　　　　B. 卡马西平　　　　C. 帕罗西汀

D. 奥氮平　　　　　E. 苯海索

答案解析

二、抗抑郁药

抗抑郁药是一类主要用于治疗各种抑郁障碍的药物，同时对焦虑、恐惧、强迫、惊恐、疑病等也有一定疗效，通常不会提高正常人的情绪。

（一）抗抑郁药的分类

抗抑郁药物分为传统型抗抑郁药和新型抗抑郁药。

1. 传统型抗抑郁药　包括：①三环类抗抑郁药（TCAs）及在此基础上开发出来的杂环或四环类抗抑郁药；②单胺氧化酶抑制剂（MAOIs），以丙米嗪、氯米帕明、阿米替林为代表。

2. 新型抗抑郁药　包括：①选择性 5－HT 再摄取抑制剂（SSRIs）；②NE/DA 摄取抑制剂（NDRI）；③5－HT 和 NE 再摄取抑制剂（SNRI）；④5－HT$_{2A}$ 受体拮抗剂和 5－HT 再摄取抑制剂（SARIs）；⑤NE 和特异性 5－HT 抗抑郁药（NaSSA）。它们多数通过对 5－HT、NE 的再摄取抑制作用，阻断突触后膜的相应受体，促进突触前膜的递质释放，提高突触间隙的 5－HT、NE 的浓度，从而起到抗抑郁作用。以氟西汀、帕罗西汀、舍曲林、西酞普兰、度洛西汀、文法拉辛、安非他酮、米氮平等为临床常用药。

传统型抗抑郁药 TCAs 和 MAOIs 由于毒副作用使其应用受到一定限制，新型抗抑郁药与传统型抗抑郁药相比较，其疗效相当，毒副作用小，使用安全。除 MAOIs 只作为二线药物外，SSRIs、其他递质机制的新型抗抑郁药以及 TCAs 均可作为一线抗抑郁药。

（二）抗抑郁药的临床应用

1. 适应证　各种以抑郁症状为主的精神障碍，还可用于治疗焦虑症、惊恐障碍、创伤后应激障碍、神经性贪食症及强迫症。

2. 禁忌证　严重的心肝肾疾病患者慎用，孕妇应尽量避免使用。

3. 用法与用量 从小剂量开始，1～2周内逐渐增加至最大有效剂量，老人、儿童及身体状况较差者用药应酌情减量。当患者抑郁症状缓解后，应以有效剂量继续巩固治疗至少6个月。随后进入维持治疗阶段，维持治疗剂量应低于有效治疗剂量。反复发作、病情不稳定者应长期服药。

（三）抗抑郁药的常见不良反应及处理

1. 中枢神经系统不良反应

（1）镇静作用 患者可出现嗜睡、乏力等反应，多数患者能较快适应。

（2）诱发癫痫 三环类抗抑郁药可以降低抽搐阈值从而诱发癫痫发作。

（3）共济失调 患者双手可出现细微的震颤，若药物剂量过大可导致共济失调。

处理：减少用药剂量，遵医嘱使用抗胆碱能药对症处理。

2. 自主神经系统不良反应 常见于三环类抗抑郁药，患者可出现口干、便秘、视物模糊、瞳孔扩大、排尿困难等反应。

处理：减少药物的使用剂量，必要时服用抗胆碱能药物对症处理。积极向患者宣教药物知识，使患者认识到，药物的不良反应随着机体对药物的适应性增加会逐渐减轻，同时，提醒患者遵医嘱按规定的时间和剂量服药。

3. 心血管系统不良反应 常见的不良反应有心动过速、体位性低血压、心电图异常等。

处理措施：定期监测血压，检查心电图，发现异常立即减药或停药。

4. 消化系统不良反应 患者可出现恶心、呕吐、厌食、消化不良、腹泻、便秘。上述不良反应多为一过性反应，主要与抗抑郁药的剂量有关。

处理措施：患者可饭后服药或起始小剂量可减轻上述不良反应。

5. 代谢和内分泌系统的不良反应 部分患者可出现轻微的泌乳反应，多数患者可出现不同程度的体重增加。多数抗抑郁药可引起性功能障碍，如性欲减退、性快感缺失或月经失调等。随着抑郁症的好转和药物的减少，性功能障碍症状逐渐改善。

三、心境稳定剂

心境稳定剂（mood stabilizers）又称为抗躁狂药物（antimanic drugs），是治疗和预防躁狂发作的药物。心境稳定剂主要包括锂盐（碳酸锂）和抗癫痫药物如卡马西平、丙戊酸钠等。此外，抗精神病药物（如氯丙嗪、氟哌啶醇）和苯二氮䓬类药物（如氯硝西泮、劳拉西泮等）对躁狂发作也有一定的疗效。

（一）碳酸锂

碳酸锂（lithium carbonate）是锂盐的一种口服制剂，是躁狂症的首选治疗药物。它是目前临床较明确的情感稳定剂，但其作用机制比较复杂，因此必须在精神科医生的指导下用药。

1. 适应证 碳酸锂主要适应证是躁狂发作同时对双相情感障碍的躁狂或抑郁发作有预防作用。对精神分裂症伴有情绪障碍和兴奋躁动者可以作为增效药物。

2. 禁忌证 锂盐对心脏和肾脏具有一定的不良反应，因此患有急慢性肾炎、肾功能不全、严重心脏疾病、重症肌无力、妊娠前3个月内以及缺钠或低盐饮食者禁用。帕金森病、癫痫、糖尿病、甲状腺功能低下、老年性白内障患者慎用。哺乳期妇女服药期间应停止哺乳。

3. 用法及用量 临床上为了患者减少胃肠道反应，一般安排在饭后服用，有效剂量范围为1000～1800mg/d，从小剂量开始逐渐增加到治量。由于锂盐的中毒剂量与治疗剂量接近，临床上需定期监测血锂浓度以便及时调整药量。急性期治疗血锂浓度应控制在0.8～1.2mmol/L，维持治疗保持血锂浓度在0.4～0.8mmol/L。超过1.4mmol/L易产生中毒反应。尤其老年人和有器质性疾病的患者易发生中毒。锂盐治疗一般至少1周才能显效，6～8周可以完全缓解，此后，应以有效治疗剂量继续巩固治疗2～3个月。若是停药应缓慢减药。

4. 不良反应及处理 不良反应的发生与血锂浓度相关。一般发生在服药后的1～2周，常饮淡盐水可以减少不良反应。

（1）一般不良反应及处理 根据不良反应出现的时间，可分为早期、后期不良反应以及锂中毒先兆。

1）早期不良反应：常表现为乏力、嗜睡、手指震颤、厌食、上腹不适、恶心、呕吐、稀便、腹泻、多尿、口干等。

2）后期不良反应：由于锂盐的持续摄入，患者出现多尿、烦渴、体重增加、甲状腺肿大、黏液性水肿、手指细震颤。粗大震颤提示血锂浓度已接近中毒水平。锂盐干扰甲状腺素的合成，女性患者可引起甲状腺功能减退，类似低钾血症的心电图改变亦可发生，但为可逆的，可能与锂盐取代心肌钾有关。

3）锂中毒先兆：表现为呕吐、腹泻、粗大震颤、抽动、呆滞、构音不清和意识障碍等。应立即检测血锂浓度，血锂浓度越高，脑电图改变越明显，因而监测脑电图有一定价值。

处理：①用药前，护士要全面评估检查患者的身体状况及肝、肾功能。②用药过程中，护士应鼓励患者多饮淡盐水，或吃较咸的食物，以增加钠的摄入（锂离子与钠离子在近曲小管竞争性重吸收，增加钠摄入可促进锂排出）。③护士应密切观察患者用药后的反应，及时识别早期先兆表现，发现异常情况及时记录并报告医生。④密切监测血锂浓度的变化，发现异常及时遵医嘱减药或停药。

（2）锂中毒及其处理 当血锂浓度超过1.4mmol/L时，即可出现碳酸锂中毒。1.5～2.0mmol/L为轻度，2.0～2.5mmol/L为中度，2.5～3.0mmol/L重度，＞3.0mmol/L危及生命。锂盐中毒往往是逐渐发生的。中毒症状包括：共济失调、肢体运动协调障碍、肌肉抽动、言语不清和意识模糊，重者昏迷、死亡。

明显的中毒表现为粗大震颤、腱反射亢进、锥体束征等，血锂浓度如超过2mmol/L，可出现意识模糊、共济失调、肌肉抽搐、癫痫发作、发热、肌张力增高，甚至昏迷。

处理：一旦出现毒性反应，需立即停用锂盐，大量给予生理盐水或高渗钠盐加速锂的排泄，也可进行人工血液透析。透析后因锂从组织中再次分布到血液，故血锂可反跳上升，必要时可反复透析，每4～6小时应重复监测血锂浓度，使血锂浓度保持在1.0mmol/L以下。

（二）抗癫痫药物

卡马西平和丙戊酸钠是锂盐的重要辅助药物。卡马西平用于治疗难治性躁狂和预防躁狂发作，尤其对锂盐治疗无效、不能耐受锂盐不良反应的患者效果较好，但常常会伴发严重的不良反应。卡马西平具有抗胆碱能作用，治疗期间患者可出现视物模糊、口干、便秘等不良反应，偶可引起白细胞和血小板减少及肝脏损害。长期使用应定期检查肝功能、血常规和尿常规。卡马西平和锂盐合用能够预防双相情感障碍患者复发，其疗效较锂盐与其他抗精神病药物合用要好。丙戊酸钠对混合型躁狂、快速循环型情感障碍以及锂盐治疗无效者疗效更好。可与锂盐合用治疗难治性患者。肝脏和胰腺疾病者慎用，孕妇及血液病患者禁用。该药使用相对安全，且患者对其耐受性较好。

四、抗焦虑药

抗焦虑药（antianxiety drugs）是一类在不明显或不严重影响中枢神经其他功能的前提下，可以消除或减轻患者的紧张、焦虑、恐惧情绪，并具有镇静、催眠、抗惊厥作用的药物。一般不引起自主神经症状和锥体外系等反应。目前，应用最广的抗焦虑药为苯二氮草类（benzodiazepine，BDZ），如地西泮、阿普唑仑等，其他还有丁螺环酮、β肾上腺素受体阻滞剂如普萘洛尔以及部分三环类抗抑郁药和抗精神病药等。本节主要介绍苯二氮䓬类药物。

（一）苯二氮䓬类药物

1. 适应证　苯二氮䓬类既是抗焦虑药又是镇静催眠药，临床应用非常广泛。常用于治疗各种焦虑症，尤其是广泛性焦虑与惊恐发作，各类型神经症、各种急性失眠以及各种躯体疾病伴发的焦虑、紧张、失眠、自主神经系统紊乱等症状。也可用于各类伴焦虑、紧张、恐惧、失眠的精神病以及激越性抑郁、轻性抑郁的辅助治疗。还可用于癫痫治疗和酒精急性戒断症状的替代治疗。

2. 禁忌证　老年人、儿童、分娩前及分娩中慎用，阻塞性呼吸疾病、严重心血管病、药物过敏或药物依赖（drug dependence）、重症肌无力、青光眼患者及酒精、中枢抑制剂使用时禁用。

3. 应用原则　多数苯二氮䓬类药物的半衰期较长，每日给药1次即可。或因病情需要，开始可以每日2~3次，病情改善后，可改为每日1次。可用小剂量开始治疗，间隔3日或数日后逐渐加到治疗量。急性期患者开始时剂量可稍大些或静脉给药，以控制症状。对慢性焦虑症患者需长期服药时，长期连续用药不可超过6个月，长期应用易导致依赖性。撤药宜逐渐缓慢进行，缓慢减药后仍可维持较长时间的疗效。应根据患者的病情特点选择不同特性的药物，不提倡两种以上的药物同时使用。对于病情迁延或难治性患者，应考虑采用抗抑郁药或丁螺环酮等长期治疗。

4. 不良反应及处理措施　苯二氮䓬类药物不良反应较少，患者一般能很好的耐受，最常见的不良反应有嗜睡、头晕、无力，记忆力减退，运动协调性降低等。血液、肝、肾方面的不良反应较少见，偶见兴奋、谵妄、攻击、敌视行为、意识模糊等。苯二氮䓬类药物的毒性作用较小，单独服用过量者，常进入睡眠状态，可被唤醒，血压略降低，在24~48小时后醒转。主要采取洗胃、输液等综合措施进行处理，但血液透析往往无效。如果作为自杀目的服用过量，同时服用其他抗精神病药物或酒精者易导致死亡。苯二氮䓬类药物容易产生耐受性，长期使用可使患者产生依赖性，若突然停药可出现戒断症状。因此，苯二氮䓬类药物应避免长期使用，停药宜缓慢进行。

（二）非苯二氮䓬类药物

丁螺环酮、酒石酸唑吡坦和扎莱普隆等是非苯二氮䓬类抗焦虑药物，此类药物克服了苯二氮䓬类药物的过度镇静、肌肉松弛和抗痉挛的作用，但起效较慢，对重度焦虑效果差。主要用于各种神经症所致的焦虑状态、躯体疾病伴发的焦虑状态以及抑郁症的增效治疗。不良反应较少，与其他镇静药物、酒精没有相互作用。

五、精神药物治疗的护理

【护理评估】

1. 躯体情况评估　评估患者既往史及诊治情况；患者目前的身体状况如何；患者的进食及营养状况如何；患者的睡眠状况，有无睡眠型态紊乱；患者的生活自理能力如何；患者的基础代谢状况如何；患者的肢体活动能力等。

2. 药物依从性评估

（1）与患者有关的因素　患者是否有自知力，是否能按照医生指导用药；患者是否能坚持服药；患者的经济状况等。

（2）与医务人员有关的因素　医务人员对患者疾病复发是否充分考虑；出院健康宣教工作是否到位，是否提出维持治疗的建议或方案（药物剂量、时间）；医务人员与患者接触是否掌握正确的沟通技巧及方法等。

（3）与药物有关的因素　患者是否存在既往用药不良反应及本次用药是否会发生不良反应；患者已经出现的药物不良反应是否缓解；患者能否能接受不良反应带来的影响。

3. 精神状况评估　患者是否有自知力及自知力损害的程度；患者是否接受过系统治疗；患者既往患病的症状表现、严重程度和持续的时间等。

4. 药物知识评估　了解患者的文化程度、职业、经济状况及对治疗的态度；了解患者对给药计划的认识程度及服药的依从性；了解患者对药物有无依赖。

5. 社会支持评估　评估患者的家庭环境、各成员之间关系是否融洽；了解患者在家中的地位、经济状况、受教育情况及工作环境、社会支持系统；家庭成员对患者所患疾病的认识程度及对患者的照护能力。

？ 想一想

护士对精神药物治疗的患者应进行哪些方面的评估？

答案解析

【护理诊断】

1. 焦虑　与知识缺乏、药物不良反应、环境、生活习惯改变等因素有关。

2. 不依从行为　与缺乏自知力、不能耐受精神药物不良反应、对药物不良反应产生恐惧等因素有关。

3. 睡眠型态紊乱　失眠/嗜睡与药物不良反应、过度镇静或兴奋等因素有关。

4. 潜在暴力行为的危险（对自己或他人）　与焦虑、难于耐受不良反应等因素有关。

5. 知识缺乏　与缺乏疾病、药物及康复等相关知识。

6. 便秘　与药物不良反应、活动减少等因素有关。

7. 尿潴留　与药物不良反应有关。

8. 有受伤的危险　与药物不良反应所致步态不稳、肢体僵硬、行动迟缓、视力模糊、体位性低血压等因素有关。

9. 自理能力缺陷　与药物对中枢神经的抑制和药物不良反应有关。

【护理目标】

（1）患者逐步适应住院环境。

（2）患者依从性改善，坚持服药，主动配合治疗。

（3）患者睡眠逐步改善或恢复正常睡眠。

（4）患者对疾病、药物等相关知识逐步了解并接受。

（5）患者排便逐步恢复正常，未出现尿潴留。

（6）患者不发生跌倒、摔伤等意外事件。

（7）患者逐步恢复生活自理能力。

【护理措施】

1. 建立良好的护患关系　大多数重性精神疾病患者因缺乏自知力，不承认自己有病，常不愿接受治疗与护理。因此护士应主动关心患者，加强对患者的心理疏导，运用倾听、移情等技巧与患者沟通，取得其信任和配合。帮助患者从烦躁、不安、消极或抑郁等情绪中摆脱出来，让患者了解药物治疗的目的，提高其治疗的依从性。

2. 生活护理 保持室内空气通畅，防止感染的发生。确保患者摄入充足的营养及水分，增加活动量，鼓励患者多食用粗纤维食物，以刺激食欲、增加肠蠕动，促使排便。鼓励患者多饮水，并注意观察有无排尿困难等情况。详细记录每日出入量。创造良好的睡眠环境，帮助患者养成良好的睡眠习惯，同时注意观察患者用药后的睡眠情况，保持患者皮肤清洁。

3. 给药护理

（1）严格执行查对制度，确保患者安全用药：严格执行三查九对。三查：操作前、操作中、操作后都检查；九对：给药时要核对患者床号、姓名、容貌、药品名称、效期、浓度、剂量、时间、用法。经二人核对无误后才能给药。护士发药时注意："发药到手，看服到口，送水咽下，看后再走"，以确认患者服下药物，防止藏药。发药时药车不能随便放置。用药后及时收拾用物，防止患者当作自杀、自伤的工具。

（2）使用正确的给药途径与方法。口服给药时，长效缓释片不可碾碎服用，以免降低药效；肌内注射时，须选择肌肉较厚的部位；静脉给药时，速度须缓慢。当患者处于兴奋躁动、意识障碍或不合作时，可按医嘱强制给药，给药方式以肌内注射为宜，也可选择口崩片或水溶剂。

（3）应仔细观察用药后的不良反应，倾听患者的主诉，认真观察患者的神情、步态等。应高度警惕有些严重的不良反应，如心血管系统反应、恶性症状群等，发现问题及时与医生进行沟通并处理。

（4）若患者同时使用多种药物，应了解用药的原因，注意配伍禁忌。定期检查血常规、肝肾功能、心电图等。

4. 健康教育

（1）对患者的健康教育 ①向患者解释精神疾病与药物治疗的关系、药物的不良反应及简单处理方法。尤其要向患者交代具体给药方法及注意事项，按医嘱服药的重要性，不可擅自停药或加减药物，并嘱其定期复查。②指导患者预防和处理药物不良反应，如多饮水、多食高纤维食物；不要立即改变体位以防发生体位性低血压。主动诉说身体的各种不适，如有异常及时去医院复查并配合处理等。

（2）对家属的健康教育 做好患者家属的指导和教育工作，让他们了解相关精神障碍的诊断、防治知识；让家属意识到药物治疗对预防复发的重要性，保证维持治疗；让他们了解相关精神药物的给药方法、剂量及对服药的监督、检查的重要性；同时，家属应尽可能地创造良好的家庭气氛，减少不良刺激，指导患者参加一定的家庭、社会活动，避免其社会功能的丧失。

第二节 改良电痉挛治疗与护理

传统的电痉挛治疗（ECT）又称电休克治疗，是指利用短暂、适量的电流刺激大脑，降低痉挛阈值，引起患者短暂的意识丧失和全身性抽搐发作，以达到控制精神症状的一种物理治疗方法。其缺点在于患者治疗过程中会造成一定的恐惧感受和心理压力，同时也可出现骨折、头痛、恶心、呕吐等副作用，因此，目前传统的电痉挛治疗已很少使用，而在此基础上加以改良的无抽搐电痉挛治疗（MECT）在精神障碍治疗中的运用日益广泛。

改良电痉挛治疗又称无抽搐电休克治疗（modified electric convulsive therapy，MECT）是一种快速、安全、有效的治疗精神疾病的方法，对抑郁症、躁狂症、精神分裂症等，可以迅速缓解急性期精神症状。MECT是指在电痉挛治疗前，使用静脉麻醉剂和肌肉松弛剂对骨骼肌的神经 – 肌肉接头进行选择性的阻断，使电痉挛治疗过程中的痉挛明显减轻或消失。该方法可以避免骨折、关节脱位等并发症的出现，更为安全，也易被患者和家属接受。

PPT

一、适应证与禁忌证

（一）适应证

（1）严重抑郁，有强烈自伤、自杀患者。

（2）极度兴奋躁动、冲动、伤人患者。

（3）拒食，违拗或紧张性木僵患者。

（4）精神病药物治疗无效或对药物治疗不能耐受者。

（二）禁忌证

改良电痉挛治疗无绝对禁忌证，下列为改良电痉挛治疗的相对禁忌证。

（1）脑器质性疾病，如大脑占位性病变、颅内压增高、新发颅内出血的患者。

（2）心血管疾病导致心功能不稳定的各类心脏病、出血或不稳定的动脉瘤畸形患者。

（3）新近或未愈的骨关节疾病患者。

（4）视网膜脱落患者。

（5）各种导致麻醉危险的疾病（如严重的呼吸系统与肝肾疾病等）患者。

二、改良电痉挛治疗的护理

（一）治疗前护理

1. 环境准备　治疗室内保持环境安静，光线不宜过强，避免喧闹。

2. 用物准备　治疗室应分为操作室和观察室两部分。操作室里应该有治疗台、改良电抽搐治疗机、人工呼吸机、多功能监护仪、抢救车及常规抢救药品等基本设施。观察室应设有观察床，供治疗结束的患者休息以及治疗者对患者进行观察。其他物品准备：牙垫、压舌器、导电膏、电极片、胶布、安尔碘、棉签、注射液、血压计、弯盘等。并检查急救药物和器械是否备齐，如氧气、吸痰器、气管插管、急救药物等。

3. 药物准备　通常于治疗前 15～30 分钟皮下注射阿托品 0.5～1mg，防止迷走神经过度兴奋，减少分泌物。如在第一次治疗醒转过程中呼吸恢复不好者，可以在以后每次治疗前 15～30 分钟皮下注射洛贝林 3～6mg 或尼可刹米 0.375mg。

👁 **看一看**

MECT 是精神科疗效显著的一项物理治疗方法，常用于抑郁症及精神分裂症的治疗。在开始 MECT 治疗前使用的麻醉药物涉及肌肉松弛药、静脉麻醉药、吸入麻醉药、镇痛药物等，联合配伍用药可以达到治疗目的，又可减少不良反应。静脉麻醉药和肌肉松弛药的引入和应用，不仅减轻了 MECT 治疗前患者的紧张、焦虑、恐惧心理，也大大减少了治疗后骨折的发生率，在保证治疗安全的基础上，还可提高治疗效果。复合麻醉虽可消除患者的紧张焦虑情绪，但均不够理想。在麻醉诱导药物的选择上，丙泊酚和依托咪酯联合用药可抑制电刺激引起的应激反应，不影响治疗效果和治疗后的苏醒时间，但是仍有一定程度的烦躁不安、恶心、呕吐等不良反应发生。氯胺酮和丙泊酚的复合麻醉诱导可引起血流动力学改变；右美托咪定和吸入麻醉虽不影响治疗效果，但起效和苏醒时间均较长。镇痛药物用于 MECT 麻醉诱导的最佳剂量目前仍在探讨中。因此到目前为止，MECT 尚无理想麻醉用药配伍方案，既可以不影响癫痫发作，保证治疗效果，又可以抑制电刺激引起的应激反应，减少认知功能障碍等并发症的发生。因此，寻求最佳的 MECT 麻醉诱导配伍方案仍需进一步探索研究。

4. 患者准备

（1）治疗前，为了解除患者紧张情绪，提高其依从性，须向患者及家属讲解治疗的目的、过程、必要性等，征得患者及家属的同意，并签署知情同意书。

（2）治疗前监测患者的生命体征，如体温在 37.5℃ 以上，脉搏 120 次/分以上或低于 50 次/分，血压超过 150/100mmHg 或低于 90/50mmHg 应禁用。完成必要的辅助检查，如血常规、血生化、心电图、脑电图或 CT 等。全面躯体检查和神经系统检查。

（3）治疗前禁食、禁水 6 小时以上。排空大小便，取出活动义齿、发夹、眼镜及其他金属配饰，解开领口及腰带。

（4）治疗前 8 小时，停服抗癫痫药和抗焦虑药。

（5）为减少患者对电抽搐治疗的恐惧心理，应在治疗前对患者进行合理的解释，取得患者的合作，减少恐惧。

5. 医护人员准备　衣帽整齐、治疗前洗手，需无菌技术操作时严格执行无菌技术操作规程。将监护仪打开，心电图、除颤仪处于工作状态。

（二）治疗中护理

（1）协助患者仰卧在治疗台上，四肢保持自然伸直状态，在胸椎中段处垫一枕头，使头部过伸，脊柱前突。解开腰带和颈部扣子，用缠有纱布的特制压舌板放置在患者一侧上下臼齿间或用专用牙垫放置两侧上下臼齿间，防止舌咬伤。

（2）帮助患者摆好治疗体位；协助医师做好诱导麻醉，按医嘱静注阿托品、1% 硫喷妥钠，待患者睫毛反射迟钝或消失，呼之不应时为止；按医嘱静脉滴注 0.2% 氯化琥珀酰胆碱，观察肌肉松弛程度，当全身肌纤维震颤消失，肌肉完全松弛，置入牙垫，即可通电 2～3 秒。

（3）痉挛发作时，监测患者血氧饱和度、心电图、脑电图，观察口角、眼周、手指、足趾的轻微抽动。

（4）痉挛发作后，取出患者的牙垫，使患者头后仰，保持呼吸道通畅，持续给氧至患者自主呼吸恢复、呼吸频率均匀、睫毛反射恢复、血氧饱和度平稳。

（5）待患者自主呼吸恢复并稳定后，将患者转至恢复室继续观察。

（三）治疗后护理

（1）保证患者卧床休息，观察患者的呼吸、意识情况，直至呼吸平稳、意识完全恢复后解除血氧监测。

（2）待患者意识完全清醒后方可离开恢复室。起床时注意患者安全，防坠床及跌倒。

（3）观察患者治疗后的不良反应，有头痛、呕吐、背部及四肢疼痛等及时告知医生处理。若无不良反应，经医生同意后可离开治疗室。

（4）患者意识完全清醒后 2 小时内勿进饮食和水，2 小时后可少量进食进水，切忌大量、急切进食，防噎食等严重意外。可先进少量流食，待下顿进餐时再进食普食。

（5）告知患者及家属，患者治疗后可能会出现较长时间的意识障碍，患者切勿开车及操作有危险机械，否则会因判断力和反应能力下降而发生意外，治疗全程需要家属或护士的陪同及细心照顾，避免走失、摔伤、交通事故等意外发生。

三、常见不良反应及处理措施

1. 机械性呼吸道梗阻

（1）舌后坠采用仰头抬颌法打开气道，或置入口咽通气管，保持气道通畅。

（2）口腔内分泌物造成误吸甚至窒息及时清除口腔内分泌物，使患者头偏向一侧；床旁备吸引器和气管切开包，必要时配合医生行气管切开术。

2. 恶心、呕吐　轻者无需特殊处理，严重者密切观察患者有无颅内压增高的体征，是否有脑血管意外的迹象。

3. 记忆障碍　主要表现在近记忆损害，记忆减退多在停止治疗后 6 个月内恢复，一般不需特殊处理。

4. 头晕、头痛　可能与患者治疗前紧张，治疗过程中脑内血管收缩，肌肉、神经牵拉或挤压有关，一般不需要特殊处理，重则对症处理。

处理措施：①了解头痛的部位、性质、程度、规律，治疗前缓解患者紧张情绪。②保持环境安静、舒适、光线柔和。③指导减轻头痛的方法，如缓慢呼吸、引导式想象、冷热敷以及指压止痛法等。④遵医嘱予止痛药物，观察药物的疗效及不良反应。⑤做好心理护理，鼓励患者树立信心，配合治疗。

第三节　重复经颅磁刺激治疗与护理

PPT

重复经颅磁刺激（repetitive transcranial magnetic stimulation，rTMS）是利用时变磁场重复作用于大脑皮层特定区域，产生感应电流改变皮质神经细胞的动作电位，从而影响脑内代谢和神经电活动的生物刺激技术。是在经颅刺激（transcranial magnetic stimulation，TMS）基础上发展起来的具有治疗潜力的神经电生理技术。自 1985 年面世，近年来逐渐用于精神疾病的治疗，是一种无侵入性、安全、直接影响大脑皮质功能活动的物理治疗方法。

重复经颅磁刺激治疗的优点在于：①无创性，治疗师通过操作戴在患者头上的金属线圈进行治疗。②定位准确。③无痛性，当治疗师在受试者头皮附近操作 TMS 线圈时，强力且快速变化的磁场会安全地穿过皮肤及头骨，但不会产生任何疼痛。基于这些优点，此项治疗技术在临床精神疾病、神经疾病及康复领域得到越来越多的认可。

一、适应证与禁忌证

（一）适应证

1. 抑郁症　重复经颅磁刺激治疗首次用于治疗抑郁症是由 George 等人在 1995 年实施。治疗的原理如下：重复经颅磁刺激能更多地兴奋大脑皮层水平走向的连接神经元，并可导致大脑皮层局部代谢水平增高，亦可改善其左侧额叶的局部低血流灌注现象。应用 rTMS 治疗抑郁症既可通过重复高频刺激也可用重复低频刺激，二者均有效。研究发现，rTMS 治疗抑郁症的效果与氟西汀相似，且 rTMS 治疗与氟西汀有协同作用，rTMS 合并抗抑郁药治疗难治性抑郁症是安全、有效的。

2. 精神分裂症　rTMS 治疗精神分裂症的研究相对于抑郁症较少，且结果也不一致，疗效不肯定。可用于治疗精神分裂症顽固性幻听以及改善阴性症状。

（1）治疗顽固性幻听　幻听的产生与听觉皮质（左颞上回）激活，听觉皮质过度兴奋有关。采用低频刺激（1Hz），刺激靶点为左、右颞顶皮质及左侧前额叶皮质，治疗后，患者听觉皮质活性下降，幻听大幅减轻。

（2）改善阴性症状　治疗方法：采用高频刺激 20Hz 的 rTMS 刺激精神分裂症患者的双背侧前额可以改善患者的阴性症状。采用该方法治疗精神分裂的阴性症状效果比抗精神病药效果好，rTMS 联合药物治疗为临床上改善精神分裂症的阴性症状提供了一种新的、有效的方法。

3. 其他　国内外较多的研究表明，rTMS 可能对强迫症、焦虑症、创伤后应激障碍、孤独症及迟发型运动障碍有治疗作用。当 rTMS 作用于强迫症患者的右眶额叶皮质时，可减轻强迫冲动约 8 小时；rT-MS 分别作用于惊恐发作和广泛性焦虑患者的右前额叶区域，可使焦虑明显增加，持续时间约 8 小时；用 1Hz 频率的 rTMS 作用于患者右侧前额叶背外侧皮质（DLPFC）2 周后，可显著缓解焦虑症状；rTMS 治疗创伤后精神障碍（PTSD）患者，部位为左前额叶皮质，可诱发为期 7 天的惊恐发作，然后是 2 周的情绪平静期；高频率 rTMS 作用右侧前额叶背外侧皮质对躁狂发作有一定的控制作用。

（二）禁忌证

（1）癫痫病史或脑电图检查显示有癫痫样改变者慎用。

（2）急性期脑外伤、脑出血、脑梗死、颅内感染等患者禁用。

（3）颅内有金属及其他异物患者禁用。

（4）安装有心脏起搏器、心导管、耳蜗植入器或听力辅助设备的患者禁用。

二、常见不良反应及处理措施

重复经颅磁刺激治疗的不良反应很少，短暂，轻微。常见的不良反应有头痛、头部不适、纯音听力障碍、耳鸣等，高频 rTMS 可诱发癫痫。一般可通过调整刺激部位和强度来缓解。具体措施如下。

1. 掌握正确的 rTMS 操作程序　rTMS 操作简单不需要全身麻醉，而且安全性高，不良反应少。治疗过程中的护理：①要确保线圈和高频磁刺激器相连接之后才能打开治疗仪。②接受 rTMS 时不能携带以下物品：心脏起搏器、金属物品、金属植入物、耳蜗植入物、听力辅助装置、手表、计算器、信用卡、计算机软盘或磁带等电磁设备，取下活动性义齿者。③高频刺激 rTMS（>10 Hz）可能诱发癫痫发作，特别对有癫痫家族史者要慎重，治疗前确认患者脑电图是否正常，治疗中必须配备所有抢救设施。④温度高时可致皮肤烧伤。⑤受试者和操作者应戴耳罩以保护听力。⑥可采用按摩的方法缓解头痛症状，或遵医嘱治疗前应用镇痛剂进行预防。

2. 做好患者健康宣教及心理护理　以科学、易懂的语言向患者及家属讲解 rTMS 的治疗目的、效果、必要性、治疗方法、注意事项、不良反应等相关知识，提高患者对 rTMS 的认知程度。对患者进行心理健康辅导：①尊重患者，引导其诉说内心感受，认真倾听。②引导病友之间相互交流感受，相互支持和鼓励，让病情稳定的患者现身说法。尽可能地缓解患者紧张、焦虑情绪，纠正患者不良行认知，增强其信心及治疗依从性。

第四节　工娱治疗及护理 🄴微课

工娱治疗（occupational and recreational treatment）是工作和文娱治疗的简称，是采用工作或劳动、文娱及体育活动的手段，促进精神患者康复、防止精神衰退、提高适应环境能力的一种治疗方法。目前，工娱治疗是恢复期或慢性期精神障碍患者一种重要的辅助治疗，在各地精神病医院及院外的精神病防治工作中广泛开展。

一、工娱治疗的内容

1. 文娱活动　包括组织患者唱歌、跳舞、欣赏音乐，召开音乐会、舞会、茶话会，收看电视、电影，阅读书籍、报纸，举办书法、绘画比赛等。

2. 体育活动　组织患者晨跑、做早操或工间操、健美操等，开展球类、棋牌类、踢毽、跳绳等比赛活动。

3. 职业性劳动训练　教患者理发、烹饪、裁剪服装；组织其开展集体劳动等。

4. 工艺制作　组织患者开展工艺制作如扎染、编织、剪纸、制作装饰品等。

5. 学习与健康教育　组织患者每日看新闻、读报纸；学习医院有关规章制度、并配合国家和医院中心工作开展活动；举办康复经验交流会、医学科普知识讲座、治疗期疑难问题问答会。

二、工娱治疗的临床意义

1. 缓解精神症状　有计划、有目的地组织患者参加劳动，利用适当的劳动手段使其置身于健康的劳动之中，以转移患者对病态体验的注意力，克服焦虑、抑郁或恐惧等异常情绪。

2. 延缓衰退，促进患者社会功能的恢复　组织患者参加力所能及的、形式各异的工娱活动，不仅能增进与他人之间的友谊，还可提高其工作和社交能力，改善认知功能，锻炼意志，最终有利于大脑功能的恢复，防止或延缓精神衰退。同时，可结合相应的物质和精神鼓励以更好地促进患者学习和工作能力的恢复。

3. 提高适应能力　通过系统化、规律化的活动，可以增强患者体质，促进新陈代谢，有利于睡眠和饮食的改善，提高机体的代谢和防御能力，建立生活信心，提高社会适应能力。

三、工娱治疗的护理

（1）根据患者的病情、特长、兴趣爱好等选择合适的工娱治疗项目。

（2）督促、指导、奖励患者完成各项工娱治疗的内容。

①对积极性不高、卧床、懒散的患者，应鼓励其参加，还可分配定额任务给患者，让其限期完成。

②耐心指导接受能力差、操作生疏的患者，不可指责、讽刺。

③制定奖励条例，定期召开成品展览会、讲评会，对表现突出的患者给予精神或物质奖励，达到行为矫正的目的。

（3）善于诱导、发现患者在活动中出现的各种心理问题，并及时予以处理。

（4）工娱治疗过程中，保证患者的安全。

①应建立健全工作人员职责、各项医疗护理常规、器械及用品保管、安全保障等制度。

②注意做好各种工娱物品的保管与使用工作，切勿丢失，认真清点物品的数目，防止自伤和伤人事件发生。

③集体工娱活动时应随时注意患者的动向，中途离开应予陪伴。

④住院患者参加工娱治疗应做好交接班，认真清点人数以防患者走失。

⑤组织户外活动时应经主治医师开具医嘱，禁止有自杀、出走等倾向的患者参加，严格按外出活动护理常规实施，做到定人定岗。

第五节　中医药和针灸治疗的护理

PPT

一、中医药治疗的护理

中医药对于精神障碍的认识和治疗源远流长，早在春秋战国时期成书的《黄帝内经》中就记载了很多相关精神障碍的理论，如提出了"五神脏"的概念，以及"狂""躁""谵语"等相关的疾病，为情志病的中医治疗奠定了理论基础；《金匮要略》中记载了与情志因素关系密切的"脏躁""梅核气"，创立的相应方剂半夏厚朴汤、甘麦大枣汤沿用至今。由此可见中医对于精神障碍的治疗也是有法可循的。中医在精神疾病防治工作中发挥出独特优势，中医药治疗不仅能够有效改善多种精神症状，还能够实现个体化、精准化的疾病预测，做到疾病的全程化管理。

中医治疗是以中草药制成丸、散、膏、丹、汤剂等治疗精神疾病。中医药治疗精神障碍常见的方法有清热泻火法、活血化瘀法、养血安神法、养脑安神法及补虚扶正法等。近年来，临床多用中西医结合治疗精神障碍。具体中医药治疗的护理方法如下。

1. 严格执行查对制度，做好解释工作 确保患者将药物服下，防止患者吐药、弃药或藏药，以免影响治疗的效果。用药时要严格执行查对制度，防止错服、误服。患者因为汤剂药物有气味而不愿意服用时，护士应向患者耐心讲解，做好解释工作，必要时用白糖与药合服。

2. 指导患者掌握正确的服药方法 指导患者掌握合适的服药温度，常有热服、温服和冷服之分，一般汤剂均采用温服。汤剂药的温度以适口为宜，不得过冷或过热。温药时，水温不宜过高，防止药瓶破损浪费药物；药瓶标签要保持完好，防止脱落而出现差错。重要药物服用的剂量和时间应严格遵照医嘱执行。对中西药合用的患者，应告知中西药服用的方法及间隔时间。

3. 注意观察药物的效果和反应 服药后护士应注意观察患者有无不良反应，尤其是服用峻烈或有毒性的药物后，更须严密观察和记录。尤其要注意药物的副作用，如患者有无恶心、呕吐、腹痛、腹泻等反应，并注意大小便的次数和性状等，了解患者的进食情况，并随时注意体温、脉搏、呼吸和血压的变化，发现问题及时报告医生，以免发生意外。

4. 药物的保存 丸药应置于干燥、阴凉处保存。汤药以每日煎服为宜。煎好的中药应放入冰箱保存，以防变质，最好现煎现用。发药时，要检查药物质量，若发现药液发霉或有特殊气味时，提示药物变质，应停止服用。

5. 注意食物对药效的影响 中医历来有"药食同源"之说。这是因为药性和食性都有"四气"即寒、热、温、凉和"五味"即辛、甘、酸、苦、咸的相同内容和区别。同时，某些食物本是药物，既可食用，又当药用。如大枣、莲子、桂圆、百合、山药、赤小豆、海带、甲鱼、桑椹、黑芝麻、蜂蜜等。既然食性和药性有共同的性味，凡是食性与药性相顺应，食物能增强药物的作用；凡是食性与药性相反，食物便会降低药物的作用。总之，食物的正确选择，对提高药物的疗效，促进患者早日康复，具有与用药同等重要的位置，必须认真掌握，正确执行。此外，饮食因素还可能对中药的吸收有多种多样的影响，护理人员也应做到心中有数，充分利用有利的食物因素来提高药物的疗效，减少妨碍吸收的因素。

二、针灸治疗的观察与护理

目前，针灸治疗在精神疾病临床已广泛应用，且针灸治疗的疾病范围有所扩大，包括抑郁症、精神分裂症、焦虑症、躯体疾病引起的精神障碍、神经症、痴呆等。针灸治疗一般是比较安全的，但若操作不当，也有一定危险，尤其是电针治疗，要特别引起注意。如何做好治疗过程中的护理，对于保证治疗的成功和安全是极其重要的。

1. 耐心做好解释工作 针灸治疗前应详细了解患者的病情、疾病诊断、治疗目的及患者对治疗的态度等，并向患者解释针灸治疗的优点，如并发症少、操作简单等，以解除患者的思想顾虑，避免精神紧张而出现晕针；对于不合作的患者，要事先做好解释工作，尽量取得患者的合作，以免治疗过程中发生折针、断针的危险。

2. 正确操作 针灸治疗要严格按医嘱执行。治疗过程中操作要认真、细致。合理安置体位，取穴要正确，进针速度要快，以减少疼痛，针刺手法可根据病情而定，进针方向与深度要正确。治疗过程中尽量不与患者讲话，保持环境安静。

3. 观察患者的反应 治疗过程中，护理人员不得离开患者。要随时注意观察患者的治疗反应，若出现面色苍白、出汗、脉搏增快、心慌、头晕等情况，应停止针刺治疗，使患者平卧，饮温开水或针刺人中、足三里，并及时报告医生。尤其是电针灸治疗结束后，应将患者安置于重点病室，由护理人员严密观察，实施重点护理，对个别患者出现的头痛、头晕、乏力、四肢酸痛等反应，给予恰当的处理。

4. 记录、整理　电针灸治疗结束后，首先关闭治疗机，取下输电线，按顺序起针。并注意清点针数，以防遗失。清洁医针并修理弯针。认真填写治疗单，并作详细记录。

5. 注意事项

（1）做好治疗前的准备工作　检查用物及器械是否齐备、安全、适用。如医针有无生锈、弯曲，针柄有无松动；治疗仪的性能是否完好；急救药物及设备是否备齐。此外，治疗室的温度应调控在18～26℃（最好有空调装置），以防患者着凉。

（2）严格消毒，预防感染　操作前要洗手，严格消毒针刺穴位皮肤。医针用毕要高压灭菌消毒或用70%酒精浸泡半小时后方可使用。

（3）严格掌握适应证　严重抑郁、有强烈自伤、自杀行为或明显自责自罪者；极度兴奋躁动、冲动伤人者；拒食、违拗和紧张木僵者；精神药物治疗无效或对药物治疗不能耐受者适于电针灸治疗。另外，对年老体弱及心脑血管疾病的患者应慎用或禁用。

第六节　精神障碍的社区康复与家庭护理

PPT

一、精神障碍的社区护理

精神障碍给个体、家庭、社会带来了巨大的心理、经济、社会负担，由于当前治疗效果的局限性及卫生资源的限制，只有对精神障碍开展积极的预防和保健工作才能有效地减轻精神障碍的发病率和致残率。因此，强调精神障碍的治疗与护理是一个连续的整体的过程，不仅要重视急性期在医院的早期、及时的诊断和治疗，还要重视出院后的巩固治疗和精神康复。而在我国，目前绝大多数精神障碍的患者尤其是慢性精神障碍患者在症状缓解以后，便返回家中或社区。因此，社区医护工作人员便承担着重要的工作职责，包括出院后防止疾病复发、减少致残率、促进患者社会功能康复及提高其生活质量。由此可见社区精神卫生护理工作越来越重要。

社区精神障碍护理是精神障碍护理学的重要组成部分，也是21世纪精神障碍护理发展的一个主要方向。它主要以社区为中心，应用精神病学、精神障碍护理学、社区护理学、预防医学与其他行为科学的理论和技术，对一定区域内的个体、家庭和群体进行精神疾病的预防、治疗、护理、康复的指导，提高社区全体居民的心理健康水平。由此可见，社区精神障碍护理的服务对象是所有居民，但精神障碍患者是重点服务对象。因此，社区精神障碍护理工作重点是通过多种方式，防止精神疾病的复发，减少或消除精神残疾，最大限度地促进患者心理、社会功能康复，最终达到回归社会的目的。

二、国内外社区精神卫生服务与护理的发展趋势

（一）国内发展概况

（1）我国的社区精神卫生服务工作是从1958年南京召开的全国第一次精神病防治会议工作之后开始的，这次会议制定了"积极防治、就地管理、重点收容、开放治疗"的工作方针，提出了药疗、工疗、娱疗及教育疗法相结合的工作方法。

（2）20 世纪 70 年代，建立了由卫生、民政和公安部门联合组成的精神病防治领导小组，开始建立精神疾病三级防治网络。1986 年召开了全国第二次精神卫生工作会议，全国各地社区精神卫生服务全面展开。2001 年全国第三次精神卫生工作会议的召开加速了精神卫生工作的开展。2004 年 4 月，中国疾病预防控制中心和北京大学组织考察了澳大利亚墨尔本的社区精神卫生服务模式，并决定借鉴他们的模式在中国开展新型的社区精神卫生服务。同年 12 月，精神卫生项目获得中央财政专项经费 686 万元的培训经费（因此称为 686 项目），该项目的目的旨在探讨建立适合我国的医院和社区一体化的重性精神疾病连续监管治疗模式，建立重性精神疾病社区防治、康复管理工作机制和网络，从而达到能提供以患者为中心的服务这一总目标。

（3）2008 年，原卫生部等 17 个部门印发了《全国精神卫生工作体系发展指导纲要（2008—2015 年)》，提出按照"预防为主、防治结合、重点干预、广泛覆盖、依法管理"的原则，建立与"政府领导、部门合作、社会参与"工作机制相适应的精神卫生工作体系。坚持发展全面的精神疾病社区康复服务模式，健全完善社区康复机构。将精神疾病社区管理、心理健康指导工作纳入社区卫生服务机构、农村医疗卫生机构的公共卫生服务内容，加强精神疾病和心理行为问题的社区预防、医疗康复和管理工作。2012 年颁布的《中华人民共和国精神卫生法》进一步明确了医护人员的职责，规范了社区精神卫生服务的内容。

（二）国外发展概况

在西方，如美国、英国等国家，他们建立了门诊患者的服务，包括亚急性期的护理干预、个别护理项目和门诊患者护理项目等，以及精神科家庭照护、跨社区服务、住宅区服务等项目。社区精神科护士还帮助患者和家属成立了各种自助团体，如戒酒者匿名会、进食障碍者互助会、精神障碍患者家属互助会等。

三、精神障碍的社区康复及护理

（一）精神障碍的社区康复

1. 概述 社区康复是以社区为基础的康复，WHO 所强调的定义是指启用和开发社区的资源，将患者及其家庭和社区视为一个整体，对疾病的康复和预防所采取的一切措施。社区精神康复是社区卫生工作的重点之一，要对本社区精神障碍患者提供终身服务。除此之外，社区精神障碍的康复工作对每个患者应充分考虑其疾病特点，制定合适的康复计划及措施；对整个社区的精神障碍患者，应有整体的管理规划，组织、协调相关部门的力量，进行宏观调控。上述个人康复计划及社区整体规划都应该是长期、可持续发展的。

2. 精神障碍社区康复的目的 ①预防精神障碍的发生。做到早发现、早治疗，为患者争取最好的治疗效果。在精神障碍的缓解期，加强巩固治疗措施，防止复发。②尽可能减轻精神障碍的残疾限度。尽可能地防止难以治愈的患者精神和社会功能衰退，对已经出现精神残疾者，应尽力提高其生活自理能力。③提高精神障碍患者的社会适应能力。此项工作是精神障碍康复工作的终极目标，最大限度地提高患者的生活质量。④恢复患者的劳动能力。通过各种康复训练，充分发挥患者保留的各项能力，使患者恢复和维持生活、工作技能。

3. 精神障碍社区防治和康复的组织形式 ①精神卫生工疗站或工疗车间。②群众性精神病看护小组。③工矿企业开展精神病防治康复工作。④家庭病床。⑤日间医院。⑥夜间医院。⑦家庭联谊会等。

👁️**看一看**

根据 2010 年 WHO《社区康复指南》，明确了社区康复实施的原则，精神障碍社区康复主要包括全员接纳、共同参与、可持续发展和赋权四项原则。全员接纳是精神障碍社区康复的最基本原则，此原则要求对精神障碍患者消除歧视、消除偏见，让所有符合社区康复的精神障碍患者有均等的机会参与进来。共同参与是指在为精神障碍患者进行社区康复的规划、组织实施、决策和评估的全过程中，必须有患者的参与，以满足他们的需求，并最终实现精神障碍患者能力建设的目标。尊重他们的需求，通过共同参与，实现他们的个人价值，发挥他们的自身潜力。可持续发展不但在组织实施精神障碍社区康复的活动中要持续、可发展，更要保障残疾人利益获得的可持续性。赋权原则是指精神障碍患者及其家属在组织实施社区康复中，要有决策的权利。赋权原则强调精神障碍患者在社区精神康复项目中的中心位置和持续参与，自由做出自己的选择，以达到个人自立的目的。

（二）精神障碍的社区护理

1. 精神障碍社区护理中护士的角色　包括：①宣传教育者。通过讲座、发放宣传册等形式向社区群众普及精神卫生相关知识，对"高危人群"进行筛查，针对性地减少或控制相关致病因素，促进居民自我心理保健。②咨询者。为居民提供精神卫生方面的知识，为有心理问题的群众提供专业的心理咨询和危机干预，预防和减少精神障碍的发生。③治疗者。按照医嘱执行药物治疗、心理治疗或配合其他相关的治疗等。④协调者。促进专业治疗团队里成员的相互沟通和协作，护士是重要的协调者。⑤转诊和联络者。发现患者病情加重或出现异常症状，及时联络恰当的医院进行转诊治疗，做到早期发现、早期诊断、早期治疗。⑥研究者。通过收集不同患者的资料进行分析、讨论、学习，开展社区精神障碍护理工作的研究。

2. 精神障碍的社区防治　近年来，社区精神障碍护理服务的范围正在不断拓展：从对精神疾病的防治扩大到精神卫生保健服务；从预防和减少心理问题的发生扩展到满足人群对社区精神卫生预防保健服务的需求。现阶段，我国社区精神卫生预防保健工作的重点在于开展"三级预防"。

（1）一级预防（primary prevention）　又称病因预防。主要是在发病前通过采取消除或减少病因或危险因素的措施来达到防止或减少精神障碍发生的目的，属于积极、主动的预防措施。护理服务对象是心理健康的群体。

（2）二级预防（secondary primary prevention）　主要是指在精神障碍的发病前期及临床期开展疾病的预防保健。护理目标是尽可能做到早期发现、早期诊断、早期治疗，避免精神障碍进一步发展。护理服务对象是精神障碍发病前及发病早期的患者。

（3）三级预防（tertiary primary prevention）　是患病后期的危机干预，是防止疾病恶化、防止残疾出现的长期照护，是对精神障碍患者的连续性护理活动。主要的服务对象是精神障碍发生后期、慢性期、康复期的患者。护理的目标是延缓精神衰退的进程，防止疾病恶化和复发，最大限度地恢复患者的社会功能，协助减轻患者及家庭的痛苦，提高患者的生活质量。

四、精神障碍患者的家庭护理

家庭护理是以家庭为服务对象，以护理理论为指导，以护理程序为工作方法，护士与家庭共同参与，确保家庭健康的一系列护理活动。其目的是促进和保护家庭健康，维护家庭稳定，预防家庭成员发生疾病和帮助家庭成员治疗、护理疾病，以发挥家庭最大的健康潜能。其中患者和他们的照顾者为家庭护理实践的焦点，借助家庭内沟通与互动方式的改变，帮助患者更好地适应其生存空间。

（一）对患者的健康教育

1. 缓解患者的情绪 结合患者的实际情况，对患者进行疾病相关知识的宣教，也可协助患者举办并参加联谊会，消除患者对精神障碍的恐惧及焦虑。

2. 加强心理护理 鼓励患者表达内心感受，帮助患者正确认识和对待精神疾病，防止因害怕受到歧视而失去诊治的最佳时机。以平等的姿态关怀、鼓励患者多与人交往，参加力所能及的活动，及时分析交往中遇到的各种问题，帮助患者克服困难，重建社会功能。

（二）对家属的健康教育

1. 指导家属正确对待精神障碍患者 护士需要向家属宣传精神障碍的基本知识，使家属正确认识精神疾病；鼓励家属接受患者，减轻患者因害怕遭受社会歧视所产生的心理压力。

2. 指导家属督促患者坚持用药 主要包括：①向家属强调坚持用药的重要性，指导家属督促患者按医嘱定时、定量服药。②指导家属妥善保管药品，防止患者藏药或丢药。③指导家属了解药物的作用与副作用，密切观察药物疗效及不良反应，如发现患者有明显药物不良反应及时报告医生或到医院就诊。

3. 指导家属观察患者病情变化 家庭成员应特别注意观察患者自知力的变化，如不认为自己有精神疾病，拒绝服药，往往是精神疾病复发的重要指征。同时注意观察患者的言语、行为、情绪有无异常，有无睡眠障碍等，掌握疾病复发先兆。平常要做好家中危险物品的管理，一旦发生意外事件，家属要冷静应对，并带患者及时就医。

4. 指导家属做好其他方面的护理 指导家属做好患者的生活护理。如帮助患者布置安全、简单、整洁、大方的居住环境。对于病情稳定、无攻击行为的患者，最好同家人住在一起，不要独居或关锁，以免增加患者的精神压力。同时，指导家属给予患者更多的心理支持与帮助，这些都有利于患者的精神康复。

（三）针对患者的康复训练

参见第三章精神科护理技能。

❤ 护爱生命

抑郁症，正在成为仅次于癌症的人类第二大杀手，全球预计有 3.5 亿人患病。抑郁症的危害越来越大。因此，国家卫生健康委办公厅发布了《探索抑郁症防治特色服务工作方案》，从筛查、预防到治疗，给出了一套综合的解决方案。方案提出总体目标：到 2022 年，在试点地区初步形成全民关注精神健康，支持和参与抑郁症防治工作的社会氛围；公众对抑郁症防治知识的知晓率达 80%，学生对防治知识知晓率达 85%；抑郁症就诊率在现有基础上提升 50%，治疗率提高 30%，年复发率降低 30%。针对青少年、孕产妇、老年人、高压职业等重点人群，方案要求：各个高中及高等院校将抑郁症筛查纳入学生健康体检内容，建立学生心理健康档案，评估学生心理健康状况，对测评结果异常的学生给予重点关注。将孕产期抑郁症筛查纳入常规孕检和产后访视流程中，由经过培训的医务人员或社工进行孕期和产后抑郁的筛查追踪。精神卫生医疗机构指导基层医疗卫生机构结合家庭医生签约服务、老年人健康体检，每年为辖区老年人开展精神健康筛查，对于经心理测评有抑郁情绪的老人提供心理咨询和及时转诊。抑郁症筛查，无论纳入学生体检，还是纳入常规孕检，都体现了国家对精神健康的关注，也体现了有关部门贯彻预防为主的医疗方针。疾病预防是保障人民健康的关键一环，也是必不可少的重要一环。当前，各地各部门正在努力树立大卫生、大健康的观念，把以治病为中心转变为以人民健康为中心，这种制度安排具有现实意义。

目标检测

一、选择题

A1 型题

1. 抗精神病药一般不用于下列哪种疾病的治疗（　　）

    A. 精神分裂症　　　　　　　　B. 情感性精神障碍　　　　　　C. 躁狂症

    D. 反应性精神障碍　　　　　　E. 严重神经衰弱

2. 抗精神病药的应用原则为（　　）

    A. 一次大剂量　　　　　　　　　　　　B. 一次小剂量

    C. 从小剂量开始，逐渐增加至治疗量　　D. 持续大剂量

    E. 持续小剂量

3. 精神分裂症缓解后最好的康复措施是（　　）

    A. 继续长期大量服用抗精神病药物　　　B. 参加多种工娱治疗

    C. 继续住院巩固治疗　　　　　　　　　D. 及早参加社会生活，坚持抗精神病药物维持治疗

    E. 心理治疗

4. 抗精神病药最常见的不良反应是（　　）

    A. 锥体外系症状　　　　　　　B. 精神症状　　　　　　　　　C. 白细胞减少

    D. 直立性低血压　　　　　　　E. 恶性综合征

5. 能引起患者产生成瘾性的药物是（　　）

    A. 多塞平　　　　　　　　　　B. 地西泮　　　　　　　　　　C. 碳酸锂

    D. 氯丙嗪　　　　　　　　　　E. 三氟拉嗪

6. 下列关于康复治疗及护理的内容描述不正确的是（　　）

    A. 目标是提高患者的社会角色适应能力和生活质量水平

    B. 康复治疗原则是功能训练、全面康复、重返社会

    C. 除了药物治疗外，患者还应参加适当的治疗性活动

    D. 技能训练主要包括解决问题、注重个人仪表、人际交往、提高学习和工作能力等训练

    E. 家属而非患者要掌握药物治疗的管理技能训练

7. 某精神分裂症患者经常有藏药或拒服药行为，护理人员应该（　　）

    A. 把患者保护性约束起来

    B. 服药前仔细检查患者口腔、舌下等

    C. 服药后注意观察患者是否吐药

    D. 发药前做好解释工作

    E. 对劝服无效的患者可强行灌药，或可采用注射给药或鼻饲给药

8. 躁狂症首选的治疗药物是（　　）

    A. 碳酸锂　　　　　　　　　　B. 氯丙嗪　　　　　　　　　　C. 地西泮

    D. 阿米替林　　　　　　　　　E. 奋乃静

9. 改良电抽搐治疗最常见的并发症是（　　）

    A. 头痛　　　　　　　　　　　B. 记忆力丧失　　　　　　　　C. 骨折

D. 心悸　　　　　　　　　　E. 呼吸困难

10. 下列哪项不是工娱治疗的作用（　　）

    A. 活跃情绪，缓解症状　　　　　　　　B. 有利于病房管理

    C. 延缓精神活动衰退　　　　　　　　　D. 不利于精神症状的改善

    E. 促进患者社会功能的恢复

11. 下列关于苯二氮䓬类药物的药理作用描述不正确的是（　　）

    A. 抗焦虑　　　　　　B. 镇静　　　　　　　C. 抗癫痫

    D. 抗惊厥　　　　　　E. 中枢骨骼肌松弛

12. 对于合作的患者，在给抗精神病药物时多采用（　　）

    A. 口服　　　　　　　B. 皮下注射　　　　　C. 皮内注射

    D. 肌内注射　　　　　E. 静脉注射

13. 对于症状比较严重，无自知力，不愿或甚至拒绝服药的患者，常采用（　　）

    A. 口服　　　　　　　B. 皮下注射　　　　　C. 皮内注射

    D. 肌内注射　　　　　E. 静脉注射

14. 下列关于电抽搐治疗前的护理描述不正确的是（　　）

    A. 获得患者的知情同意

    B. 治疗前测量患者的生命体征

    C. 术前停用抗精神病药一次，禁食 2 小时，禁水 1 小时

    D. 准备好治疗机及相应耗材、治疗时所用的注射药

    E. 治疗患者的顺序应先易后难

B 型题

    A. 丁螺环酮　　　　　B. 卡马西平　　　　　C. 舍曲林

    D. 奥氮平　　　　　　E. 氟哌啶醇

15. 非典型抗精神病药（　　）

16. 典型抗精神病药（　　）

17. 心境稳定剂（　　）

18. SSRIs 抗抑郁药物（　　）

19. 抗焦虑药物（　　）

二、综合问答题

简述抗精神病药锥体外系不良反应的表现及处理措施。

（李燕燕）

书网融合……

重点回顾　　 微课　　 习题

第十三章　心理治疗及其在护理中的应用

学习目标

知识目标：

1. **掌握**　心理治疗的概念、心理护理的原则。
2. **熟悉**　常见的心理护理治疗技术。
3. **熟悉**　临床常用的心理治疗方法。

技能目标：

熟练掌握处理躯体不适和情绪障碍的技术。

素质目标：

学会运用心理治疗的方法，在护理实践中更好地为患者康复献出一份力量。

导学情景

情景描述： 某小学五年级的学生王某某，女，身高156cm，体重55kg，生性活泼，一次上课时偷吃零食被老师发现，老师当时非常生气，随口说了一声："你是猪呀，上课还吃东西。"下课后，同学们纷纷称呼她为猪。放学后，她拒绝进食任何食物，理由是她不想成为猪。如果父母强迫她吃，她就会吃下后找地方吐掉，时间一长就出现神经性厌食，其父母将她送往当地的精神病院治疗，使用药物治疗1个月，症状未能缓解，体重一直下降，只有28kg。医生建议送往省级医院救治。

临床诊断： 神经性厌食。

情景分析： 根据病史和患病特点，患者诊断为神经性厌食。神经性厌食是与心理社会因素相关的生理障碍中的一种。神经性厌食是因心理因素引起的一种慢性进食障碍，是个体通过节食等手段，有意造成并维持体重明显低于正常标准为特征的进食障碍。好发于青春期女性，尤其在初、高中女学生中发病率最高。

讨论： 哪种心理治疗适合她？

学前导语： 神经性厌食患者常有营养不良、代谢和内分泌紊乱以及间歇性发作的暴饮暴食。较轻患者恢复体重及心理治疗可同时进行，心理治疗包括纠正认知歪曲和其他相关因素如体象障碍、自卑、家庭问题等。首先要取得患者的合作，了解其发病诱因，给予认知治疗、行为治疗、家庭治疗。认知治疗主要针对患者的体象障碍，进行认知行为纠正。行为治疗主要采取阳性强化法的治疗原理，物质和精神奖励相结合，达到目标体重便予以奖励和鼓励。家庭治疗针对起病有关的家庭因素，进行系统的家庭治疗有助于缓解症状、减少复发，要使患者重新产生进食的欲望。

第一节　心理治疗 💬微课

一、心理治疗的定义

心理治疗（psychotherapy）是指通过沟通来处理精神障碍、行为适应不良和其他情绪问题的治疗，

PPT

即一名训练有素的治疗者与患者建立起工作关系，旨在减轻症状、纠正不良行为，以及促进健全人格的发展。

治疗者通过言语、表情、举止行为及特意安排的情境，可以使患者或来自普通人群的"来访者"在思想、情绪、意志行为等方面发生变化，以帮助他们采取正确的应付方式解决学习、工作、生活、健康等方面的心理问题，从而能更好地适应内外环境的变化，保持心理和生理的健康。心理治疗能够对躯体的生理功能产生影响的基础在于心理功能与生理功能是人的生命过程中对立统一的两个方面。

👁 看一看

"森田疗法"又叫禅疗法、根治的自然疗法，日本东京慈惠会医科大学森田正马教授（1874—1938年）创立，取名为神经症的"特殊疗法"。1938 年，森田正马教授病逝后，他的弟子将其命名为"森田疗法"。森田的继承者在对传统森田疗法理论继承的同时，又进行了不断的修改，被称之为"新森田疗法"。其中森田的高徒日本的高良武久是新森田疗法的先驱者。他指出神经质者由于疑病情绪使之对事实的判断失去真实性或歪曲之，所以患者的主诉与事实有很大的差距，高良把它称之为"神经质者的虚构性"，高良的学说更易理解。

二、心理护理的原则

心理护理是在护理程序中，由护理人员通过各种方式和途径（包括应用心理学理论和技术），积极影响患者的心理活动，从而达到护理目标的方法。心理护理的原则包括以下几点。

1. 和谐性　护患关系的和谐程度对心理护理至关重要。在整个干预过程中，护理人员需要对患者保持尊重、关心、共情和支持的态度，取得患者的信任，建立良好的治疗联盟，这样才能发现患者的心理问题，有助于护理人员为患者提供有针对性的建议。

2. 保密性　心理治疗往往会涉及患者的隐私、人际关系和社会问题等，治疗者不得随意泄密，应注意做好保密工作，包括在学术活动或教学等工作中需要引用时，都必须隐去患者的名字。

3. 计划性　实施心理治疗前，应依据收集的患者资料，设计治疗程序及对各种变化的应对等详细记录工作变化，形成完整病案资料。

4. 灵活性　在诊疗过程中密切观察患者的身心变化，随时准备新情况灵活地应对变更治疗，结合社会文化和自然环境因素等，针对不同的患者，灵活采用行之有效的治疗方法。

5. 中立性　护理人员不替患者做出任何选择与决定。

6. 科学性　通过收集资料，了解病因，应用科学的分析，制定科学的计划来缓解患者心理的焦虑、抑郁等。

💜 护爱生命

突如其来的新冠肺炎疫情，既严重威胁人民群众的身体健康，也对人们的心理健康造成影响。习近平总书记高度重视疫情防控期间的心理疏导工作，强调要"主动做好心理疏导""动员各方面力量全面加强心理疏导工作"。2020 年 3 月 10 日，习近平总书记在湖北省考察新冠肺炎疫情防控工作时再次强调，"要加强心理疏导和心理干预。"在疫情防控工作最吃劲的关键阶段，加强心理疏导、做好心理防护非常重要。我们要守护好心理健康，及时、科学地进行自我心理疏导或接受专业心理援助，为打赢疫情防控阻击战奠定坚实的心理基础。面对突如其来的疫情，出现焦虑、不安、惶恐等情绪都是正常现象。不良情绪大多来自对负面信息的过度反应。有了过度反应，消极、恐慌、忐忑等情绪就容易找上门来。此时加强心理疏导，就要认清自己肩负的任务、相信自身价值，而不要自我怀疑，更不应妄自菲薄。需谨记，全体中国人民都在为打赢这场没有硝烟的战争而努力，每一个心怀家国的人都在为取得疫情防控胜利贡献着力量，只是岗位不同、任务不同。前线工作人员的任务，就是全力与病毒斗争到底；居家隔离人员的任务，则是放松身心、高度配合，把交叉感染的概率降到最低。我们要清楚的是，居家隔离也好，宅在家中也好，都是打赢疫情防控阻击战的必需，绝不是无所事事、无所作为。

三、常用的心理治疗技术

1. 认知重建技术　在人际交往过程中有些人会产生理性的信念，有利于采取适应性的方式对生活的各种刺激和创伤，但是也有一些人会产生一些非理性的信念，使当事人产生情绪和行为障碍等不适应性的应对方式。非理性的信念有以下几种可能。

（1）非黑即白的思维方式　对事件的评价只用非此即彼两个范畴。如现在贫困就代表一辈子贫困，一次考试失败就代表一辈子都失败。

（2）灾难化的思维　将一些鸡毛蒜皮的事情认为是天大的事情，从而变得惶惶不可终日。

（3）情绪化推理　以为自己消极情绪就是对真实事情的反映。如认为消极情绪就是压力直接产生的，其实消极情绪的产生是人脑对压力的反映所致，同样的事情、不同的观点可能会产生不同的情绪，因此情绪是可以通过改变观点而改变的。

（4）戴有色眼镜看事物　看不到事物积极的一面，什么事情都想到的是消极悲观的一面。

（5）自我指向　问题发生后，即使与自己没有关系，也会将事物的原因往自己主观上联系，自寻烦恼。

认知重建技术就是找到以及识别患者的这些非理性的信念，并加以纠正，从而帮助其更好地适应环境变化，正确应对各种生活事件。

❓ 想一想

认知重建技术主要适用于治疗哪些心理疾病？

答案解析

2. 处理躯体不适和情绪障碍的技术　我们在受到各种精神或躯体创伤后，或多或少都会产生某种情绪和躯体的不适，有些心理治疗可以提高整体治疗的依从性，使患者减少或免于药物或物理治疗。以下几种心理治疗方法主要针对失眠、高血压、恐惧、疼痛、愤怒、心悸、胸闷、胃肠不适、肌肉颤动等躯体疾病有确切的效果。

（1）放松训练　通过帮助患者体会主要肌群的紧张度与放松感，进而学会调控自己的肌肉放松，自己进行反复的放松练习，达到消除紧张的目的。具体方法是按一定的顺序，让被治疗者从头到脚的逐一对肌群进行"收缩－放松－收缩－放松……"训练，并提示其注意相应的身体感觉。

（2）冥想　常用的方法是坐禅、祈祷等。基本机制是在经过一段时间专业人员指导后进行自我催眠，诱导出生理－心理性的放松反应，包括进入催眠性的"出神"或"入境"状态。这种方法需要安静的环境，头脑中有一定的意念、想象作为注意对象，态度被动、自然，采取舒适的体位，常用的方法是：闭目，调整呼吸节奏，并相应地默念简单词汇和无意义单词，或作轻松愉快想象，体会、暗示身体出现放松感。也可在每次吸气时默念一个"数字"，然后在每次呼气时默念"舒服"，每次 5～10 分钟。

（3）系统脱敏治疗　系统脱敏属于行为治疗方法。通过让被治疗者循序渐进地接触和适应以前会引起焦虑、恐惧的负性体验的情景，使治疗者对负性体验的情景产生"习惯化"或者"消退"。也有人称之为暴露疗法，这种疗法的机制是"适应"和"习惯"。如人生下来之后是不害怕蛇，但是从出生以后会害怕恐惧的声音。后者称为非条件反射，如果将两者加在一起呈现出来，我们就害怕蛇了，尽管没有恐惧的声音同时出现，我们也会害怕蛇。这就是条件反射。如果我们继续面对蛇，但是没有恐惧的声音，人慢慢会产生习惯和消退，也不会害怕蛇了。这个原理就是系统脱敏治疗。

✎ 练一练

心理治疗的主要适应证是（　　）

A. 神经症　　　　　　B. 抑郁症　　　　　　C. 躁狂症

D. 精神分裂症　　　　E. 精神发育不全

答案解析

第二节　临床护理常用的心理治疗技术

PPT

一、精神分裂症的心理治疗

虽然药物治疗是精神分裂症的主要治疗方案，但是越来越多的人认识到精神分裂症患者心理治疗的重要性。个体化的心理治疗可以提高患者的心理弹性，帮助患者更好地适应社会。心理治疗在精神分裂症的全程治疗中是非常有必要实施的。有效的心理治疗可以提高精神分裂症患者对药物治疗的依从性，降低复发率和再住院率，减轻精神症状带来的痛苦，改善患者的社会功能和生活质量，为患者、家属和照料者提供支持。

精神分裂症的症状复杂多样，个体之间症状差异较大，即使同一个患者在不同阶段或病期也可能出现不同的症状。而随着疾病的发展，精神分裂的患者的心理需求也随之变化。因此应根据精神分裂症的不同病期、主要症状以及患者家属的需求选择合适的心理治疗方法。

1. 支持性心理治疗　是临床上应用较广的心理治疗方法，适用于精神分裂症的各个病期，该治疗方法主要是取得别人信任、激发患者的情绪，使患者重新树立信心、热爱生活、适应社会。较正式的支持性心理治疗在治疗频率和规律方面都可以灵活变通，同时通过治疗师提供的建议、支持和保证，已达到帮助患者适应当前状况的目的。它与其他的心理治疗方法存在着重叠的部分，被称为"非特异性因素"，与心理健康教育也类似，通过传授心理健康常识，消除患者的思想顾虑。它是建立医患/护患联盟所必需的，并且是任何心理干预成功的前提条件。

支持性心理治疗是以护患关系为中心，干预的内容主要取决于患者具体的问题。该治疗方法是非指导性的，强调移情、倾听。主张积极地接纳他人，往往通过放松的、开放式的身体语言、适当的语气和面部表情表达出来。

2. 认知行为治疗（CBT）　是基于思维、感觉和行为之间存在联系而发展的一种心理治疗方法，行为的产生是基于人脑对感知到的刺激的认知，认知的改变才能改变人的行为。和其他心理干预一样，认知行为治疗首先取决于医患联盟的有效建立，在此基础上，其治疗目标是帮助患病个体认知正常化，并使之了解自身的精神症状，从而减少相应痛苦及其对功能的影响。认知行为治疗是根据患者当前和既往的症状和功能，在他们思维方式、感觉和行为之间建立良好的模式，同时重新评估他们对目标症状的感知、信念或推理。此外，它的后续干预应包括以下内容：根据患者的症状或症状的复发情况，监测他们的自身想法、感觉或行为。精神分裂症的急性期以及后续阶段（包括住院期间）都可以启用认知行为治疗干预。并且要求一对一的方式提供，干预的次数至少16次。

3. 家庭治疗　有研究发现家庭内部的情感表达是精神分裂症发病和复发的有效预测因子。因此，家庭的干预是精神分裂症治疗的一个重要环节。精神分裂症的家庭干预源自于行为和系统的理念，并与精神分裂症患者家庭的需求相结合。目的在于帮助家庭更有效地应对患者的问题，为家庭提供支持和教育，减少痛苦，改善家庭沟通问题和处理问题的方式，并尽可能预防患者复发。

家庭干预的对象应包括与精神分裂症患者共同居住或有密切关系的家庭成员，家庭干预以结构化方式在患者家庭中实施，并尽可能让患者参与。此外，还需考虑整个家庭的喜好，选择单一家庭干预或多个家庭集体干预。

家庭干预可以使干预期间的住院治疗减少，并且在干预期间和干预后 24 小时均观察到症状的严重程度有所减轻。它可以有效地改善其他的关键问题，例如社交功能和患者对疾病的认知等。经回顾性研究：单一家庭干预更容易被患者和照顾者所接受。家庭干预的开始时间可以在急性期或之后，包括住院期间和恢复期。

二、抑郁症的心理治疗

1. 抑郁症的心理治疗常具有以下特点　①目标为减轻抑郁症的核心症状。②通常合并药物治疗。③心理治疗关注患者当前的问题，因为抑郁有可能是对不良事件的牢固记忆。④通常要建立心理健康教育的环节。⑤抑郁症状可以通过量表来评估。

2. 抑郁症患者心理治疗方法　急性期治疗的方法包括认知行为治疗、人际心理治疗（IPT），这些心理治疗方法对轻到中度抑郁障碍的疗效与抗抑郁药物的疗效相仿，但对严重的抑郁症往往需要与药物联合使用；精神动力学的治疗方法也有人用于抑郁症的治疗。对于慢性抑郁，心理治疗可以有助于改善慢性患者的社交能力及其相关的功能损害。

CBT 通过纠正抑郁障碍患者不合理的信念来减轻症状，鼓励患者在现实生活中改变不恰当的思维和行为，并让患者学会识别负性自动思维和纠正不恰当的认知错误，学习新的适应性行为模式，让患者积极地与所处环境互动并且增加其控制感和愉悦感。其他有效的行为治疗技术和方法包括：安排有计划的活动、自控训练、社交技巧训练、问题解决、逐级加量家庭作业、安排娱乐活动、减少不愉快活动等。

治疗的疗程一般推荐为平均每周 1 次，共 12～16 次。治疗初期可每周 2 次，以利于早期减轻抑郁症。

三、焦虑症的心理治疗

焦虑症的心理治疗技术包括 CBT、正念疗法（包括接纳与承诺疗法，鼓励关注当前及超越症状和疾病的核心价值观）、放松训练。其中 CBT 被认为可做一线治疗。CBT 认为，焦虑障碍患者高估了自己所处的环境的危险程度，难以处理不确定性，低估了自己应对困难的能力。针对焦虑障碍的 CBT 的治疗方法帮助患者了解到他们担忧可能适得其反，甚至是对平常事件的"过敏"反应。采取暴露治疗，使患者领悟到他们的担心及回避行为是不正确的，或者是对正常现象的不正常的想法。CBT 的实施包括每周 1 次的个体治疗，每次 60 分钟，共 12～16 次；每周 1 次，共 8～12 次的团队心理治疗。针对农村地区患者的电话治疗也被证明有效。CBT 教授患者管理焦虑的技巧，其影响较药物治疗更加持久。对一些患者，由于种种原因不能够到现场接受治疗，基于互联网的 CBT 也是一种选择。

目标检测

答案解析

一、选择题

A1 型题

1. 以下关于心理治疗的说法哪项不正确（　　）

　　A. 是一种以助人为目的的专业性人际互动过程

B. 就是谈话治疗，通过言语交流影响患者或者求助者

C. 目的是引起心理和躯体功能的积极变化，达到治疗疾病、促进康复的目的

D. 与心理咨询在一定程度上互相重叠和相通

E. 与医学各科学、社会人文各科学都有着广泛联系

2. 以下关于心理治疗疗效的说法哪项不正确（　　）

A. 不同类型的神经症患者都可以得到心理治疗的有益帮助

B. 专业心理治疗疗效优于一般的支持性人际关系和安慰剂

C. 非技术因素和治疗师个人魅力具有重要的力量

D. 和其他治疗联合使用会损害心理治疗的疗效

E. 心理治疗并非总是可以让来访者受益

3. 关于护理新入院的患者，下述不正确的是（　　）

A. 对不合作的患者，要掌握其病情特点，摸索适当的接触方法

B. 对不愿暴露思维内容的患者，与其建立良好的护患关系，然后谈及病情

C. 对接触被动或恐惧的患者，要多接触交谈，态度温和

D. 对情感抑郁的患者，要使其感到医务人员愿意帮助自己

E. 对说话累赘者，要及时转换话题，使其讲述想要了解的内容

4. 护理住院期间的患者时，下述不正确的是（　　）

A. 对夸大妄想者要与之争辩

B. 对关系妄想和被害妄想者给予同情和安慰

C. 对被钟情妄想者要举止稳重，保持一定的严肃性

D. 对幻觉丰富的患者应注意观察其突发行为并予对症处理

E. 对罪恶妄想、消极观念和嫉妒妄想者要加强心理疏导，给予安慰

5. 森田疗法适用于（　　）

A. 所谓的"神经质"　　　　B. 所有强迫症　　　　C. 药物依赖

D. 卧床休息的患者　　　　E. 精神分裂症

6. 心理治疗的主要适应证是（　　）

A. 抑郁症　　　　　　　　B. 神经症　　　　　　C. 躁狂症

D. 精神分裂症　　　　　　E. 精神发育不全

二、综合问答题

1. 心理护理的原则有哪些？

2. 抑郁症患者心理治疗的特点有哪些？

3. 焦虑症的心理治疗技术包括哪些？

（马翠婷）

书网融合……

📋 重点回顾　　　　　e 微课　　　　　🕐 习题

第十四章　精神科护理相关的伦理及法律

<table>
<tr><td rowspan="8">学习目标</td></tr>
</table>

知识目标：

1. 掌握　精神科护理伦理的基本原则。

2. 熟悉　精神科护理工作中常见的伦理、法律问题。

3. 了解　精神障碍患者、精神科护理人员的权利和义务。

技能目标：

熟练掌握精神科护理相关的伦理及法律。

素质目标：

学会运用精神科护理相关的伦理及法律。

导学情景

情景描述： 患者张某，女，29 岁，曾因"妄想型精神分裂症"入院治疗，1 年前出院回家。患者现已怀孕 7 周，其母亲与丈夫因担心怀孕和分娩的痛苦对她的精神状态有不良影响，都劝她去医院流产，但她坚决继续妊娠。患者和家属来医院咨询。

情景分析： 本案例主要涉及精神科伦理问题，应根据精神科伦理原则给予合理解决。

讨论： 本案例涉及哪些精神科伦理问题？应如何解答患者咨询？

学前导语： 护理伦理基本原则是指调整护理实践中观察和处理各种人与人之间、人与社会之间关系的行为准则。护理人员在伦理决策时广泛应用的伦理原则包括：不伤害原则、有利原则、尊重原则、公正原则。

在临床护理工作中，护士每天要向各种患者提供服务，满足其各种需要，从而面临大量的伦理和法律问题。因此，学习和掌握精神科护理相关伦理和法律内容，不仅有助于提高精神科护理质量，同时对提高精神科护理人员的道德修养和规范职业行为也具有重要意义。

第一节　精神科护理与伦理

PPT

精神科护理工作相对于其他专业，有更高的伦理道德要求。这一方面是因为疾病给患者及其家人带来深重的伤害，其身心承受巨大压力；另一方面，患者希望医护人员解除他们疾病的同时理解他们的痛苦，给予他们更多的尊重和关怀。在这个过程中有很多伦理要求需要护理人员了解并严格遵守。

一、护理伦理的发展过程

护理伦理学伴随着人类文明的进步而产生，其起源可追溯到原始社会，自从有了人类，有了原始的医疗、护理活动，就有了护理道德的萌芽，通过医学实践活动而不断积累和逐步形成，历史悠久。

西方医德的经典文献"希彼克拉底誓言"包含四项道德标准：对知识传授者保持感恩之心；为服务对象谋利益，做自己有能力做的事；绝不利用职业便利做缺德乃至违法的事情，严格保守秘密．尊重个人隐私。希波克拉底的医德思想对于整个世界医护道德的建立和发展具有深远的影响。古罗马、古印度、古阿拉伯等也有丰富的医护道德思想。1860 年，南丁格尔护士学校的创办，标志着护理作为一门科学被确定下来，近代护理伦理也随之形成。19 世纪末 20 世纪初，国外护理伦理进入规范、科学的发展阶段。1948 年国际医学会在日内瓦召开，会议以"希波克拉底誓言"为基础制定了"日内瓦宣言"，作为世界各国医务人员的共同守则；1949 年世界医学会通过了《国际医德守则》；1953 年国际护士协会制定了《护士伦理国际法》；1977 年世界精神病大会通过了对待精神病患者应遵循的医德标准"夏威夷宣言"；1981 年世界医学大会通过了"病人权利宣言"；2000 年世界生命伦理大会通过了"吉汉宣言"；同时，苏联、日本、英国、美国等纷纷成立医学伦理促进、教育和研究机构和组织，极大地促进了现代医学道德和护理伦理的发展。

我国最早的医护道德思想与活动随着原始医疗活动的出现而萌芽。如《淮南子·修务训》中记载，神农"尝百草之滋味，水泉之甘苦，令民知所避就，当此之时一日而遇七十毒"，反映了"舍己为人"的医学道德意识在远古时期就已形成。鸦片战争以后，随着西方医学进入我国，中国传统医德与西方医德交汇并存。新中国成立后，护理伦理随着护理事业的迅猛发展，也得到了前所未有的发展和完善。随着时代的发展，护理伦理的建设得到普遍和高度的重视，国家开始以法律、法规等形式对护理人员执业过程中应该遵守的伦理准则提出明确的规定。如 2012 年颁布的《中华人民共和国精神卫生法》（以下简称《精神卫生法》）中要求"尊重、理解、关爱精神障碍病人""精神障碍的诊断、治疗应当遵循维护病人合法权益、尊重病人人格尊严的原则"。

随着科技的进步、现代医学与护理伦理的发展及护理模式的转变，社会对护理伦理提出了更新、更高的要求，护理伦理也随着社会的进步在继承传统精髓的同时不断发展。

二、精神科护理伦理的基本原则

伦理原则为伦理决策提供基本的指导原则。护理伦理基本原则是指调整护理实践中观察和处理各种人与人之间、人与社会之间关系的行为准则。护理人员在伦理决策时广泛应用的伦理原则包括：不伤害原则、有利原则、尊重原则、公正原则。

（一）不伤害原则

不伤害原则的前提是珍惜人的生命，尊重人的生命价值。医务人员在医疗活动中应特别珍惜患者的生命，绝不可人为原因而造成患者的身心伤害；尽力使治疗过程中毕可避免的毒副作用减少到最低限度，更要防止本可避免的伤害发生；伤害无法避免时，要对利害得失全面衡量，选择受益最大、伤害最小的医学决策；正确处理审慎与胆识的关系，要对风险与治疗、伤害与收益进行比较评价，选择最佳诊治护理方案，并在实践中尽最大努力，把不可避免的伤害控制在最低限度之内。

（二）有利原则

有利原则是不伤害原则的最高形式，比不伤害原则内容更广、层次更高。强调一切为患者的利益着想、尽量实施对患者有益的事；同时也强调尽量避免伤害患者。一切为患者的利益着想、避免或清除对患者的伤害是护士最主要的职责之一。在实践中护理人员应做到：凡是对患者有益的事情，就应该积极主动地付诸行动；凡是对患者有害的事情，就应该尽量避免。

（三）尊重原则

尊重原则即尊重患者的人格和尊严。由于精神障碍的特殊性，在精神科护理工作中更强调护理人员对患者的尊重。包括尊重患者的人格及自主权两个方面，即尊重患者的尊严、隐私、生命，精神障碍患者由于其特殊性，可以由家属或合法监护人代为行使自主权。

（四）公正原则

公正即公平或正义。公正原则是指在医疗服务中公平、正直地对待每一位患者的伦理原则。当代倡导的医学服务公正观是形式公正与内容公正的有机统一，即具有同样医疗需要以及同等社会贡献和条件的患者，应得到同样的医疗待遇，不同的患者则分别享受有差别的医疗待遇，在基本医疗保健需求上要求做到绝对的公正，在特殊医疗保健需求上要求做到相对公正，即对有同样条件的患者给予同样满足。患者和医护人员在社会地位人格尊严上是平等的，应该享有平等的生命健康权和医疗保健权；医护人员应该以相同的医疗水平、服务态度，对待每一位有同样医护需求的患者；对不同医疗需要的患者应给予不同的医疗待遇。

❓ 想一想

精神科护理伦理的基本原则有哪些？

答案解析

三、精神科护理工作中常见的伦理问题

（一）知情同意

根据我国有关法律法规，对患者实施临床治疗或进行实验性临床医疗等医疗、科研活动时，应如实向患者或其家属告知病情、措施、风险等，在取得患者或家属同意后方可进行。因此，知情同意（informed consent）是临床和科研工作中尤其是精神科医疗护理工作中一个必不可少的伦理和法律规定的行为准则。

👁 看一看

在心理咨询中，知情同意指在与当事人确立咨询关系之前，咨询师有责任向当事人说明自己的专业资格、理论取向、工作经验、咨询或治疗过程、治疗的潜在风险、目标及技术的运用以及保密原则与咨询收费等，以利于当事人自由决定是否接受咨询或治疗。

由于精神疾病的影响，有些患者在疾病的某些阶段正确做出决定的能力受到损害。精神疾病患者在接受医疗护理或参与医学研究的知情同意过程中，有两点特别值得注意：有做决定能力的精神疾病患者应由自己完成知情同意过程；没有做决定能力的精神疾病患者的知情同意过程应由合法的代理人来完成，合法代理人的等级一般为配偶、父母、其他直系亲属、一般亲属等。在国外，有些国家认可患者指定的代理人，如律师、雇主等。

护理人员可从以下四个方面判断患者对知情同意过程有无做决定的能力：①患者能否正确地理解相关信息；②患者是否明了自己的状况；③患者能否理性分析接受医疗过程的后果；④患者能否正确表达自己的决定。

精神疾病患者往往因注意力、记忆力、自知力、思维能力的损害，而使正确理解信息的能力、正确判断自己状况的能力受损；重性抑郁、急性躁狂、紧张性兴奋、思维障碍或痴呆等都可能会导致患者不能正确表达自己的决定和选择。一般说来，医护人员对第4条标准较易判断，而另外3条标准往往需要通过医学和心理学的评估来提供依据。临床工作中，通常的做法是依据精神科医生的临床判断来评估，除非患者的行为牵涉到法律问题。

（二）非自愿住院治疗

精神障碍患者非自愿住院涉及的伦理问题由来已久且复杂多样，主要是因为精神障碍患者缺乏自知力或自知力受损所致。我国《精神卫生法》中明确规定："精神障碍的住院治疗实施自愿原则。"这是知情同意原则在精神障碍患者住院治疗上的体现。从这个角度上讲，非自愿住院明显违背了尊重患者自主性和为患者谋利益的伦理原则。但重型精神障碍患者由于缺乏自知力，对自身健康状况或外界客观现实不能完整、正确地认识，或存在严重的自杀、自伤、伤人等行为、风险，这类患者若不能及时住院治疗，可能发生不利于患者或他人的严重后果。因此《精神卫生法》为非自愿治疗的使用条件作出了明确规定："诊断结论、病情评估表明就诊者为严重精神障碍病人并有下列情形之一的，应当对其实施住院治疗：①已经发生伤害自身的行为或者有伤害自身的危险的；②已经发生伤害他人安全的行为或者有伤害他人安全的危险的。"精神科医护人员必须严格遵守该项规定，避免非自愿住院治疗的滥用，最大限度上维护患者的合法权益，同时也避免不利于自身的纠纷，甚至违法事件的出现。

（三）治疗界限的维持

精神障碍患者与护理人员之间治疗关系的建立对于疾病的治疗、康复作用非常重大，这与精神障碍自身的特点有关：精神障碍护理过程中护理人员需要不断鼓励患者说出内心隐藏的真实感受，从而更好地对患者病情和治疗效果的进行评定；对患者外在行为的观察，在精神障碍治疗和护理过程中非常重要，但患者的某些行为，可能并非其真实想法，有时甚至是相反的。如重度抑郁患者为达到自杀的目的，可能在医护人员面前表达出愉悦的言语或行为来掩饰自己内心的真实想法。这就需要护理人员与患者建立非常信任的关系才能更好地进入他们的内心世界，良好的护患关系有利于护理人员更好地判断病情，同时也可能因知晓太多患者个人隐私或未能守住伦理底线而导致越过治疗界限，这种超出正常专业关系界限的行为对患者可能是有害的，因此应该避免发生。

（四）通讯和会客

目前我国医疗机构中精神障碍住院治疗主要分为开放式病房和封闭式病房两类。开放式病房管理方式与躯体疾病病房相同，患者与外界、社会保持接触，社会功能基本不因住院而受影响；封闭式病房则采用全封闭式管理，患者住院期间，除了必要的检查、治疗及每天定时的集体外出活动，基本不能外出，与外界接触明显减少，通信、会客等受到限制。为此《精神卫生法》规定：医疗机构及其医务人员应当尊重住院精神障碍病人的通讯和会见探访者的权利。除在急性发病期或者为了避免妨碍治疗可以暂时性限制外，不得限制病人的通讯和会客探访者的权利。这一方面可以维护病人本人的利益，减少住院治疗对他产生的影响；另一方面也有利于发挥外界对医护人员行为监督的作用，进一步规范医护人员的治疗和护理行为。

（五）约束和隔离

根据《精神卫生法》第四十条规定："精神障碍病人在医疗机构内发生或者将要发生伤害自身、伤害他人安全、扰乱医疗秩序的行为，医疗机构及其医务人员在没有其他可替代措施的情况下可以实施约束、隔离等保护性医疗措施。实施保护性医疗措施，应当遵循诊断标准和治疗规范，并在实施后告知病人的监护人。禁止利用约束、隔离等保护性医疗措施惩罚病人。"在临床实际工作中，患者入院时都由监护人签署患者保护性约束知情同意书，一般情况下护理人员可根据医嘱执行约束，在紧急情况下也可先实施约束，但需要立即通知医生在 3 小时内补开医嘱。

护爱生命

在 2012 年深冬护士张红值班时，一位年过七旬的老人，因突发"脑出血"入院。虽经全力抢救，终因病情过重死亡。彼时逝者的家属仅老伴一人在场，而是处于极度悲伤中。张红说："去世的人也是有尊严的。"于是她开始为老人擦身、擦脸、整理遗容，与医生一起为逝者穿戴整齐。事后，逝者的女儿专程来到医院感激张红护士。"多谢你替我们尽了孝道，让我父亲安详辞世，你是我们的大恩人，是我父亲的又一个女儿"。护理人员尊重生命，让每一个生命晚期的人得到关爱和帮助，舒适、无痛苦、安详、有尊严地走完人生最后的旅程。

第二节　精神科护理与法律

法律狭义上是指国家立法机关制定的规范性文件，广义上的法律除国家机关制定的规范性文件之外，还包括其他国家机关制定或认可的行为规则。精神科护理工作常会涉及一些法律问题，精神科护理人员在从事临床护理工作过程中为了能够合理决策，并且避免违法行为的发生，应该对相关法律知识有所了解，并严格遵守各项法律法规要求。

一、相关概念 🅔 微课

（一）权利

法律上的权利是指法律所允许的权利人为满足自己的利益而采取的由其他人的法律义务所保证的一种可能的法律权利。权利的核心是能够"自主决定"，其内容表现为：①行为人可以自主决定做出一定行为的权利。②行为人要求他人履行一定的法律义务。③行为人在自己的权利受到侵犯时，有请求国家机关予以保护的权利。

患者权利是公民健康权利的一种，可以理解为法律所允许的患者特有的、为满足自己的利益而采取的、由其他人的法律义务所保障的一种可能的法律手段。

（二）义务

义务与权利相对应，是指法律上和道德上应尽的责任。法律上的义务，是指法律规定的对法律关系主体必须做出一定行为或不得做出一定行为的约束，违反法律义务就要承担法律责任。道德范畴的义务，是指人们按内心的信念，自觉履行社会责任，其履行的好坏就成为衡量一个人道德水平高低的尺度。精神科护理人员在临床工作时，根据法律规定具有为患者提供与疾病护理相关的各种服务的义务，必须严格履行。

（三）行为能力

行为能力即民事行为能力，指自然人能够以自己的行为依法行使权利和承担义务。我国民法第十三条规定，精神病人的行为能力分为三级：无行为能力、限制行为能力和完全行为能力。不能辨认自己行为的精神病人是无民事行为能力的人，由他的法定代理人代理民事活动；不能完全辨认自己行为的精神病人是限制民事行为能力的人，可以进行与他的健康状况相适应的民事活动，其他活动由其法定代理人代理或经其法定代理人的同意。

精神障碍患者受疾病影响，辨认能力受损或缺失，缺乏正确的判断力或保护个人权益的能力，一般属于无民事行为能力人或限制民事行为能力人，其民事活动由他的法定代理人代理。在现实环境中，判断精神障碍患者是否能够辨认自己的行为比较困难。因此，《中华人民共和国民法通则》（以下简称

《民法通则》）规定："应经利害关系人申请，由人民法院根据司法精神病学鉴定或者参照医院所做的诊断、鉴定确定其民事行为能力，在不具备诊断、鉴定条件的情况下，也可参照群众公认的当事人的精神状态认定，但应以利害关系人没有异议为限。"

（四）责任能力

责任能力是指刑事责任能力，指行为人辨认和控制自己行为的能力。辨认能力是指行为人对自己行为的性质、意义、后果认识的能力；控制能力是指一个人按照自己的意志支配自己行为的能力。对于一般公民来讲，只要达到一定的年龄，生理和智力发育正常，就具有相应的辨认和控制自己行为的能力，从而具有刑事责任能力。精神障碍患者辨认力和控制力受损，是否应负刑事责任，关键在于行为时是否具有辨认或者控制自己行为的能力。我国刑法对精神病人的责任能力有明确规定，将其分为三级：完全责任能力、限制责任能力、无责任能力。严重的精神疾病病人如精神分裂症，情感性精神障碍，在疾病的发作期一般为无责任能力；某些器质性障碍的病人如精神发育迟滞的病人，根据实际情况可能为限制责任能力或无责任能力；对无器质性损害的精神障碍如神经症，一般认为有完全责任能力。

我国刑法规定："精神病人在不能辨认或者控制自己行为的时候造成危害结果，经法定程序鉴定确认的，不负刑事责任，但是应当责令他的家属或者监护人严加看管和医疗；在必要的时候，由政府强制医疗。间歇性的精神障碍病人在精神正常的时候犯罪，应当负刑事责任。尚未完全丧失或者控制自己行为的精神病人犯罪的，应当负刑事责任，但是可以从轻或者减轻处罚，即限制刑事责任能力。"

二、精神障碍患者的权利与义务

（一）精神障碍患者的权利

根据我国现行法律法规条例的规定，患者享有的基本权利包括：生命权、医疗保障权、知情同意权、人身自由权、自主权、隐私权、医疗监督权、获取赔偿权等。

1. 生命权　生命权是最基本的人权，指以自然人的生命维持和安全利益为内容的人格权，即自然人维持生命和维护生命安全利益的民事权利。生命权包括生命享有权、生命维护权、生命利益支配权。我国《民法通则》第 98 条规定："公民享有生命健康权。"生命权具有平等性。一方面，任何人都平等地享有生命权且受到法律的平等保护；另一方面，任何时候都不能牺牲某个人的生命，而去维护另一个人的生命。精神障碍患者在发病期间可能出现伤人、自伤、毁物等冲动攻击行为，可能危害个人、他人、社会的安全，但其享有的生命权依然在法律上受到平等保护。

2. 医疗保障权　医疗保障权是公民生命权的特殊社会表现形式，指无论患者性别、国籍、民族信仰、社会地位、病情轻重如何，都有接受合理、连续诊疗的权利。医疗保障权是人类对生命处在特定状况下的一种自我保护。我国《宪法》及《民法通则》中都有相关规定，对公民特别是病人的医疗保障权加以确认和保护，如《宪法》中规定："中华人民共和国公民在年老疾病或者丧失劳动能力的情况下，有从国家和社会获得物质帮助的权利。"现代意义上的医疗保障权具有宏观和微观两个不同层面的含义。宏观讲，医疗保障权包含社会成员的生命与健康有权得到保障，每一个社会成员都应能享有卫生保健，政府应当制定相应的政策、法规，通过社会建立基本的医疗保障体制和有效的运行机制；从微观上看，医疗保障权指个人有权在医疗机构进行健康检查，患病时有权得到医疗部门的检查、诊断、治疗等卫生服务。

3. 知情同意权　知情同意包括两个部分，一是知情，二是同意，两者都是患者的权利。因此，临床上患者接受治疗、检查以及科学研究前要先完成知情同意，是为了尊重和保护患者的权利，也是医护人员的义务，而不是为医护人员防范医疗过程失败可能带来的风险。一般来说，知情同意主要包括提供信息、信息的理解、做决定的能力和自愿参加等基本要素。

精神障碍患者与其他所有患者一样具有知情同意权。《夏威夷宣言》中对精神障碍患者知情同意权作出了明确规定："病人与精神病科医生的治疗关系建立在彼此同意的基础上，这就要求做到互相信任，开诚布公，合作及彼此负责。病重者若不能建立这种关系，则应像给儿童进行治疗那样，同病人的亲属或能被病人所接受的人进行联系。"精神障碍患者知情同意能力可能有不同程度的受损，在其不能行使这种权利时可由其监护人代为行使。因此临床护理人员应不断评估患者的知情同意能力，依此决定是接受患者的决定还是转而寻求其监护人的知情同意。

4. 人身自由权　人身自由权包括身体自由权和精神自由权，是指公民在法律规定的范围内依据自己的意志和利益进行思维和行动，不受外在力约束控制或妨碍的人格权。人身自由权是精神障碍患者的一项基本权利。《精神卫生法》第五条规定："任何组织和个人不得歧视、侮辱、虐待精神障碍病人，不得非法限制精神障碍病人的人身自由。"这对维护精神障碍患者的人身自由权提供了有力保障，违背患者意愿限制其人身自由的行为及强制性治疗有可能产生侵权行为，需要护理人员特别注意。在现实情境中，精神障碍患者可能会发生伤害自身或他人的行为，或者有伤害自身或他人的危险，《精神卫生法》对这种情况作出了相应的规定：经其监护人同意，医疗机构应当对病人实施住院治疗；监护人不同意的，医疗机构不得对病人实施住院治疗，但必须做好看管。另外，精神障碍患者住院期间可能会被使用保护性约束或隔离，《精神卫生法》第四十条也有相应规定："精神障碍病人在医疗机构内发生或者将要发生伤害自身、危害他人安全、扰乱医疗秩序的行为，医疗机构及其医务人员在没有其他可替代措施的情况下，可以实施约束、隔离等保护性医疗措施。实施保护性措施应当遵循诊断标准和治疗规范，并在实施后告知病人的监护人。禁止利用约束、隔离等保护性医疗措施惩罚精神障碍病人。"因此精神科护理人员在严格遵照相关程序和要求的前提下实施保护性约束或隔离，并不侵害患者的人身自由权。

5. 自主权　患者自主权是指患者对与自己身体、生命相关的事项，有自己决定的权利。涵盖的内容比较广泛，包括在整个诊疗过程中的一切事项的决定权；有权决定接受或拒绝任何一项医疗服务（卫生法律、法规规定的实施强制治疗除外）；有权拒绝非医疗活动；在不违反卫生法律、法规的前提下，有权要求出院、转院等。

精神障碍患者的行为能力和自主性会受到疾病不同程度的影响，因此患者的自主权在行使过程中表现出一定的特殊性。为更好地维护精神障碍患者的自主权，应该在坚持公正、规范原则下对患者的自主行为能力进行全面、连续地评估，并在必要的时候进行复核；主动尊重患者的自主权，尽到告知义务；对医护人员的干涉权进行规范限制，以免滥用。

6. 隐私权　隐私权指公民享有的私生活安宁、私人兴趣依法受到保护，不被他人非法侵扰、知悉、搜集、利用和公开的权利。医患关系中的隐私指患者在疾病诊断和治疗过程中向医护人员披露的任何信息，以及医护人员在诊疗、护理过程中获得的任何信息。患者具有其个人隐私不受医方不法侵犯的权利，同时对于医护人员已经知悉的患者隐私，在得到本人同意前医护人员不得将其公开。

7. 医疗监督权　医疗监督权是指患者在整个诊疗护理过程中，有权对自己所接受的服务进行监督。精神障碍患者行使医疗监督权的能力可能受疾病影响而减弱或消失，但患者的该项权利并不消失，而是由其监护人代为行使。

8. 获取赔偿权　患者在就医过程中因医方的侵权行为或违法行为受到损害时有权获得赔偿。《侵权责任法》规定："侵害公民生命权、健康权、隐私权、名誉权等权利时应该承担侵权责任，而且侵权人因同一行为应当承担行政责任或者刑事责任的，不影响依法承担侵权责任。"根据医疗事故处理条例的规定，医疗机构及其医务人员在医疗活动中违反医疗卫生法管理法律、行政法规、部门规章和诊疗护理规范、常规，过失造成患者人身损害时，应根据该条例进行处理。

（二）精神障碍患者的义务

1. 如实陈述病情　患者及家属应该如实提供与疾病和诊疗相关的信息，不得故意隐瞒事实或提供与事实相悖的信息。精神障碍患者及家属可能因为某些特殊原因，而在提供病情相关资料时有所隐瞒或提供虚假信息，对因提供虚假信息而产生的不良后果应由其自身承担。

2. 遵守医嘱　患者应配合医生护士及其他医务人员的治疗、检查、护理、指导。精神障碍患者可因疾病的影响而出现拒绝治疗、检查等行为，精神科护理人员应该耐心与其沟通，了解患者不遵守医嘱行为背后的原因和动机。

3. 自我保健　患者有责任为自己的健康负责，应主动改变自己不良的生活习惯，发挥自身在预防疾病、促进健康中的能动作用。精神障碍患者，特别是慢性衰退期的患者，履行自我保健义务的能力受到很大限制，监护人应协助其做好自我保健。

4. 尊重医护人员　医患双方应该相互尊重。精神障碍患者在疾病影响下，可能发生冲动、攻击行为或辱骂工作人员，医护人员应该理解这是患者在疾病状态下的表现，多包容并从疾病角度观察处理和对待。

5. 遵守医疗机构规章制度　患者和家属应该认真遵守医疗机构制定的相关规章制度，任何违反相关制度的行为均应被制止。

6. 爱护公共财物　医疗机构的公共财物均是为患者提供医疗护理服务的基本条件，任何人都应爱护。无论有意还是无意损坏都应赔偿。因此精神障碍患者即使在发病期间造成公共财物的损坏，也应做出相应赔偿。

三、精神科护理人员的权利与义务

（一）精神科护理人员的权利

1. 诊疗护理权　护理人员有权对与疾病相关的生理、心理、社会等信息进行收集，从而更好地对患者病情进行评估、制定相应的护理计划、护理措施。精神科护理工作涉及很多患者隐私，护理人员在行使护理诊疗权时一定要注意把握好界限，对与疾病治疗、护理不相关的内容不能因好奇心或其他原因而继续挖掘。

2. 医疗干涉权　是指在医疗活动中，医方对患者疾病治疗的过问和干预的权利。精神科医护人员使用的医疗干涉权比较多，如强制住院、保护性约束和隔离等，这些措施对避免患者在疾病治疗过程中发生不利于自身或他人的不良事件，帮助患者尽快康复有非常重大的作用，与患者自身利益是相容的，但这种干涉权的使用必须有明确的前提条件并在一定程度上限制，否则可能导致滥用。首先，医护人员必须严格履行个人的职业义务；其次，干涉权要在患者自主权受到限制的情况下才能使用，使用前必须征得监护人的知情同意；第三，干涉权要在患者不能履行某些患者义务时才能使用；干涉权使用时必须审慎决策，避免滥用。

3. 人格尊严权　医护人员无论是作为社会自然人还是行业工作人员，其人格尊严都应该得到患者和家属的主动尊重。精神障碍患者在病情发作时，可能出现攻击、辱骂护理人员的行为，这是疾病的表现，不能归入不尊重护理人员人格尊严的范围，但护理人员应该及时采取有效措施，对患者的病情进行控制。

4. 维护医疗机构正常秩序权　对于扰乱医疗秩序、破坏诊疗行为的患者或家属，医护人员有权对其进行干涉、劝说、制止或提起诉讼。

（二）精神科护理人员的义务

1. 注意义务　医疗注意义务是指医护人员在医疗、护理过程中，应当依据法律、法规、规章、操作规程及职务和业务上的习惯和常理，保持足够的小心谨慎，以预见医疗行为的危害结果、有效防止危害结果发生的义务。医疗护理活动中注意义务的主体是医护人员，客体是患者的人身利益，履行注意义务的目的是为了预见医疗护理行为的危害结果和防止危害结果的发生，从而最大限度地保护患者的利益。医护人员违反注意义务属于侵权行为，要承担相应责任。

2. 告知义务　护理人员的告知义务是指从患者入院到出院或死亡的全过程中，护士有义务向患者及家属介绍护理程序、护理操作的目的及注意事项、可能发生的不良后果，并解答咨询，给予技术专业指导。我国对医疗护理活动中医护人员必须履行告知义务有相应规定。《医疗事故处理条例》第十一条规定："在医疗活动中，医疗机构及其医务人员应当将病人的病情、医疗措施、医疗风险等如实告知病人，及时解答其咨询；但是，应当避免对病人产生不利后果。"违反告知义务通常有两种情形：一种是告知不实，即误告或错告；另一种是应告知而未告知，即隐瞒和遗漏。护理人员在临床工作中若不履行告知义务或履行告知义务不当而为患者带来不良后果时，需要承担相应的法律责任。

练一练

患者，男，34 岁，2 个月前开始失眠，怀疑单位人害他，近 1 周，恐惧、紧张、感觉到处有警车跟踪自己，认为母亲已被害，到处躲藏，甚至割腕自杀，家属将其送入医院，患者否认有精神病。但在病房安静合作，以下哪项是医护人员不需要做的（　　）

答案解析

A. 告知患者病情　　　　B. 告知患者治疗方案　　　　C. 告知家属患者病情
D. 告知家属患者的治疗方案　　E. 约束隔离患者

3. 保密义务　医护人员在医疗活动过程中应遵循保密的原则，同时在某些特殊情况下也有义务对患者保守秘密。《侵权责任法》第六十二条规定："医疗机构及其医务人员应当对病人的隐私保密。泄露病人隐私或者未经病人同意公开其病历资料，造成病人损害的，应当承担侵权责任。"《中华人民共和国护士管理办法》第二十四条规定："护士在执业中得悉就医者的隐私，不得泄露，但法律另有规定的除外。"《护士条例》中规定："护士应当尊重、关心、爱护病人，保护病人的隐私；对于不履行保密义务，泄露病人隐私的，应该给予相应处罚。"精神科护理人员应该为患者保密的内容包括：疾病诊疗相关信息、患者不愿向外宣告的自身缺陷、不愿向外泄露的病史、不愿让人知道的与疾病无关的其他个人隐私等。

4. 诊疗义务　指医护人员根据患者要求，运用医学技术、知识或手段正确地诊断疾病并给予适当治疗、护理的义务。医护人员的诊疗义务可以理解为一般情况下医护人员可以尽到的，通过谨慎的作为或者不作为避免患者受到损害的义务。

5. 制作、保存、提供病历资料义务　病历是医务人员在医疗活动过程中形成的文字、符号、图表、影像、切片等资料，包括门（急）诊病历和住院病历。医护人员书写的病历资料在医疗侵权诉讼中是极为关键的证据，也是维护医患双方权益的有力工具。《医疗机构病历管理规定（2013 年版）》中要求医疗机构必须按照各项规定书写病历，同时按相应要求保管病历，并对门急诊、住院病历的保存年限作出了明确规定。

6. 转诊义务　当医疗机构现有技术水平和医疗条件无法满足患者抢救、治疗需求时，医护人员有及时为患者提供转诊的义务，以免延误病情。在患者转诊之前，医护人员应为其提供必要的抢救、治疗和护理。

四、精神科护理常涉及的法律问题

（一）患者的入院形式

1. 自愿入院　患者因自己的疾病状态，而自愿要求住院时即为自愿入院。自愿入院患者如果在治疗过程中因暴力倾向可能伤害自己或他人时，也没有拒绝接受治疗的权利。自愿入院患者，虽然没有任何时候都可以要求自动出院的权利，但有申请出院的权利。

2. 非自愿入院　包括以下几种情况：患者可能会对自己和他人造成伤害；病情需要治疗；丧失生活能力。对于非自愿入院患者必须有明确的原因。

（1）强制入院　强制入院通常是指因疾病症状，患者生活不能自理，或有潜在的对自己或他人造成伤害的可能性。这类患者一般由亲属或监护人送医院治疗，拒不接受诊治可由当地公安机关强制入院。

（2）司法鉴定入院　对象是出现危害或犯罪行为，但需要住院观察进行司法精神鉴定的人。入院和出院均由委托单位办理手续，未经委托单位同意，其他人员不能探望。

强制患者入院易被患者或家属认为是限制人身自由或非法拘禁，从而引起法律纠纷。所以对非自愿入院的精神病患者强迫入院时必须具备两方面条件：①病情必须达到一定的严重程度。②符合病情严重程度的患者，可由其亲属、监护人或法定代理人提出要求或申请，经医师检查认为确实患有精神病并签发住院证后方可办理入院手续。

（二）治疗中的知情同意问题

根据我国法律规定，知情同意权是患者享有的权利之一。医疗机构应当尊重患者对自己的病情、诊断、治疗的知情权利。对精神科患者，无论自愿或非自愿入院，入院后医生都要为其制定切实可行的治疗方案。医生在决定对患者治疗时应取得患者或其家属的同意。例如需要对患者进行电休克治疗或采用新的治疗方法时，必须对患者解释疗效和副作用，在取得同意的情况下才可执行。在某些精神病患者的知情同意过程中，护士有义务对护理方面的服务向患者作出解释，提供有关资料时应注意与医生保持一致，防止患者或家属产生误解。

（三）隐私权的法律问题

我国有关法律规定，维护隐私是患者的权利，也是医务人员的义务。在医疗实践中，要保护患者的隐私，避免患者精神受各种有害因素的侵害和刺激，这不仅是道德问题，也涉及法律问题。在精神科护理活动中侵犯患者隐私主要包括两种情况，一是泄露患者隐私，二是未经患者同意公开其医学文书及有关资料。精神科护理人员必须从个人意识层面将保护患者隐私上升到法律高度，在保护患者的同时也保护自己。

（四）人身自由的法律问题

人身自由权利是我国宪法规定的公民基本的权利之一。保护性约束与隔离是精神科为防止患者发生意外或满足医疗护理工作需要所必须采取的保护性措施。但这项操作应由医护共同评估患者情况后方可使用，并做好相应记录和情况说明；患者情况稳定后要尽快解除，同时要取得患者监护人的同意和委托；情况紧急时可先处理患者，事后再及时告知患者监护人；也可以在患者入院时提前预计可能出现的紧急情况，并向患者监护人做好充分告知，签订必要时采取保护性约束和隔离措施的知情同意委托书。在实施保护性约束和隔离时还应注意，保护性安全措施应当由执业医师决定，护士应该按医嘱执行，不得越权任意施行，更不可作为惩罚患者的手段滥用。

答案解析

目标检测

1. 简述精神科护理伦理的基本原则。
2. 简述精神障碍患者的权利和义务。
3. 简述精神科护理人员的权利和义务。

（荆玉峰）

书网融合……

重点回顾　　　　微课　　　　习题

参考文献

[1] 郝伟，陆林. 精神病学 [M]. 8 版. 北京：人民卫生出版社，2018.

[2] 刘哲宁，杨芳宇. 精神科护理学 [M]. 4 版. 北京：人民卫生出版社，2017.

[3] 井霖源. 精神科护理 [M]. 3 版. 北京. 人民卫生出版社，2018.

[4] 张渝成，吴学华. 精神障碍护理 [M]. 6 版. 北京：人民卫生出版社，2016.

[5] 陆林，沈渔邨. 精神病学 [M]. 北京：人民卫生出版社，2018.

[6] 杨铤，高国丽. 精神科护理学 [M]. 北京：中国医药科技出版社，2018.

[7] 雷慧，岑慧红. 精神科护理学 [M]. 北京：人民卫生出版社，2018.